Katja Kutz

# GIFTDEPONIE MENSCH

Der ungewöhnliche Heilungsweg einer Amalgamvergiftung,
die Hintergründe moderner Volkskrankheiten
und die wundervolle Hilfe aus der geistigen Welt!

amadeus-verlag.com

**Amadeus Verlag GmbH & Co. KG**
Birkenweg 4
74576 Fichtenau
Fax: 07962-710263
www.amadeus-verlag.com
Email: amadeus@amadeus-verlag.com

**Druck:**
CPI – Ebner & Spiegel, Ulm
**Satz und Layout:**
Jan Udo Holey
**Umschlaggestaltung:**
Amadeus Holey

ISBN 978-3-938656-47-1

# Inhaltsverzeichnis

**Anhang**

## Vorwort

Liebe Leserinnen und Leser, ich möchte mich Ihnen kurz vorstellen: Mein Name ist Katja, ich bin verheiratet, habe drei wunderbare Kinder und bin bis auf ein paar Zipperlein (wieder) gesund. Ich wohne mit meiner Familie eher dörflich, nahe einer mittelgroßen Stadt in Hessen.

Schon als Kind konnte ich oft Energien spüren und wahrnehmen – negative wie positive –, was sich im Laufe meines Lebens bis zur Hellfühligkeit und Hellsichtigkeit verstärkte. Heute bin ich ein Schreibmedium sowie Reiki-Meisterin und arbeite unter anderem als Ghostwriterin, schreibe Kindergeschichten, arbeite energetisch mit anderen Menschen und berate sie im geistig-energetischen Bereich. Ja, ich bin endlich da angekommen, wo ich immer sein wollte. Ich habe eine tolle Familie und lebe meine Berufung. Jeden Tag bin ich aufs Neue dankbar für mein Leben, für meine Lieblingsmenschen um mich herum und für meine Gaben und Fähigkeiten.

Hört sich toll an, oder? Ist es auch! Doch glauben Sie mir, der Weg dorthin war nicht leicht. Er war nicht nur steinig und uneben – er hatte viele, viele Schlaglöcher… Natürlich lebe ich auch heute nicht ausschließlich auf Wolke Sieben, ich habe immer noch, wie alle Menschen, meine Lernprozesse. Nicht immer läuft alles rund und ich muss schauen, welche Blockaden sich zeigen und aufgelöst werden wollen. Doch heute kenne ich geistige Gesetze, energetische Techniken und alternative Heilmethoden, um schneller und besser meine Prozesse durchlaufen und abschließen zu können.

Das war früher anders, denn ich musste oft auf meinem Lebensweg stehenbleiben und dachte mehr als einmal, ich wäre schon an der Endstation angekommen. So gab es Momente in meinem Leben, in denen ich verzweifelt aufgeben wollte. In mir brannte jedoch zu jeder Zeit und in allen Lebenssituationen ein Licht der Hoffnung und des Glaubens. Und war es auch manchmal noch so klein, es war immer da und begleitete mich durch die schwerste und dunkelste Zeit meines Lebens. Getreu dem Sprichwort: *„Und wenn Du glaubst, es geht nicht mehr, kommt* *irgendwo ein Lichtlein her*", ging es auch für mich immer weiter. Oft geschah es auf ganz unglaubliche Art und Weise, die mich staunen ließ, wozu das Schicksal, die geistige Welt und mein Schutzengel in der Lage sind: Was ein einfaches Gebet bewirken kann, mit welchen tollen Menschen man zusammengeführt wird, wie viele wunderbare „Zufälle" sich plötzlich ergeben und letztendlich, wie sich wahres Glück im Herzen anfühlt. Es waren oft die kleinen Dinge, die mich glücklich und dankbar innehalten ließen – und so ist es noch heute.

In ganz jungen Jahren hatte mein Leben von mir einen festen Plan verpasst bekommen und ich zweifelte nicht, den auch genauso umsetzen zu können – nicht ahnend, dass sich meine Seele einen ganz anderen Lebensweg vorgenommen hatte. Ich wollte heiraten, Kinder bekommen, arbeiten, ein Haus bauen, öfter in Urlaub fahren und Spaß haben im Leben. Doch es kam alles ganz anders... Eine schwere Erkrankung riss mich komplett aus meinem schön geplanten Leben und alle meine damaligen Träume musste ich nach und nach beerdigen.

Meinen Weg dorthin, meine schlimmste Zeit und die wunderbare Hilfe, die ich bekam, um in ein neues, gesünderes und glücklicheres Leben zu kommen, möchte ich Ihnen erzählen. Meine Geschichte soll Ihnen Mut machen, Hoffnung schenken und helfen, ihren Glauben an sich selbst und Ihre geistigen Helfer zu stärken oder wiederzufinden sowie Einblicke in alternative Heilmethoden geben und Hintergründe der neuen „Volkskrankheiten" aufzeigen.

Ich nehme Sie jetzt mit auf eine Reise durch mein spannendes Leben, damit Sie mich und meine Lebensumstände besser kennenlernen und dadurch erfahren, was alles möglich ist. Dabei werden wir zusammen ein bisschen Achterbahn fahren – abgrundtief und himmelhoch...

## *Wie alles begann...*

1971 wurde ich geboren und als hätte ich genau gewusst, was später einmal auf mich zukommen würde, wollte ich erst gar nicht raus in diese Welt. Meine Mutter erzählte mir, dass es gar nicht so leicht war, mich ins Leben zu schubsen. So kam ich erst mehr als zwei Wochen nach dem eigentlichen Geburtstermin und mit Hilfe geburtsfördernder Maßnahmen zur Welt. Scheinbar wehrte ich mich ordentlich, denn nur mit einer Geburtszange war es möglich, mich ins Leben zu befördern. Heute weiß ich, dass ich – oder meine Seele – damals überlegte, ob ich tatsächlich wieder zurück in das Jenseits gehen wollte. Doch die Neugier siegte wohl und so ging ich mutig und beherzt in dieses Leben.

Aus den Erzählungen meiner Eltern und Großeltern weiß ich, dass ich oft und gerne schrie, wenn meine Mutter nicht in der Nähe war. Am liebsten und ruhigsten war ich wohl auf ihrem Arm. Heute ist mir auch bewusst, warum das so war. In dem Haus, in dem ich aufwuchs, waren viele dunkle Energien. Mein Vater hatte mit seinem Vater ein Zweifamilienhaus gebaut, in dem im Erdgeschoss die Eltern meines Vaters zusammen mit meiner Urgroßmutter lebten. Im oberen Stockwerk wohnten meine Eltern, ich und später auch meine Schwester. Zwischen meinen Eltern und Großeltern gab es in dem Haus viel Streit und Unstimmigkeiten, die nicht gerade zu einem besseren Wohnklima beitrugen und die Dunkelheit verstärkten. Man kann sich auch gut vorstellen, dass es nicht immer leicht war, vier Generationen harmonisch unter ein Dach zu bekommen...

Vielleicht war die oft schlimme Stimmung im Haus auch eine Folge dieser negativen Energien. Erst viel später, als ich meinen spirituellen Weg ging, wusste ich, dass in dem Haus verstorbene Seelen lebten, die negativ waren und uns allen das Leben schwer machten. Man muss sich das so vorstellen, dass diese Seelen wie Geister durch das Haus gingen, um uns herum waren und von unseren Energien lebten. Es waren auch Seelen darunter, die sich schon ewig an diesem Ort befanden und sich durch den Hausbau gestört fühlten und deshalb die Bewohner verscheuchen wollten. Diese unzufriedenen verstorbenen Seelen und Wesen verbreiteten dadurch dunkle, unharmonische Energien. Keiner der Hausbewohner konnte sie damals sehen oder wahrnehmen, aber ihre negativen Energien übertrugen sich auf sie. Ich nehme an, dass ich als Baby und Kleinkind sehr wohl diese Geister sehen konnte und deshalb Angst hatte. Doch war ich bei meiner Mutter auf dem Arm, konnten sie mir nichts anhaben, bei ihr war ich sicher. Hier bekam das Wort „Mutterschutz" eine ganz andere Bedeutung… Das Problem, dass ich mich nur bei ihr sicher und geschützt fühlte, tauchte später noch einmal für längere Zeit massiv auf. Während meiner schlimmsten Krankheitsjahre hielt ich es manchmal kaum ohne meine Mutter aus. Mir ging es körperlich gleich schlechter, wenn sie nicht in der Nähe war, was mich wirklich verzweifeln ließ, weil es einfach nicht normal war!

Doch zurück zu meiner Kindheit: Ich wuchs also gut behütet in einem mittelgroßen Dorf in Hessen auf. Sehr viel Zeit verbrachte ich bei meinen geliebten Großeltern mütterlicherseits, die ebenfalls im gleichen Ort wohnten. Ich war sehr gerne bei diesen und liebte sie über alles. Meine Oma war die liebevollste und gerechteste Frau, die ich jemals kennenlernen durfte – und als solche auch überall bekannt. Heute kann ich behaupten, dass sie – natürlich unbewusst – meine erste spirituelle Lehrerin war. Sie glaubte an Gott, ging ab und zu in die Kirche, hatte aber ihre ganz eigene Art der Nächstenliebe. Sie schenkte jedem geduldig ihr Ohr, der Probleme hatte und machte ihnen Mut. Allein mit ihr zu reden, tat den Menschen gut, das konnte ich immer wieder beobachten. Sie konnte dabei allerdings auch, wenn sie es für nötig befand, anderen den Kopf waschen und ihnen ihre eigenen Fehler aufzeigen – aber immer freundlich und nett.

Meine Großmutter betete regelmäßig, vor allem vor jeder Mahlzeit. Mit meinem heutigen Wissen und der anderen Sicht auf die Dinge weiß ich, dass diese Gebete die Nahrungsmittel immer mit positiver Energie aufluden. Ein kurz gesprochenes Gebet vor dem Essen kann sogar Schadstoffe in unseren Speisen neutralisieren bzw. für uns unschädlich machen.

► *Was ein Gebet oder positive Gedanken bewirken können, machte der japanische Alternativmediziner Dr. Masaru Emoto mit seiner Methode, Wasser im kristallinen Zustand zu fotografieren, sichtbar. Er machte zahlreiche Aufnahmen von verschiedenen Wasserproben, die er unter anderem mit bestimmen Worten besprach oder besprechen ließ, einfror und dann fotografierte. In seinem Buch »Die Botschaft des Wassers« (erschienen im Koha-Verlag) sind viele dieser Aufnahmen abgebildet und zeigen, welche Form bzw. welche Kristalle das Wasser unter verschiedenen äußeren Umständen annimmt. Es ist hochinteressant zu sehen, dass Wasser überhaupt seine Strukturen durch Informationen verändern kann – positiv wie negativ. Hier ein Beispiel (gefunden auf der Internetseite http://wasserfilm.tv/masaru-emoto.html), das auf der linken Seite den Zustand des Wassers vor einem Gebet und auf der rechten Seite nach einem Gebet darstellt. Dies zeigt deutlich, welche wunderschönen Kristalle Wasser nach einem Gebet bildet.*

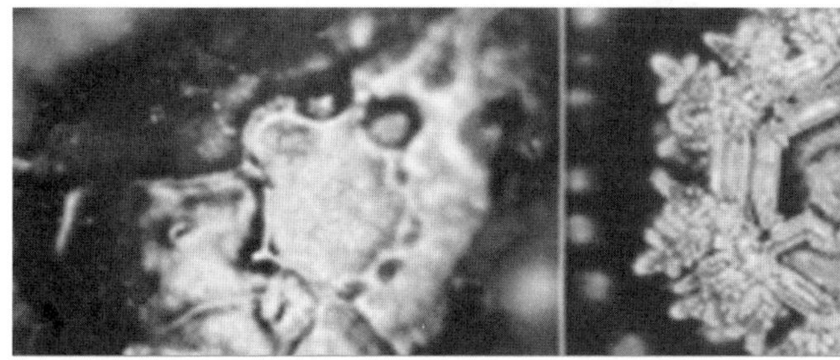

**Abb. 1:** Wasser vor einem Gebet **Abb. 2:** Wasser nach einem Gebet

*Sehr anschaulich zeigt dies ebenso der Film »Water«, den ich sehr empfehlen kann.*
*Wenn man nun sieht, dass es möglich ist, mit Hilfe eines Gebets die Strukturen des Wassers zu ändern, dann kann man sich vorstellen, wie wohltuend und transformierend sich ein Gebet auch auf unsere Nahrung auswirkt. Geht man noch einen Schritt weiter und macht sich bewusst, dass der Mensch zu 70 Prozent aus Wasser besteht, kann man erahnen, welche Kraft sogenannte ‚Heilgebete' haben können.*

Das war sicherlich der Hauptgrund, warum meine Oma trotz ihrer zahlreichen Allergien bis ins hohe Alter relativ gesund leben konnte. Das Beten war für meine Oma allgemein immer sehr wichtig und hatte einen festen Platz in ihrem Leben. Auch dann, wenn ich bei meinen Großeltern übernachtete, was ich sehr gerne tat, sprach sie mit mir immer vor dem Schlafengehen ein Gebet. Es war und ist ein sehr bekanntes, kraftvolles Gebet, was ich erst viel später als solches erkennen konnte. Durch dieses Engelgebet baut sich ein Engelschutzkreis um die betende Person auf:

*Abends, wenn ich schlafen geh,*
*vierzehn Engel um mich stehn:*
*zwei zu meinem Haupte,*
*zwei zu meinen Füßen,*
*zwei zu meiner Rechten,*
*zwei zu meiner Linken,*
*zweie, die mich decken,*
*zweie, die mich wecken,*
*zweie, die mich weisen,*
*zu Himmels Paradeisen.*
*Amen.*

(Engelbert Humperdinck 1854-1921)

Nach diesem Gebet konnte ich geschützt und entspannt einschlafen. Auch wenn es mich als älterwerdendes Kind manchmal nervte, mit ihr zu beten, spürte ich doch jedes Mal die wohltuenden Energien und denke heute noch gerne an diese Zeit zurück. Vielleicht mögen auch Sie das Gebet für sich selbst oder mit ihren Kindern oder Enkelkindern sprechen. Wem diese Sprache zu altmodisch erscheint, kann es natürlich auch in eine Art Übung umwandeln:

*Ich bitte 14 Engel zu mir, die mich schützen und führen. Zwei bitte ich an meine linke Seite, zwei bitte ich an meine rechte Seite, zwei zu meinen Füßen und zwei über meinen Kopf. Zwei Engel bitte ich vor und zwei hinter mich zu treten. Zwei Engel bitte ich, mich auf meinem Weg zu führen. Danke.*

Eventuell spüren Sie direkt die Anwesenheit der Engel oder können eine positive Veränderung wie ein Auf- oder Durchatmen, Entspannen, Wohlfühlen oder ein Gefühl der Geborgenheit wahrnehmen. Auf jeden Fall können Sie sicher sein, dass Ihrer Bitte entsprochen wird und sich um Sie herum ein Schutzkreis aus Engeln aufbaut.

So verlebte ich eine schöne Kindheit, zumindest so lange niemand etwas von mir wollte oder ich irgendwohin musste, wo ich mich unwohl fühlte. Ich war ein sehr schüchternes, ängstliches Kind und mochte es nicht, von anderen angesprochen oder angefasst zu werden. Meine Eltern waren mehr als einmal verzweifelt, wenn ich angesprochen wurde und ich mich einfach nur ängstlich hinter ihnen versteckte. Ich ließ mich dann auch mit nichts locken oder mich mit schönen Versprechungen erpressen – ich antwortete einfach nicht. Meine Eltern hätten sich also nie Gedanken machen müssen, dass ich einem Entführer in die Hände hätte fallen können. Mich hätte man niemals mit irgendetwas locken können. Noch nicht einmal das Stückchen Fleischwurst in der Metzgerei „für das liebe Kind“ nahm ich an.

Bei manchen Verwandten und Bekannten blieb das auch über viele Jahre so. Zu anderen Menschen fasste ich aber nach einiger Zeit Vertrauen. Ich schaute mir meine Mitmenschen ganz genau an, und erst wenn ich das Gefühl hatte, dass sie mir wohlgesonnen waren und gute Energien um sich hatten, öffnete ich mich. Damals schon konnte ich spüren, wer es gut mit mir meinte und wer nicht. Oder anders gesagt, merkte ich, wer Energien von mir abzog und wer dies nicht tat.

► *Es gibt Menschen, die sich ihre Energien mit denen von anderen auffüllen. Sie saugen regelrecht Energien von anderen Menschen ab, womit es ihnen gleich besser geht. Derjenige, der ausgesaugt wird, ist dann meist müde und fühlt sich schlapp. Jeder von Ihnen, da bin ich mir sicher, war schon einmal in solch einer Situation. Man sitzt gutgelaunt, frisch und munter jemandem gegenüber und unterhält sich. Kurze Zeit später fängt man an zu gähnen, man wird müde und kann sich nicht erklären, warum man sich plötzlich so ausgelaugt fühlt. Dies passiert, wenn der andere Ihre Energie anzapft und sich*

*damit auffüllt. Nun macht das niemand bewusst und sagt sich: „Ach, dann sauge ich da mal eben Energie ab und tanke mich auf." Das sind immer unbewusste Energiespielchen. Absaugen kann unser Gegenüber nämlich auch nur dann, wenn wir es unbewusst geschehen lassen, ungeschützt sind oder unbewusst durch ein Helfersyndrom zum Beispiel viel zu viel an andere abgeben. Nur dann kann sich ein – nennen wir ihn „Energieräuber" – bereichern.*
*Oft erkennt man einen solchen Energieräuber schon beim Blick in seine Augen. Der Blick ist dann auf uns fixiert und man hat kaum eine Chance, ihm auszuweichen. Es ist uns unangenehm, der Person in die Augen zu schauen. Aber natürlich gibt es auch Menschen, denen man gerne in die Augen sieht, weil es gut tut und der andere eine angenehme Ausstrahlung hat.*
*Wenn Sie darauf achten, werden Sie den Unterschied schnell bemerken. Es gibt natürlich auch verschiedene Möglichkeiten, sich vor Energieraub und negativen Energien im Vorfeld zu schützen. Ich möchte hier nur eine von vielen aufzeigen, welche mir immer gut hilft:*

*Stellen Sie sich gerade hin. Visualisieren Sie eine große, goldene Lichtkugel über ihrem Kopf. Strecken Sie beide Hände nach oben und ziehen Sie dieses Licht so weit, wie Sie die Arme ausbreiten können, über sich bis hinunter zum Boden. Bitten Sie dabei Ihren Schutzengel um optimalen Schutz.*
*Sie können, wenn Sie möchten, die gleiche Übung zusätzlich mit einer königsblauen Lichtkugel durchführen. Hierbei bitten Sie Erzengel Michael um seinen Schutz, der sich dann wie eine blaue Haut über den goldenen Schutz legen wird. Anschließend können Sie sich bedanken. Engel lieben es, wenn man ihnen ‚Danke' sagt.*

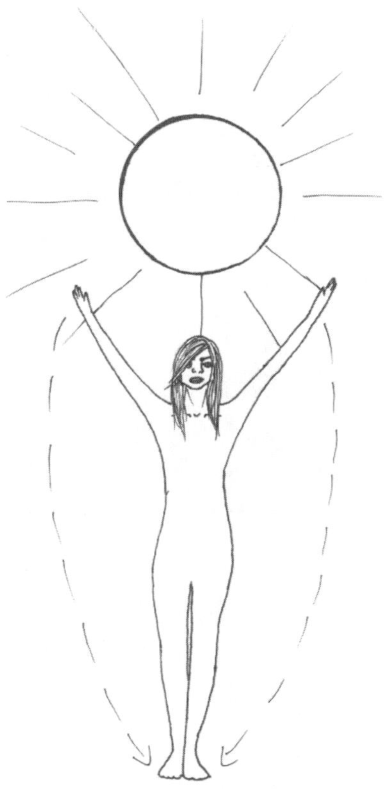

**Abb. 3**: Übung zum Aufbau eines Aura-Schutzes

Robert, mein Mann, hatte zum Beispiel eine entfernte Verwandte in seinem Umfeld, die ihn während Gesprächen mit ihrem Blick fixierte. Es war ihm jedes Mal fast unmöglich, ihrem Blick auszuweichen, weil er nicht unhöflich sein wollte und sie sehr mochte. Deshalb öffnete er sich auch unbewusst und ließ den Energieraub geschehen. Er wurde dann während der Unterhaltung sehr müde, musste gähnen und meist war ihm anschließend richtig schwindelig und übel. Nachdem ich ihn energetisch gereinigt und mit neuer Energie versorgt hatte, ging es ihm dann umgehend wieder gut.

► *Ein Energieraub sieht in etwa so aus (Abb. 4):*

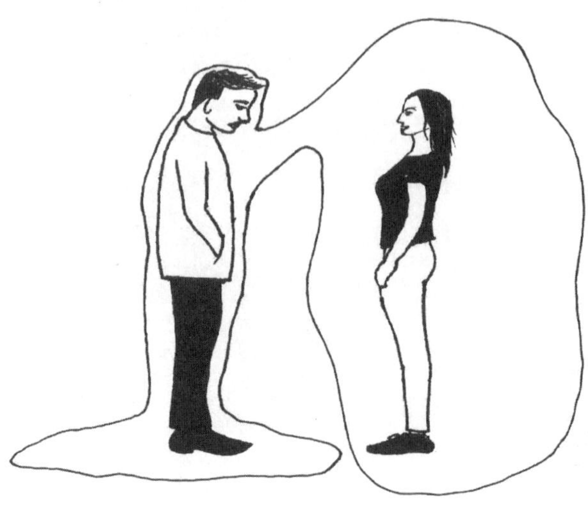

Diese Energiespiele spürte ich nun also bereits als Kind, auch wenn meine Eltern oder ich sie damals nicht einordnen oder benennen konnten. Wenn ich mit meiner Familie zu einer Feier eingeladen war oder zu offiziellen Veranstaltungen ging, kam ich oft in Räume, in denen ich sofort anfing zu frieren, es mir nicht gut ging oder mir übel wurde. Ich wollte dann am liebsten sofort wieder nach Hause, doch anstatt zu quengeln, wurde ich ganz still und zog mich zurück – am liebsten natürlich auf den Schoß meiner Mutter. Ich nehme an, dass in den Räumen negative Geistwesen oder Energien waren, die ich unbewusst spürte. Für mich sahen diese Räume auch sehr dunkel aus und fühlten sich kalt an.

Genauso wenig hielt ich Streitereien aus. Wenn ich in eine Gesellschaft oder einen Raum kam, in der gerade ein Streit stattgefunden hatte, merkte ich das sofort. Die vorhandenen Energien wirkten dann auf mich wie dunkle, scharfe Zacken oder Blitze und waren sehr unangenehm. Jetzt kann man sich vorstellen, dass ich mich in unserem Haus mit den Streitereien, die fast schon an der Tagesordnung waren, sehr unwohl fühlte, zumal ich ein Puffer zwischen den Parteien war. Ich versuchte immerzu unbewusst, mit meiner Energie die Streitigkeiten auszugleichen und somit für Harmonie zu sorgen. Wenn zum Beispiel meine Eltern traurig waren, weil es wieder Streit gegeben hatte, nahm ich einen Teil der Emotionen auf mich und somit meinen Eltern einen Teil der Last ab. Das ging natürlich schon damals nur auf Kosten meiner (energetischen) Gesundheit, obwohl ich als Kind nie ernsthaft krank war. Ich brauchte aber meine Zeiten, in denen ich mich zurückziehen konnte, um einfach nur zu malen, zu basteln oder ein Buch zu lesen. Dabei lud ich mich wieder mit positiven Energien auf.

In der Schule hatte ich durchschnittlich gute Noten und relativ gute Zeugnisse. Leider stand ich mir aber mit meiner Schüchternheit im Weg, denn mündliche Mitarbeit fand bei mir nicht statt. Das konnten weder die Lehrer noch meine Eltern akzeptieren und es war immer ein nerviges Thema, das regelmäßig nach Elternsprechtagen auf den Tisch kam. Nervig deshalb, weil alles Schimpfen und Zureden sowieso nichts half – ich blieb still und ruhig. Ich war nun einmal ein sehr ruhiges Kind und fand das selbst auch gar nicht so schlimm...

## *Irgendetwas stimmt nicht mit mir*

Bereits während meiner Grundschulzeit, im Alter von acht Jahren, bekam ich oft starke Kopfschmerzen bis hin zur Migräne mit Sehstörungen, was für dieses Alter wirklich ungewöhnlich war. Es konnte sich auch keiner erklären, warum dies so war. Weil aber meine Oma und meine Mutter ebenso ab und zu unter diesen Schmerzattacken litten, war schnell klar: das war erblich –, da kann man nichts machen. Diese Anfälle waren furchtbar, denn wenn sie losgingen, konnte ich erst einmal nicht richtig sehen, weil alles vor meinen Augen stark flimmerte. Und in dem Moment wusste ich bereits, was in den nächsten Stunden auf mich zukam. Kurz darauf setzten auch schon die hämmernden Kopfschmerzen ein, mir wurde sehr übel und ich musste mich nach ein paar Stunden übergeben. Nachdem das passiert war, ging es mir oft schon viel besser und ich konnte die restlichen Beschwerden wegschlafen.

Kinderkrankheiten wie Windpocken, die man früher ja noch bekommen durfte, steckte ich locker weg. Auch Erkältungen fand ich nicht schlimm, doch diese Schmerzattacken waren wirklich nicht zum Aushalten. Zum Glück kamen sie in diesem Alter noch sehr selten vor, vielleicht drei- bis viermal im Jahr. Richtig schlimm wurde es mit einsetzender Pubertät. Die Migräne-Anfälle kamen in dieser Zeit oft zweimal, jedoch mindestens einmal die Woche. Ich musste dann immer abwarten, bis ich wieder etwas sehen konnte, was etwa zwanzig Minuten dauerte. Anschließend, falls ich in der Schule oder unterwegs war, musste ich mich beeilen, nach Hause zu kommen, um mich schnell hinlegen zu können. War der Anfall erst einmal auf seinem Höhepunkt, ging nämlich nichts mehr. Die Schmerzattacken dauerten ein paar mehr oder weniger lange Stunden und wurden immer besser, wenn ich mich übergeben hatte, was mir damals schon merkwürdig vorkam. Die Ärzte, die meine Eltern mit mir aufsuchten, waren aber alle miteinander felsenfest davon überzeugt, dass man da nichts machen könne und ich mit diesem Erbe leben müsse. Dieses Erbe ließ mich auch für die nächsten Jahre nicht in Ruhe und so war meine Jugendzeit schon von einigen körperlichen Ausfällen geprägt. Gut war jedoch, dass mein jugendlicher Körper diese Anfälle leicht wegstecken konnte. Nicht selten war es so, dass ich morgens fast sterben wollte vor Schmerzen, und ich abends aber fröhlich mit Freunden in die Disko gehen konnte (für alle jüngeren Leser: in den *Club* ☺) und meinen Spaß dabei hatte.

Heute kann ich sagen: „Zum Glück“, denn nur so konnte ich meinen damaligen Freund kennenlernen und hatte meine erste, reale Vision: Eines Morgens ging ich während der Schulpause mit meiner besten Freundin Sammy über den Schulhof und sie erzählte mir, dass sie am Tag zuvor zwei Jungs kennengelernt hätte, die sehr nett wären und noch dazu gut aussehen würden. Beide, schwärmte sie voller Vorfreude, wollten am darauf folgenden Sonntag in unsere Stammdiskothek kommen. Hierzu möchte ich erwähnen, dass wir erst fünfzehn Jahre alt waren. Damals gab es in der nächst größeren Stadt eine Diskothek, die an Sonntagen nachmittags ausschließlich für die jüngere Generation öffnete. Dort waren alle meine Freundinnen und Freunde und wir waren glücklich, solch einen tollen Treffpunkt zu haben und natürlich Eltern, die uns abwechselnd dorthin fuhren und abholten. Während der Schwärmerei von Sammy hebelte es mich aus Raum und Zeit. Es ist schwer zu beschreiben, wie es genau ablief, aber alles um mich herum war schlagartig verschwommen und ich musste stehen bleiben. Wie von weit weg hörte ich meine Freundin weiter erzählen, aber ich konnte nicht antworten, da ich mich mitten in einer Vision befand. Ich sah deutlich einen von den Jungs vor mir und wie wir zusammenkommen und für eine lange, glückliche Zeit ein Paar werden würden. Das war so deutlich und real, dass ich eine Gänsehaut bekam. Der ganze Vorgang dauerte nicht lange und ich war wieder komplett in der Realität. Meiner Freundin sagte ich nichts davon, ich wollte das erst einmal für mich einordnen können. Es war so echt und so tiefgehend, dass es für mich ein unheimliches Erlebnis war. Denn natürlich setzte sofort mein Verstand ein und redete mir ein, dass ich spinnen würde...

Ein paar Tage später stellte Sammy mir die Jungs vor. Einer von beiden sah wirklich aus wie der Junge in meiner Vision. Das allein war schon irgendwie unheimlich, doch als er mich kurze Zeit später direkt ansah, verliebte ich mich wirklich Hals über Kopf in ihn. Und weil es ihm genauso ging, wurden wir bereits am nächsten Tag ein Paar. Meine Vision wurde tatsächlich Realität und wir waren fast zehn Jahre zusammen...

Anfangs konnten wir uns nicht so oft sehen, ich war ja auch erst fünfzehn Jahre alt, aber das schweißte uns irgendwie noch fester zusammen. Doch leider konnte die Verliebtheit auch die Migräne-Anfälle nicht verhindern, die standen weiter regelmäßig auf dem Programm. Und im Laufe der Zeit kamen immer mehr Beschwerden wie starke Müdigkeit dazu und Schwindelattacken, obwohl ich ausgeschlafen war. Außerdem hatte ich sehr oft einen stark aufgeblähten und schmerzenden Bauch. Mein Freund aber stand zu mir und half mir sehr, wenn es mir nicht gut ging, auch wenn wir beide noch sehr jung waren.

Als ich sechzehn Jahre alt war, wurden wir zur Hochzeit seiner Schwester eingeladen. Es war eine südländische und nicht gerade leise Hochzeit mit vielen Gästen, und es ging dort schon gleich nach der kirchlichen Trauung sehr lustig zu. Eigentlich fühlte ich mich in dieser Familie auch wohl, doch ich hielt es in dem Saal, in dem gefeiert wurde, kaum aus. Ich hatte Luftnot, Beklemmungen und mir wurde schwindlig. Ich wollte nur raus an die frische Luft. Mein Freund begleitete mich in den dazugehörigen kleinen Park und wir setzten uns auf eine Bank. Schlagartig waren alle Symptome verschwunden, und nach einer kurzen Zeit gingen wir wieder fröhlich zur Hochzeitsgesellschaft. Es dauerte nicht lange und alles fing erneut an: Ich hatte Beklemmungen, Atemnot, Schwindel und Panik. Nach einer Weile im Park ging es mir wieder gut und ich konnte zurückgehen. So ging dieses unliebsame Spiel einige Male hin und her, bis ich traurig kapitulierte und mein Freund mich nach Hause brachte.

Meine Mutter sagte mir damals, sie kenne diese Symptome, ich solle mir mal die Schilddrüse untersuchen lassen, diese könnte die Ursache dafür sein.

▶ *Die Schilddrüse ist das Steuerungsorgan für unseren Hormonhaushalt und Energie-Stoffwechsel. Sie befindet sich im Hals unterhalb des Kehlkopfes und ihre Form gleicht der eines Schmetterlings. Gerät dieses kleine Organ aus dem Gleichgewicht, kann das die verschiedensten Auswirkungen auf unseren Körper haben, wie zum Beispiel Müdigkeit, Antriebslosigkeit oder auch Herzrasen und Überenergie, Unter- oder Übergewicht, Angstzustände usw.*

Montags machte ich mir sofort einen Termin bei einem Internisten, der mir Blut abnahm und eine Ultraschall-Untersuchung durchführte, bei der er sah, dass meine Schilddrüse vergrößert war und sich Knoten in der linken Schilddrüsenhälfte befanden. Es waren zum Glück gutartige Knoten, aber sie störten empfindlich den Hormonhaushalt, was die Blutwerte auch bestätigten. Von diesem Tag an musste ich jeden Tag Tabletten nehmen, um die Schilddrüse zu unterstützen und meine Hormonlage auszugleichen. Das ist schon Wahnsinn, welche Auswirkungen eine fehlgesteuerte Schilddrüse haben kann. Sie kann im schlimmsten Fall einen Menschen in seinem Verhalten komplett zum Negativen verändern, Angstattacken wie auch Depressionen und vieles andere mehr auslösen. Die Symptome waren durch die Tabletteneinnahme nicht vollkommen geheilt, doch die schlimmen, lebenseinschränkenden Zustände waren weg.

Trotzdem stimmte etwas nicht mit mir, mir ging es einfach regelmäßig viel zu schlecht, und ich war oft sehr müde und schlapp. Die Beschwerden tauchten in unregelmäßigen Abständen auf und hielten ein paar Tage an, in den Zeiten dazwischen war ich beschwerdefrei und genoss mein Leben, feierte gerne und traf mich mit Freunden. Die Phasen, in denen es mir einfach nur gut ging, genoss ich sehr und versuchte sie so gut wie möglich zu nutzen. In meinem jugendlichen Alter machte ich mir jedoch nicht allzu viele Gedanken und Sorgen darüber, ich arrangierte mich irgendwie damit und akzeptierte mal mehr und mal weniger, dass es mir eben öfter nicht gut ging.

In dieser Zeit hatte ich noch ein weiteres Erlebnis, das mir damals eine Gänsehaut bescherte. Mein Freund und ich bummelten frisch verliebt und händchenhaltend durch die Stadt, als er von weitem einen ehemaligen Schulkameraden sah, mit dem er – zumindest bis dahin – auch einmal befreundet war. Er winkte ihm zu und sagte zu mir, dass er mich ihm gerne vorstellen wolle. Nachdem der Schulfreund auf uns zukam und mich an der Hand seines Freundes entdeckt hatte, spürte ich schon, dass etwas in ihm vorging. Was dann kam, war wieder so ein Moment, in dem sich Raum und Zeit aufhoben. Er stellte sich vor uns, verschränkte die Arme, begrüßte uns aber nicht, kein ‚Hallo', kein Händeschütteln, nichts. Er baute sich nur vor mir auf, schaute mir in die Augen, zeigte mit dem Finger auf mich und sagte verachtend: *„DICH hätte man im Mittelalter als Hexe verbrannt!"* Zu meinem Freund meinte er noch, er solle sich gut überlegen, ob ich die Richtige für ihn wäre. Danach ging er weiter und ließ uns völlig verdutzt stehen. Über meinen Körper zog sich eine Gänsehaut und mir wurde eiskalt, so als würde sich eine ganz dunkle Energie über mich stülpen. Wir waren komplett baff und total handlungsunfähig. Mein Freund rief ihm zwar noch irgendetwas nicht allzu Nettes hinterher, aber er drehte sich noch nicht einmal mehr um. Als dieser Typ vor mir gestanden hatte, war ich wie in einer anderen Zeit, und ich sah Bilder vor meinem geistigen Auge, worüber ich sehr erschrak. Ich sah, dass er wohl mal mein Henker und ich ihm tatsächlich schon einmal im Mittelalter bei der Hexenverbrennung begegnet war. Unheimlich! Diese kurze Vision war aber so schnell wieder vorbei, dass auch hier sofort mein Verstand einsetzte und mir weltliche Erklärungen liefern wollte. Ich bin mir jedoch sicher, dass es genauso war und er mich auch, zumindest unbewusst, wiedererkannt hatte. Wer weiß, ob er überhaupt wusste, was er da von sich gegeben hatte. Vielleicht war er genauso wie wir über diesen Vorfall erschrocken. Wir sind ihm dann auch nie wieder begegnet. Mein Freund regte sich jedenfalls noch eine ganze Weile über ihn auf und mir schlotterten die Knie.

Erst viel, viel später wollte ich von einem hellsichtigen Medium wissen, was diese Begebenheit zu bedeuten hatte. Mir wurde gesagt, dass ich wohl wirklich im Mittelalter als Hebamme und Kräuterhexe tätig war und damals der Hexenverfolgung zum Opfer fiel. Es gab in meinem Leben schon einige Menschen, die mich als „Hexe" bezeichnet hatten, weil ich manche Dinge einfach wusste und vorhersehen konnte. Wer weiß, vielleicht habe ich ja einiges an Wissen von damals mit in dieses Leben genommen.

Interessant war, dass mich damals schon die Dinge zwischen Himmel und Erde faszinierten. Doch leider waren zu dieser Zeit spirituelle Themen noch nicht so präsent wie heute. Es gab weder Seminare noch Bücher, die mir begegnet wären. Ich hätte sicher schon damals entsprechende Fachliteratur verschlungen.

In meiner besten Freundin fand ich aber eine Gleichgesinnte. Sie war ebenfalls sehr interessiert an paranormalen Vorkommnissen. Wir hörten immer samstagsmorgens eine Radiosendung bei *Radio Luxemburg*. Die Sendung hieß „*Unheimliche Geschichten*" und wir liebten die Erzählungen darin, die natürlich alle wahr sein sollten. Meist ging es um Kontakte von Angehörigen zu Verstorbenen, die sich durch die verschiedensten Dinge bemerkbar machten. Am interessantesten waren immer die Tonband-Kontakte, bei denen man die Stimmen der Verstorbenen aus dem Jenseits hören konnte. Meine Freundin probierte dann selbst auch aus, über ein altes, rauschendes Radio Kontakt mit ihrer Oma aufzunehmen, was ihr – vielleicht zum Glück – nicht gelang. Wir nahmen das alles auch nicht allzu ernst, aber dennoch spürten wir, dass ein Stück Wahrheit in den Jenseits-Kontakten lag.

Mittlerweile hört man immer mehr von Menschen, die mit Verstorbenen sprechen können und diese auch real sehen – ganz ohne Hilfsmittel. Damals wusste ich noch nicht, dass ich ein solches Medium kennenlernen sollte und auch selbst Kontakt zu Verstorbenen haben würde. Doch schon damals begann mein Interesse an allem Übersinnlichen.

Die Schule beendete ich nach dem zehnten Schuljahr mit guten Noten, wusste aber überhaupt nicht, was ich beruflich machen sollte. Weil mir damals absolut kein passender Beruf für mich einfallen wollte, ging ich auf das Wirtschaftsgymnasium, um dort mein Abitur zu machen. Von Anfang an fand ich diese Schule furchtbar, und ich fühlte mich sehr unwohl in dem Gebäude, aber auch in der Klasse. Zum ersten Mal in meinem Leben merkte ich bewusst, wie es sich anfühlt, nicht im Lebensplan zu sein. Ich war dort regelrecht fehl am Platz und wollte nur von dort weg, wusste allerdings immer noch nicht, wohin mich das Leben haben wollte. Ich hatte in diesem Jahr mindestens zweimal pro Woche Migräneanfälle, war nur noch schlapp, müde und traurig. Mir setzte dieses Gefühl, dort nicht richtig zu sein und nicht zu wissen, was ich beruflich machen sollte, sehr zu, wodurch es mir körperlich noch schlechter ging.

In dieser Zeit war ich einmal mit meinem Freund bei seinem Bruder und Schwägerin zum Essen eingeladen. Die beiden wohnten weiter weg, deshalb kannte ich sie noch nicht wirklich gut und freute mich auf diesen Abend. Bevor wir dorthin fuhren, hatte ich eine Vorahnung, dass etwas Besonderes passieren würde. Ich spürte gewissermaßen in all meinen Zellen, dass etwas Wichtiges auf mich wartete und war richtig aufgeregt, verstand diese Aufregung jedoch überhaupt nicht, obwohl sie ja nun einmal da war. Als wir bei dem Bruder meines Freundes angekommen waren, unterhielten wir uns nach dem ersten üblichen Smalltalk sehr angeregt. Ich sprach viel mit Kathi, der Schwägerin meines Freundes, und erfuhr einiges über ihren Job. Sie war Fremdsprachensekretärin bzw. -korrespondentin und es machte ihr sehr viel Spaß. Ich spürte, wie sehr mein Interesse geweckt war und stellte ihr viele Fragen zur Ausbildung und zu ihren Aufgaben. Sie berichtete mir ausführlich von ihrem vielfältigen Aufgabengebiet, und ich hing an ihren Lippen und saugte diese Informationen wie ein Schwamm auf.

Das war der Durchbruch! Von diesem Abend an wusste ich genau, was ich wollte und setzte alle Hebel in Bewegung, um meinen Berufswunsch zu erfüllen. Ich bewarb mich an der von ihr empfohlenen Fremdsprachenschule und wurde prompt angenommen. Nach dem elften Schuljahr auf dem Wirtschaftsgymnasium begann nun meine beruflich- schulische Ausbildung an der neuen Schule. Dort fühlte ich mich auch vom ersten Tag an wohl, ich mochte die meisten Lehrer, meine Mitschülerinnen sowieso, und es machte mir richtig Spaß. Meine Schüchternheit verwandelte sich sogar auf dieser Schule in rege mündliche Mitarbeit. Ich blühte auf, hatte gute Noten und machte einen sehr guten Abschluss, bevor ich als fertig ausgelernte Fremdsprachensekretärin ins Berufsleben entlassen wurde. Während dieser schulischen Ausbildung ging es mir gesundheitlich zwar besser als auf der anderen Schule, aber ich hatte immer noch regelmäßig Migräneattacken und die bekannten Schübe, währenddessen es mir schlechter ging.

Nachdem ich mehrere Bewerbungen geschrieben hatte, bekam ich zu meinem Erstaunen die Stelle von Kathi, die mittlerweile schwanger war und in Mutterschutz ging. Das war eine wahre Führung von meinen geistigen Helfern, was ich damals allerdings noch nicht wissen oder ahnen konnte. Doch so leicht, wie sich damals plötzlich alles fügte, passte und zusammengeführt wurde, funktioniert geistige Führung. Ich musste nur erst einmal erkennen, was ich *nicht* wollte, und wie es sich anfühlt, wenn man den falschen Weg geht. Nur so konnte ich lernen, wie es ist, den vorbestimmten Plan zu leben und zu gehen – nämlich einfach und leicht.

► *Mein Engel führte mich mit Kathi zusammen, weil er meinen Lebensplan kannte, den zu erfüllen er mir half. Was es jetzt noch brauchte, war mein Mut, das Abitur abzubrechen und Schritte in die richtige Richtung einzuleiten. Engel können uns zwar führen und uns Möglichkeiten und Chancen erschaffen – zugreifen und handeln müssen wir jedoch selbst. Engel schreiben weder Bewerbungen noch füllen sie Anmeldungen an Schulen aus. Das sind die weltlichen Schritte, die wir selbst gehen müssen. Schlagen wir jedoch mit diesen Schritten die für uns bestimmte Richtung ein, tun unsere Schutzengel und unsere geistigen Führer alles, damit wir unbeschadet und leicht an unser Ziel kommen – immer vorausgesetzt, es ist der richtige Weg für uns.*

Jetzt startete ich in das Berufsleben und es machte mir Spaß, dort mit meinen netten Kollegen zu arbeiten. Ich lernte viel dazu und konnte nach einiger Zeit eigenverantwortlich technische Übersetzungen erledigen, was mir auch sehr viel Freude machte. Doch bei aller Liebe zum Beruf und zu meiner Arbeit ging es mir immer öfter schlechter. Die Schübe, in denen es mir sowieso immer schlecht ging, hatte ich immer noch, und dazu kamen jetzt noch Herzrasen und eine starke Gewichtsabnahme, obwohl ich eigentlich schon sehr dünn war. Ich verstand das alles nicht, da ich wirklich gerne arbeitete und auch privat alles in Ordnung war.

Während den Schüben hatte ich tagelang Kopfschmerzen, mir war sehr schwindlig, ich fühlte mich schlapp und hatte Magen-Darm-Probleme sowie immer öfter Herzrasen. Ich wollte aber nicht so oft wegen Krankheit im Büro fehlen und es war mir peinlich, wenn ich mich richtig schlecht fühlte und zuhause bleiben musste. Das tat ich nur im äußersten Notfall, wenn wirklich nichts mehr ging. Im Gegenteil, ich schleppte mich immer fleißig zur Arbeit und freute mich über jeden einzelnen Tag, an dem ich mich wohl fühlte. Nach Feierabend ging dann allerdings nichts mehr und ich wollte nur noch meine Ruhe haben und am liebsten schlafen. Ich war zwanzig Jahre jung, fand mein Befinden für mein junges Alter ganz ungewöhnlich und fragte mich, warum ich nicht so belastbar war wie andere – wobei ich zwischen den schlechten Phasen oft auch längere, gute hatte, in denen ich mich wohl fühlte und ich sehr stabil und leistungsfähig war. Es war einfach merkwürdig, dass sich gute und schlechte Phasen so extrem abwechselnden. „*Was kann das nur sein?*“, fragte ich mich immer wieder.

Der Internist fand die Gewichtsabnahme auch ungewöhnlich und kontrollierte aufgrund meiner Beschwerdenschilderungen nochmals meine Schilddrüsenwerte, die tatsächlich katastrophal waren. Eine Operation war schon länger als Option im Gespräch und ich entschloss mich, diese jetzt durchführen zu lassen, um von den Unruhezuständen, dem Herzrasen und den anderen Symptomen – so hoffte ich jedenfalls – befreit zu werden. Die Operation verlief gut und mir ging es sofort sehr viel besser. Ich war viel ruhiger und das Herzrasen war verschwunden. Doch ein Phänomen, das sich niemand erklären konnte, tauchte dabei auf: Wegen einer Thrombose-Gefahr trug ich während und für eine Weile auch nach der Operation Stützstrümpfe, die bis über die Knie gingen und alles andere als sexy aussahen. Da auch irgendwann die Haut darunter anfing zu jucken, war ich wirklich glücklich, als ich sie endlich wieder ausziehen durfte. Was ich jedoch anschließend sah, war auch nicht gerade schön und äußerst merkwürdig: Meine Beine waren überzogen von rot-braunen Flecken. Sie waren einfach nur da, juckten nicht, waren nicht fühlbar, gingen aber auch die nächsten Jahre nicht mehr weg.

Muss ich erwähnen, dass niemand wusste, was es damit auf sich hatte? Im Laufe der Zeit kamen noch mehr Flecken dazu und übersäten irgendwann meinen Körper, zum Glück blieb aber zumindest mein Gesicht verschont. Dennoch ging es mir, außer in den Phasen meiner anfallsartigen Schübe, eine Weile besser. Dahinter musste also eine andere Ursache als die Schilddrüse stecken und ich befragte nochmals meinen damaligen Internisten. Er schaute mich nur mitleidig an und sagte: *„Damit müssen Sie leben, Sie sind als rothaarige, hellhäutige und blauäugige Frau nun mal sensibler als andere Menschen. Das ist bei Ihnen so, da kann man nichts machen.“* Und wissen Sie was? Ich glaubte ihm sogar für eine sehr, sehr lange Zeit…

Weiter sagte er, dass mir ein Urlaub sicher gut tun würde, ich solle doch einfach mal spontan mit meinem Freund eine Woche wegfahren. Die Idee fand ich gut, Urlaubstage hatte ich noch genug und mein Freund ebenso. Ich war einmal mit meiner alten Schulklasse auf Klassenfahrt am Bodensee. Und weil es dort sehr schön war, wollte ich seitdem gerne noch mal dort hin. Wir fanden dort auch sehr schnell eine schöne Unterkunft und fuhren kurze Zeit später los. Die Wohnung war okay, das Wetter sehr schön und der Bodensee herrlich. Dabei ging es mir weder sehr schlecht noch richtig gut. Ich war permanent müde und wäre am liebsten den ganzen Tag liegen geblieben. Kopfschmerzen hatte ich dort auch ab und zu und auch schwindlig war es mir oft. Die Luftveränderung allein brachte also keine Linderung.

Ich kann mich auch noch gut an ein Phänomen erinnern, das dort auftrat und welches wir uns damals nicht erklären konnten: Die Betten hatten strahlendweiße Bezüge, und an der Stelle, wo ich schlief, war das Laken, das Kissen und die Decke türkis gefärbt. Es sah wirklich aus, als würde ich türkis abfärben. Bei meinem Freund war nichts, da war alles weiß. Und es wurde von Tag zu Tag schlimmer. T-Shirts, Hosen, Socken, Slips – alles, was mit meiner Haut in Verbindung war, färbte sich innen auf der Hautseite türkis. Was war das? Mein Freund fand es zwar auch merkwürdig, er machte sich aber eher lustig über mich und lachte, weil er meinte, ich wäre vielleicht adlig und hätte blaues Blut in mir…

Am letzten Urlaubstag erst fanden wir heraus, was die Ursache war: Die Wasserrohre in dem Haus bestanden aus Kupfer. Durch das Duschen und Haarewaschen reagierte ich mit dem Kupfer und fing an, alles einzufärben. Mein Freund fand es megalustig und neckte mich ständig damit, dass ich mit meinen roten Haaren wie eine Batterie wäre, die mit Metall reagiert und türkisfarben ausläuft. Wer in den 1980er-Jahren aufgewachsen ist, kann sich sicher noch an die Duracell-Werbung mit den vielen Hasen erinnern: die Batterie mit dem Kupferkopf. Sie können sich vorstellen, was ich mir anhören durfte... Ich musste ja auch mitlachen, weil es einfach zu witzig war und ich wirklich das Gefühl hatte, ich wäre eine auslaufende Batterie. Dennoch bestätigte mir das wieder einmal, dass etwas mit mir nicht stimmte. Nur was konnte es sein?

Nachdem die Firma, in der ich arbeitete, in Konkurs ging, nahm ich eine andere Stelle bei einer Optikfirma an, wo ich einige Jahre bis zu meinem endgültigen Zusammenbruch arbeitete. Trotz meiner zahlreichen Schwächezustände stand ich im Beruf meinen Mann bzw. meine

Frau. Anfangs arbeitete ich als eine von vielen Sekretärinnen im Vertrieb und zuletzt für die Geschäftsleitung, was mir sehr viel Freude bereitete, auch wenn das ein verantwortungsvoller und arbeitsintensiver Job war. Leider jedoch wurde mein Gesundheitszustand immer schlechter. Ich hatte weiterhin Migräne-Anfälle und zwischendurch Kopf- und Nackenschmerzen. Außerdem ging der Schwindel kaum noch weg. Er war nur mal mehr oder mal weniger ausgeprägt vorhanden. Somit schleppte ich mich nur noch mit Schmerzmitteln und Kreislauftropfen, die eigentlich nichts gegen den Schwindel ausrichten konnten, zur Arbeit. Nachts konnte ich nicht mehr gut ein- und durchschlafen und morgens lag ich wie in einem komaähnlichen Schlaf im Bett und hörte den Wecker nicht. Es war mir schon peinlich, oft zu spät zur Arbeit zu kommen, aber ich wurde einfach nicht wach. So zogen mit der Zeit mehrere Wecker bei mir ein. Einer stand neben meinem Bett, einer auf dem Boden vor dem Fußende meines Bettes und ein großer Wecker, der richtig fiesen Krach machte, stand vor der Schlafzimmertür – auf einem Porzellanteller, damit es auch wirklich schön laut schepperte. Doch ich hörte morgens nicht einen Ton und wurde viel zu spät wach. Wenn ich das erzählte, fanden es alle enorm witzig und ich musste auch hierbei über mich selbst lachen, aber es blieb ein unerklärbarer Zustand, der auch wieder irgendwie nicht normal war.

In dieser Zeit ging meine langjährige Beziehung auseinander, was sich jedoch über einen längeren Zeitraum längst abgezeichnet hatte. Wir hatten uns völlig auseinandergelebt und gingen beide in ganz verschiedene Richtungen. Natürlich war meine „Erkrankung ohne Namen“ dabei auch von Bedeutung, aber ich denke, wir waren auch einfach noch zu jung, um uns ewig aneinander zu binden. Nach der Trennung ging ich öfter mit Freunden aus und genoss mein Singleleben. Es war eine wirklich spannende und lustige Zeit und ich möchte sie nicht missen. Wir waren eine kleine Gruppe von Singles, die am Wochenende um die Häuser zog und das Leben genoss. Trotzdem verstand ich zu dieser Zeit nicht, warum es mir immer schlechter ging. Denn ich haderte nicht mit der Trennung und hatte Spaß im Arbeitsleben und in meiner Freizeit…

Ich glaube, mir wurde erst richtig bewusst, wie schlecht es mir ging, als ich 1996 noch einmal mit zu einer Messe nach Köln fuhr. Die Optik-Firma, in der ich arbeitete, hatte dort einen größeren Stand. In der Zeit vorher waren viele Vorbereitungen notwendig. Prospekte, Preislisten und vieles mehr musste pünktlich fertig werden und gedruckt vorliegen. Ich arbeitete oft bis spät abends und versuchte zumindest, morgens pünktlich dort zu sein. Mit meiner gesundheitlichen Verfassung war das aber nur schwer zu schaffen und ohne Medikamente ging gar nichts mehr. Meine Nackenschmerzen machten mir das Leben immer schwerer, weil mir manchmal auch kein Schmerzmittel half. Der Nacken fühlte sich fast ununterbrochen bretthart an und die Schmerzen zogen in die Schultern und den Kopf. Als ich dann in meinem feinen Zwirn auf dem Messestand war, beobachtete ich in einer ruhigen Minute die Menschen um mich herum. Alle bewegten sich so locker und frei. Jedenfalls machten sie auf mich alle einen gesunden und freien Eindruck – im Gegensatz zu mir. Ich stand dort mit Rücken- und Kopfschmerzen und wusste nicht, wie ich bei dem Schwindel im Kopf noch länger stehen sollte. In meinem Kopf war wie eine Art Nebel und ich konnte mich kaum konzentrieren. Es war, als hätte ich einen unsichtbaren Helm auf dem Kopf, der ständig drückte. Und je länger ich stehen musste, umso mehr brannte mir regelrecht der Rücken vor Schmerzen.

Dieses Gewimmel um mich herum aufzunehmen, fiel mir außerdem unendlich schwer. Dazu störte mich sehr das künstliche Licht, und die permanent gleiche Melodie, die aus Werbegründen am Nachbarstand gespielt wurde, nervte mich mehr und mehr, wobei mir die Geräuschkulisse allgemein sowieso viel zu laut war. Wenn ich dann noch mit einem Kunden reden und Termine vereinbaren sollte, musste ich mich sehr zusammenreißen, um nichts falsch zu machen. Am liebsten kochte ich Kaffee und kümmerte mich um die Organisation hinter den Kulissen. Hierbei konnte ich mich wenigstens bewegen, was angenehmer war als das ruhige Stehen oder Sitzen.

Mein Chef hatte während der Messe die Gabe, jedes Mal, wenn ich eine Schmerztablette oder Kreislauftropfen nahm, wie aus dem Nichts hinter mir aufzutauchen. Ich merkte, dass er mich beobachtete, weil er wusste, dass es mir nicht gut ging. Hierbei muss ich erwähnen, dass ich einen sehr netten Chef hatte, mit dem ich mich gut verstand und er mich und meine Arbeit sehr schätzte. Damals zog er mich zur Seite und fragte mich ernsthaft, ob ich ein Drogenproblem hätte. Heute klingt das lustig, aber damals war es eher peinlich. Ich erzählte ihm, dass ich keine Drogen, sondern Schmerzmittel und Kreislauftropfen nehmen würde, weil es mir nicht gut ginge. Er meinte daraufhin, ich solle mich einmal richtig durchchecken lassen, das könne ja so nicht weitergehen.

Ich gab ihm Recht, und als ich von der Messe wieder zurück war, meldete ich mich sofort bei einem Internisten an. Er untersuchte mein Blut, mein Herz, meine Schilddrüse und fand – nichts. Daraufhin ordnete er eine Kernspintomographie von meinem Kopf und der Halswirbelsäule an und fand – nichts. Er untersuchte die Blutdurchlässigkeit meiner Blutadern – wieder nichts. Alles tiptop in Ordnung, woraufhin er ins Grübeln kam und als erster von vielen weiteren Ärzten auf die Idee kam, ich hätte eine psychische Erkrankung. Bestimmt hätte ich die Trennung von meinem Freund nicht verkraftet und wäre deshalb krank geworden. Als ich ihm erklärte, dass es mir bereits vor der Trennung immer schlechter ging und ich keinesfalls psychisch krank wäre, war er dennoch skeptisch und blieb bei seiner Meinung. Er hatte seine schulmedizinischen Methoden alle ausgeschöpft, und so blieb in seinen Augen nur noch die Möglichkeit einer psychischen Erkrankung.

In dieser Zeit weinte ich viel, wenn ich alleine war. Ich wollte auch so sein wie andere, fit und gesund. Diese Schwäche und die zahlreichen Symptome, die weder ein Arzt noch ich einordnen konnten, machten mich fertig. Und die guten Phasen, die ich sonst zwischen den schlimmen Zeiten hatte, wurden immer kürzer. Wenn ich morgens endlich einen der vielen Wecker gehört hatte und mich aus dem Bett quälte, konnte ich mich für etwa eine halbe Stunde ganz normal für die Arbeit fertig machen und frühstücken. Danach ging der Schwindel los und ich hatte massive Probleme, mein Auto rückwärts aus der Garage zu fahren, weil ich dabei den Kopf nach hinten drehen musste und mir dabei sehr schwindlig wurde. Auf dem Weg zur Arbeit musste ich durch den kompletten Stadtverkehr fahren und an einigen Ampeln halten. Das war immer am schlimmsten – dieses ruhige Stehen an der Ampel oder im Stau. Dabei merkte ich immer intensiver den Schwindel. Weil ich zu diesem Zeitpunkt Schwindel nur in Verbindung mit Kreislaufproblemen kannte, hatte ich mein Fläschchen mit Kreislauftropfen immer bereits in der Hand und schüttete mir die Tropfen schon, ohne sie abzuzählen, direkt in den Mund, als hinge mein Leben davon ab. Wenn es ganz schlimm war, hielt ich meinen Blick direkt auf das Auto vor mir geheftet und fuhr stur hinter ihm her. Das half mir irgendwie, mich zu konzentrieren. Gemacht habe ich das alles nur, weil mein Arzt bis jetzt bei mir nichts hatte feststellen können. Außerdem hatte ich noch immer die Hoffnung, dass es von alleine weggehen würde.

Wenn ich bei der Firma ankam und mein Auto geparkt hatte, brauchte ich einen Moment, um auszusteigen. Am besten war, dabei so wenig wie möglich den Kopf zu bewegen. Im Büro angekommen, wurde es mir immer extrem schwindlig, wenn ich die Deckenlampen anmachte und ich mich schnell setzen musste. Anscheinend reagierte ich auf die Neonröhren. Konnte das sein? Wenn mein Chef morgens kam, saß ich meist im dunklen Büro und er wunderte sich sicher mehr als einmal über mein merkwürdiges Verhalten. Sicherlich dachte er öfter doch noch an seine Drogen-Theorie, wenn er mich sah…

Ein weiteres Phänomen war, dass ich kein Handy in meiner Nähe ertragen konnte. Damals gab es die ersten Mobiltelefone und mein Chef hatte ebenfalls eines. Ich spürte genau, wenn er es in seinem Anzug bei sich trug, dazu brauchte ich es noch nicht einmal zu sehen. Mein körperliches Befinden verschlechterte sich dadurch einfach noch mehr und ich spürte die Strahlung, die von seinem Handy ausging, richtig körperlich. Auch zuhause bat ich meine Schwester, ohne ihr Handy in meine Wohnung zu kommen. Ich merkte sogar schon von weitem, wenn sie ihr Handy dabei hatte, genauso wie bei meinem Chef. Das ist ein absolut merkwürdiges und nerviges Phänomen und damals von keinem in meinem Umfeld erklärbar. Meine Schwester war sicher auch mehr als einmal genervt, wenn ich schon von weitem rief, sie solle ihr Handy bitte draußen lassen. Im Büro vor dem Bildschirm zu sitzen, strengte mich auch schrecklich an und ich war froh, wenn ich den Computer kurz vor

Feierabend ausmachen konnte. Damals saß ein Praktikant mit in meinem Büro, der sich super mit der Computer-Technik auskannte. Er erzählte mir immer, dass wenn ich nicht da war, mein PC und der Drucker einwandfrei arbeiten würden. Sowie ich allerdings davor saß und anfing zu schreiben, brach manches zusammen. Kein Witz! Sehr oft stürzte bei mir der PC ab und noch öfter funktionierte der Drucker bei mir nicht. Erklären konnte sich das keiner, weil ich ordnungsgemäß mit der Technik umging, aber ich schien irgendetwas auszustrahlen, was alles zusammenbrechen ließ. Was war das? Das war doch alles nicht normal... Doch auflösen sollte sich dieses Phänomen erst sehr viel später.

In dieser Zeit konnte ich keinen Schmuck mehr tragen. Ich bekam selbst bei Goldschmuck einen Hautausschlag. Ketten aus Silber oder Gold konnte ich überhaupt nicht ertragen. Das fühlte sich für mich immer an, als hätte ich eine tonnenschwere Eisenkette um den Hals. Trug ich Ohrringe, bekam ich sofort Kopfschmerzen und meine Ohrlöcher entzündeten sich. Irgendwie fühlte ich mich, als würde ich überall „kaputtgehen". Doch alles analysieren in meinem Kopf half nicht, ich kam nicht auf die Ursache meiner Probleme.

Wenn ich Glück hatte, ging es mir etwa zwei Stunden nach dem Aufstehen besser, dann konnte ich auch effektiv arbeiten, relativ schwindelfrei aufstehen und geradeaus laufen. Spätestens gegen Abend und zuhause wurde es wieder schlechter und alles drehte sich in meinem Kopf. So ging das eine ganze Weile. Ich war oft fix und fertig und wusste nicht, wo das alles enden würde. Meine Mutter hatte immer Verständnis für mich und meine Oma unendlich viel Mitgefühl, aber andere sagten oft, ich müsse mich halt mal zusammenreißen und zu einem „richtigen" Arzt gehen. Außerdem müsse ich aufpassen, dass ich nicht meinen Arbeitsplatz verliere. Ach ja...

Es war Ende 1996 und die Faschings- bzw. Karnevalsaison eröffnet. Seit vielen Jahren tanzte ich in der Prinzengarde und es machte mir sehr viel Spaß. Wir waren eine tolle Gruppe, verstanden uns alle sehr gut und tranken gerne auch mal einen über den Durst. Wir konnten nicht nur tanzen, wir konnten auch ordentlich feiern – wobei die Faschingszeit immer das Highlight im ganzen Jahr war. In dieser Zeit waren wir wieder fleißig am Trainieren. Wir studierten immer einen Garde- und einen Showtanz ein. Doch während des Trainings, das mir sonst immer gut tat, konnte ich diesmal nicht mehr mittanzen. Wer den Gardetanz kennt, weiß, dass man ständig springt und hüpft. Dabei hatte ich plötzlich ganz schlimme Rückenschmerzen, mir brannte der Rücken wie Feuer und ich konnte mich aufgrund des Schwindels nicht mehr auf den Beinen halten. Ich setzte mich an den Rand der Bühne und hoffte auf Besserung. Doch es sollte das letzte Training sein, das ich mitmachen konnte...

Die Autofahrerei mit dem extremen Drehschwindel war mir auch zu gefährlich geworden, aber vor allem war ich am Ende meiner Kräfte angekommen. Ich ließ mich krank schreiben und hoffte, dass ich einen besonderen Arzt finden würde, der mir helfen konnte. Ich war fertig mit meinen Nerven und dachte, schlimmer kann es nicht mehr werden – wie sehr ich mich da täuschen sollte...

## *Abgrundtief*

An einem Morgen im Sommer 1997 wachte ich auf und mein erster Gedanke war: *„Mist, nicht schon wieder.“* Ich hatte doch inbrünstig zu Gott gebetet, er möge mich bitte, bitte nicht mehr aufwachen lassen oder mir endlich helfen. Ich konnte das alles nicht mehr ertragen – die Schmerzen, den Schwindel, die Schwäche, die Abhängigkeit von anderen, und eben dieses ganze sinnlos gewordene Leben. Meine Kraft zu kämpfen war aufgebraucht und ich wollte einfach nicht mehr. Mir liefen die Tränen runter, weil ich immer noch lebte und an den nächsten sinnlosen Tag dachte, der vor mir lag. Aber was nutzte es, ich lebte und musste sehen, dass ich schnell frühstückte und mich im Bad fertig machte. Die erste halbe Stunde am Tag konnte ich das immer noch alleine bewältigen, danach fing das Dilemma an. Warum dies so war, konnte ich mir nicht erklären, doch in dieser Zeit kam ich gut klar und versuchte, so viel wie möglich zu erledigen, auch um meine Eltern zu entlasten, die mich mittlerweile pflegten. Nach dem allmorgendlichen Highlight schlug dann – warum auch immer – die „Krankheit ohne Namen" erbarmungslos zu. Ich konnte mich von da an vor allem wegen des Schwindels nicht mehr aufrecht halten, und so lag ich den ganzen Tag mit leicht erhöhtem Oberkörper, Kissen im Nacken und gut zugedeckt bis abends auf meiner Couch. Wenn ich Glück hatte, hatte ich kaum oder nur leichte Schmerzen, doch wenn ich Pech hatte, konnte ich meinen Kopf und Rücken vor Schmerzen nicht bewegen. Mein Nacken war nach wie vor steif und mein Rücken brannte immer wieder wie Feuer – so jedenfalls fühlte es sich an.

Und auch an diesem Tag lag ich wieder lebend aufgebahrt in der einzigen Position, die ich einigermaßen aushielt. Doch heute war ein recht guter Tag, das merkte ich. Ich hatte weniger Schmerzen und konnte mich sogar etwas im Liegen bewegen, ohne ohnmächtig zu werden. An schlechten Tagen konnte ich noch nicht einmal einen Fuß leicht bewegen, ohne dass mir schwarz vor Augen wurde und Panik aufkam. *„Vielen Dank für diesen weiteren Tag, lieber Gott"*, dachte ich ironisch und fügte mich mal wieder in mein Schicksal. Das Telefon lag für den Notfall neben mir, ein Getränk stand bereit, Kekse, Salzstangen und auch andere Kleinigkeiten zu essen, eine Zeitschrift, ein Buch, Taschentücher und was man eventuell noch so braucht, die ich aber in meiner Situation nicht so einfach holen konnte. Gleich würde meine Mutter kommen und nach mir schauen – der erste Lichtblick des Tages.

Meine Mutter tat mir so leid, was musste sie alles ertragen... So hatten wir uns das nicht gedacht – den Plan unseres Lebens –, zumindest sah der bewusst gewünschte „Plan" einmal ganz anders aus. In befreundeten Familien meiner Eltern heirateten die Kinder und die ersten Enkelkinder kamen zur Welt. In dieser Art oder ähnlich war das auch von mir einmal geplant gewesen, denn ich wünschte mir immer eine kleine Familie. Ich aber war seit einem halben Jahr zum (natürlich offiziell nicht anerkannten) Pflegefall für meine Eltern geworden und ließ ihnen kaum Luft zum Atmen. Abgesehen davon war meine Blüte des Lebens auch schon irgendwie verwelkt. Doch meine Mutter war wirklich immer für mich da und ständig in Alarmbereitschaft. Sie war die größte Hilfe, die ich mir vorstellen konnte und stand mir unermüdlich zur Seite, vor allem mit ihrem Verständnis für mich und meine Beschwerden. Auch sie kannte den Schwindel und einige meiner Symptome, allerdings in sehr abgeschwächter Form. Meine Schwester musste ebenso oft einspringen, wenn meine Eltern keine Zeit hatten. Sie ist sieben Jahre jünger und hätte sich damals sicher auch mehr Unterstützung von ihrer großen Schwester gewünscht. So aber musste auch sie mir helfen. Sicher tat sie das gerne, aber es waren keine normalen Verhältnisse und ich sah, dass sie oft auch sehr besorgt um mich und mit der ganzen Situation sicherlich auch überfordert war.

Mein Vater arbeitete zu dieser Zeit noch und opferte viele Überstunden und Urlaubstage, wenn ich mal wieder einen dieser furchtbaren Termine beim Arbeitsamt oder dem *Medizinischen Dienst der Krankenkasse* (MdK) hatte. Er und meine Mutter begleiteten mich immer, schleppten mich ins Auto und vor Ort wieder raus. Einer rechts und einer links neben mir, hing ich bei ihnen eingehakt erbärmlich in der Mitte und schleppte mich zum ersehnten Stuhl, doch selbst auf dem konnte ich kaum sitzen, weil sich die Welt um mich herum drehte und schwankte, je mehr ich mich in einer aufrechten Körperposition befand. Manchmal hatte ich auch gute Phasen, in denen ich dachte, es ginge endlich bergauf und dass ich von nur einem Elternteil begleitet zu den Terminen gehen konnte. An solchen Tagen konnte ich tatsächlich einigermaßen sicher alleine laufen, wodurch sofort Hoffnung in mir aufkeimte, dass ich es jetzt geschafft hätte und es mir endlich besser gehen würde. Ich kann heute nicht mehr sagen, wie oft meine Hoffnung enttäuscht wurde, weil es nach kurzer Zeit wieder umso schlimmer wurde und ich nur noch liegen konnte – mit den bereits bekannten Symptomen.

Doch zurück zu meinem allgemeinen Tagesablauf von damaligen sechs langen Monaten: Ich verbrachte den ganzen Tag liegend auf der Couch, schaute fern oder las, wenn es mir meine Kraft erlaubte. Ein Buch zu halten, wurde immer schwerer für mich und war meist nicht möglich. An schlechten Tagen konnte ich noch nicht einmal eine Zeitschrift festhalten, da ich zu schwach war und mir sofort schwarz vor Augen wurde. Manchmal lag ich einfach nur sinnlos da und starrte die

Decke an oder schlief. Wenn ich zur Toilette musste, rief ich meine Mutter, die dann sofort kam und mich stützte. Ich hatte zum Glück eine Wohnung im Haus meiner Eltern, denn so war ich gut versorgt und musste keine Angst haben, es alleine nicht zu schaffen.

Wenn meine Mutter nicht da war, kam meine Tante, half mir und leistete mir Gesellschaft, weil ich panische Angst hatte, alleine zu sein. Denn ich hatte Angst, den Weg zur Toilette alleine nicht zu schaffen, zu stürzen oder ohnmächtig zu werden. Ich bin ihr heute noch sehr, sehr dankbar für ihre Geduld und ihre geopferte Zeit, denn ich weiß, dass sie mit ihren drei Kindern selbst genug zu tun hatte, auch wenn es keine Kleinkinder mehr waren. Sie hatte mich einmal gefragt, warum ich nicht auf allen vieren durch die Wohnung krabbeln würde, das könne ja keiner sehen und ich bräuchte keine Angst haben, zu stürzen. Ich antwortete: „*Weil ich dann das Gefühl hätte, die Krankheit habe gewonnen. Ich will mich von ihr nicht noch in die Knie zwingen lassen!*“

Dieser Tag fing also ganz gut an, keine Post von der Krankenkasse, keine Terminankündigung des Medizinischen Dienstes und keine allzu großen Schmerzen. Ich konnte sogar alleine zur Toilette, aber meine Mutter war zur Sicherheit an meiner Seite. Unglaublich, aber ich war in meiner Situation schon mit solchen Kleinigkeiten wie das „Fast-alleine-zur-Toilette-laufen“ zufrieden. Soweit unten war ich also schon angekommen… Weil meine Mutter einkaufen wollte, fragte sie mich, ob ich etwas bräuchte. Mir fielen ein paar Dinge ein, die ich ihr aufschreiben wollte. Sie gab mir Zettel und Stift, ich setzte mich etwas auf und wollte „Brot“ aufschreiben, doch ich bekam das Wort nicht auf das Papier. Meine Schrift war zittrig und ich hatte einen Blackout, als ich das Wort schreiben sollte. Genauso bei den anderen Dingen, die ich noch aufschrieb. Es war ein regelrechter Kampf, die paar Sachen korrekt und lesbar aufzuschreiben. Das machte mir Angst! Verlor ich jetzt noch den Verstand und mein Denkvermögen? War das ein Schlaganfall?

Erst war es mir nicht mehr möglich, arbeiten zu gehen, ich musste mein Hobby, den Gardetanz, an den Nagel hängen, dann konnte ich nicht mehr Auto fahren, mich nicht mehr selbst versorgen, nicht mehr alleine Haare waschen oder duschen, nicht alleine zur Toilette gehen, und viele Einschränkungen mehr kamen im Laufe der Zeit hinzu. Und jetzt konnte ich nicht mehr richtig schreiben. Wo sollte das alles noch hinführen? Ich war bei so vielen Ärzten und Therapeuten, die alle ratlos waren und keine Diagnose stellen konnten, niemand wusste, was mit mir los war und so konnte mir auch niemand helfen. Dazu kam, dass mir einige Ärzte und Mitarbeiter von Behörden nicht glaubten, dass ich so ernsthaft erkrankt war. Es war die Hölle, ich stand am Abgrund und wollte nur noch springen, einfach tot sein und nichts mehr fühlen müssen, keinen Schwindel, keine Schmerzen und kein weiteres sinnloses Vor-mich-hin-Vegetieren.

Oft dachte ich über Selbstmord nach und wie ich dem Ganzen ein schnelles Ende setzen könnte. Dabei zog ich mehrere Varianten in Betracht und erinnerte mich, dass ich in einer Küchenschublade noch eine Ersatz-Rasierklinge hatte. Das klingt bestimmt seltsam, weil im Notfall auch jedes beliebige Messer den Zweck erfüllt hätte, aber sie war in dieser Zeit mein bester Freund und meine letzte Ausstiegsmöglichkeit aus dem Dilemma. Natürlich wollte ich nicht wirklich sterben, aber dieses Leben so weiterzuführen, hielt ich auch nicht länger aus. Solche morbide Gedanken gingen mir oft durch den Kopf. Wenn ich heute daran zurückdenke, war das wirklich die schlimmste und abgrundtiefste Zeit meines Lebens.

## *Krankheit ohne Befund*

Nachdem ich durch diese namenlose Krankheit nicht mehr arbeiten konnte, zahlte mir die Krankenkasse nach sechs Wochen Krankengeld. Das machen Krankenkassen nicht wirklich gerne und nur so kurz wie möglich. Damit gewährleistet ist, dass man nicht simuliert und sich auf deren Kosten vom Arbeitsleben ausruht bzw. um bessere, effektivere Methoden zur Gesundwerdung zu bekommen, gibt es den bereits erwähnten *Medizinischen Dienst der Krankenkasse (MdK)*. Was sich sinnvoll anhört, ist im wahren Leben allerdings ganz anders. Zumindest war es bei mir so, und viele Klienten, die ich bereits betreuen durfte, erzählten mir ähnliches. So schlecht, wie es mir ging und ohne jegliche Diagnose musste ich nun also dort hinkommen. Untergebracht war der *MdK* in kahlen, kalten Räumen, die renovierungsbedürftig aussahen. Selbst die Pflanzen, die in den Räumen standen, sahen kärglich aus und machten die Zimmer nicht einladender.

Ich saß nun mit meinen Eltern dort und wartete. Als ich aufgerufen wurde, brachte mich meine Mutter stützend in den Behandlungsraum und ging wieder raus. Und was ich dort erlebte, ist kaum zu glauben. Ich musste mich bis auf die Unterwäsche ausziehen. Das dauerte durch meine Beschwerden natürlich etwas länger, und ein guter Beobachter hätte sehen müssen, dass es mir sehr schwer fiel. Anschließend wurde ich gewogen und gemessen. Die Ärztin schaute mir in den Hals, maß meinen Blutdruck, hörte mein Herz und meine Lunge ab und bat mich, mich nach vorne zu beugen. Sie wollte wissen, wie weit ich mich mit dem Rücken nach unten beugen konnte. Fertig! Und das war es auch schon. Sie sagte dann ernsthaft: *„Ich kann bei Ihnen nichts feststellen. Das bestätigen ja auch die Unterlagen Ihres Internisten.“* Prima Ärztin – nach ihrer „intensiven“ Untersuchung erklärte sie mich also für völlig gesund. Ich sollte sofort wieder arbeiten gehen, das würde sie jetzt veranlassen. Schockiert über die geballte Inkompetenz und ihren unfreundlichen Ton schwankte ich zu meinen Eltern. Auf dem Nachhauseweg weinte ich im Auto erbärmlich, weil ich nicht wusste, wie ich das alles bewerkstelligen sollte. Wie sollte ich denn in diesem Zustand arbeiten gehen? Ich war völlig verzweifelt…

Am nächsten Tag hatte ich einen Termin bei einem Orthopäden. Er vermutete, dass mein Schwindel von der Halswirbelsäule kam und verordnete mir zur Entlastung eine Halskrause. Das half sogar ein bisschen, weil ich meinen Kopf damit nicht mehr drehen konnte. Ansonsten konnte er auch nichts machen, um mir zu helfen. Er sah aber, wie schlecht es mir ging, schrieb mich erneut krank und klärte das auch mit der Krankenkasse. Zum Glück musste ich in diesem Zustand erst einmal nicht zur Arbeit. Er überwies mich weiter zu einem Hals-Nasen-Ohrenarzt, um eine eventuelle Störung meines Gleichgewichtssinns zu untersuchen. Hierbei musste ich mich hinlegen (das zumindest konnte ich gut) und bekam warmes Wasser in meine Ohren gespritzt, bis es mir davon richtig schwindlig wurde. Das war gewollt, fühlte sich aber für mich grausam an und bewies, dass ich mit dem Gleichgewichtsorgan an sich keine Probleme hatte. Lediglich durch meinen verspannten Nacken könne das Gleichgewichtsorgan nicht gut durchblutet werden, wodurch es zu dem Schwindel käme, erklärte die Ärztin.

Kurz darauf forderte die Krankenkasse beziehungsweise der *MdK* eine Stellungnahme von einem Neurologen und Nervenarzt an. Es war das erste Mal, dass ich einen solchen Arzt konsultierte. Er maß die Gehirnströme und die Nervenleitgeschwindigkeit und machte noch andere Untersuchungen, bei denen er – Sie ahnen es – nichts Außergewöhnliches feststellen konnte. Ich sehe mich noch heute auf der Untersuchungsliege sitzen und mit offenem Mund seiner Beurteilung über mich zuhören. Er sagte:

*„Ich kann bei Ihnen nichts feststellen und würde sagen, dass sie mit Ihren 25 Jahren einfach nur zu faul sind, zu arbeiten. Ich werde dem Medizinischen Dienst meine Beurteilung zukommen lassen. Sie können jetzt gehen – am besten fahren Sie direkt von hier aus zur Arbeit.“*

Geschockt wie ich war, konnte ich dazu nichts mehr sagen. Ich hatte Angst, dass das alles noch viel schlimmer werden würde. Ich war geschockt von der Macht, die solche Menschen über andere zu haben scheinen und von seinem knallharten, ungerechten Urteil über mich. Wie konnte so ein unsensibler Mensch denn Arzt sein? Ich wollte nur noch dort raus und nach Hause. Bis mich meine Mutter zum Auto gebracht hatte, beherrschte ich mich, danach brach ich mal wieder in Tränen aus. Wie nur sollte ich mich durchsetzen und die Ärzte von meinem Elend überzeugen? Warum nur fand keiner heraus, was ich hatte? Manchmal hätte ich am liebsten eine schlimme Krankheit gehabt, selbst wenn ich daran gestorben wäre. Aber dann hätte die Krankheit wenigstens einen Namen gehabt und ich hätte mich nicht ständig erklären müssen. Leider war ich auch viel zu schwach, um solchen Menschen stark entgegentreten zu können. Außerdem hatte ich Angst, mich zu wehren, weil dann die Entscheidungen über mich noch viel schlimmer hätten ausfallen können.

Doch nun war erstmal Weihnachtszeit und Jahreswechsel. Die Firma hatte sowieso geschlossen und mir wurde von Bekannten ein anderer Orthopäde empfohlen, der schon sehr vielen Menschen geholfen habe. Er war aus diesem Grund auch völlig überlaufen und ich bekam nur durch gute Beziehungen einen Termin direkt im Januar bei ihm. Irgendwie freute ich mich darauf, weil er wirklich sehr bekannt für seine Erfolge war.

Nun galt es aber erst einmal, die Weihnachtszeit hinter mich zu bringen. Ich war krank, alleine und hatte keine Perspektive – nur einen kleinen Hoffnungsschimmer wegen dem Termin bei dem Orthopäden. Statt Kerzen, Wein und Weihnachtsgebäck brauchte ich viele Taschentücher, denn ich war so unendlich traurig über meine Situation und weinte deshalb sehr viel. Gerade an solchen Feiertagen wird einem das eigene Elend nochmals in allen Facetten bewusst. Natürlich fragten viele Bekannte und Freunde nach mir und wollten wissen, wie es mir geht. Was sollte ich sagen? Es ist so schwer, jemandem zu erklären, wie man sich fühlt und was man für Beschwerden hat, wenn man keine Diagnose vorweisen kann. Über eine namenlose Krankheit zu spekulieren ist anstrengend. Zumal ich damals auch merkte, dass mich viele in die psychosomatische Ecke drängen wollten. Natürlich gibt es sowas, aber ich spürte und wusste ganz tief in mir drin, dass andere Ursachen für meinen schlechten Zustand verantwortlich waren.

Meine Hoffnung lag nun bei dem Orthopäden. Um es vorwegzunehmen: Helfen konnte auch er mir nicht wirklich, aber er bemühte sich sehr und konnte mir meine Beschwerden zumindest erleichtern. Er schrieb mich erst einmal konsequent und über mehrere Monate weiter krank, was mir sehr half und mir eine große Anspannung nahm. Er untersuchte mich auch anders, unterhielt sich mit mir, um die Ursache zu finden, und – was am Wichtigsten war – er glaubte mir. Von ihm bekam ich regelmäßig Mineral- und Vitamin-Infusionen, die mir gut taten, denn danach ging es mir stets besser. Für meinen Rücken und Nacken verschrieb er mir unermüdlich Krankengymnastik und Massage. Das half zwar nicht wirklich, aber es erleichterte für eine kurze Zeit die Beschwerden und schadete auch nicht. Ich war lange bei ihm in Behandlung, er war ja auch der einzige, der mir ehrlich helfen wollte und mich gegenüber dem MdK und der Krankenkasse verteidigte. Leider hatte aber auch er keine passende Diagnose und wusste sich keinen Rat, was die Ursache meiner Beschwerden war.

So wurde es Sommer 1997 und mein Zustand wurde schlimmer und schlimmer. Ich wusste nicht mehr weiter, hatte eine Krankheit ohne Namen und verzweifelte mehr und mehr... Hier war ich am absoluten Tiefpunkt meines Lebens angekommen und machte mir ernsthafte Gedanken über Selbstmord und das Sterben an sich – ich war erst 26 Jahre alt. Tags zuvor hatte mein Chef angerufen. Er wollte mir persönlich mitteilen, dass er nun nichts mehr für mich tun könne – man würde mir kündigen. Er hatte mich lange verteidigt und immer gehofft, ich würde wieder an meinen Arbeitsplatz zurückkehren können. Jetzt stand der Beschluss fest und die Kündigung war schon unterwegs zu mir. Ich war traurig, dass es überhaupt so weit gekommen war und ich nichts dagegen hatte tun können. Anderseits war ich auch erleichtert, nun brauchte ich mich nicht mehr vor meinem Chef und den Kollegen zu rechtfertigen.

Ein weiteres Erlebnis in dieser Zeit werde ich nie vergessen: Ich lag mal wieder auf der Couch und hatte einen dieser schlimmen Tage. Ich konnte mich kaum bewegen, denn dann wurde mir sofort schwarz vor Augen. Meine Mutter leistete mir an diesem heißen Sommerabend Gesellschaft. Als ich so aufgebahrt dort lag, sah ich, wie eine Spinne über meine nackten Beine lief und hinter der Couch verschwand. Normalerweise hätte ich sie wegen meiner Panik vor Spinnen schnell weggeschlagen und geschrien. Doch an diesem Abend konnte ich nichts tun, weil ich mich nicht bewegen konnte. Ich hatte noch nicht einmal die nötige Kraft zu schreien. *„Jetzt laufen schon Spinnen über mich"*, dachte ich und war einmal mehr verzweifelt. Allerdings hatte ich von da an auch keine Angst mehr vor Weberknechten. Diese unfreiwillige Konfrontationstherapie hatte mir zumindest dabei geholfen... Tags zuvor hatte mich meine Oma besucht und gesehen, dass ich nur liegen konnte und nichts anderes machte, als atmen. Selbst das fiel mir immer schwerer. Es war oft richtig anstrengend, einfach nur zu atmen. Sie sagte zu meiner Mutter, dass sie ein ganz ungutes Gefühl hätte, ich würde schon in einer Art Siechtum liegen, das wäre erschreckend. Wie richtig sie mit ihrer Aussage lag, wurde mir einige Zeit später bewusst.

An diesem Abend lag ich wieder im Bett und betete zu Gott: „*Bitte, bitte lass mich morgen nicht mehr aufwachen. Erlöse mich doch endlich von der Qual – oder hilf mir!*"

## *Das erhörte Gebet – endlich eine Diagnose*

Insgesamt dreimal, an drei aufeinanderfolgenden Abenden, betete ich dieses Gebet aus vollem Herzen und mit Tränen in den Augen. Nachdem ich mich am dritten Tag wieder geärgert hatte, als ich merkte, dass ich noch lebte, keimte dennoch ein kleiner Funken Hoffnung in mir auf und ich sagte trotzig zu Gott: „*Dann helfe mir endlich. Ich bin gespannt, was Dir einfällt!*"

Abends kam meine Mutter zu mir und teilte mir ihren Beschluss mit, mich mit zu ihrer Heilpraktikerin zu nehmen. Sie war an diesem Tag wegen eines Hautproblems zum ersten Mal bei ihr gewesen und hatte ihr von mir erzählt. Weil sie mir schnell helfen wollte, sollte ich bereits am nächsten Tag zu ihr kommen. Ich machte mir aber nur wenig Hoffnung und sagte zu meiner Mutter: „*Was bitte will sie mit ihren bunten Vitamin-Pillen bei mir ausrichten?*" Zu diesem Zeitpunkt hatte ich meine Erwartungshaltung schon völlig aufgegeben. Dennoch nutzten sowohl ich wie mein anscheinend starker Überlebenswillen jede Chance, die sich mir bot, und meine Mutter schleppte mich am nächsten Tag irgendwie dorthin.

Die Heilpraktikerin sah mir mit einem bestimmten Gerät in die Augen und machte eine Iris-Diagnose. Anschließend sagte sie mir mit hundertprozentiger Überzeugung: „*Meine Diagnose ist eindeutig: Klassische Amalgam-Vergiftung.*" Ich schaute sie mit großen Augen an. Amalgam? Sie hatte mir doch noch nicht einmal in den Mund geschaut. Aber ja, ich hatte in fast allen Backenzähnen Amalgamfüllungen. Diese Plomben sollten die Ursache für meine desolate beziehungsweise nicht mehr vorhandene Gesundheit sein? Ich war skeptisch.

Sie nahm sich nun Zeit und erklärte mir, wie es dazu kommen konnte:

- *Amalgamfüllungen bestehen zu 50 Prozent aus Quecksilber und aus Silber, Kupfer, Zink und Zinn. Diese Metalle lösen sich durch Wärme, Reibung und Kauen aus den Plomben und gelangen somit in den Körper und in die Organe. Außerdem wandert das Gift über die Nervenbahnen durch die Zähne und das Zahnfleisch in die Schleimhäute, in Lymphdrüsen und – ich staunte – in die Schilddrüse. Sie meinte, man hätte bei belasteten Menschen Schilddrüsengewebe untersucht und wäre dabei auf eine vermehrte Konzentration des giftigen Quecksilbers gestoßen. Auch im Körpergewebe, im Rückenmark, in den Knochen und sogar im Gehirn könne sich das giftige Schwermetall ablagern und somit wichtige Prozesse im Körper empfindlich stören – bis zum völligen Zusammenbruch, wie bei mir. Dies wäre ein schleichender Prozess und man hätte zwischendurch auch immer wieder gute Phasen, eben bis das sprichwörtliche Fass voll mit Giften ist und überläuft. Das würde man dann Quecksilber-Siechtum nennen…*

An genau diesem Punkt wäre ich jetzt, sagte sie, und man müsse schnell handeln, um mir zu helfen. Sie sagte auch, dass sie zwar die Ursache meiner Beschwerden klar erkennen würde und mir sicherlich auch Linderung verschaffen könnte, aber ihr würde es an Wissen mangeln, wie man die Gifte wirklich effektiv aus dem Körper ausleitet. Damals hatten zwar schon viele alternative Mediziner das Problem erkannt, aber eine wirklich wirksame Entgiftungs-Methode steckte wohl noch in den Kinderschuhen. Eine ihr bekannte Anästhesistin und erfahrene Schmerztherapeutin könne mir hierbei viel besser helfen, ich solle doch lieber bei ihr die Ausleitung des Quecksilbers machen, sie könne auf diesem Gebiet bereits gute Erfolge nachweisen. Anschließend nannte sie mir deren Namen und Telefonnummer und wünschte mir viel Kraft und Mut, das alles weiter durchzustehen. Sie sagte, es wäre sicher kein leichter Weg, den ich gehen müsse, aber ich wüsste jetzt zumindest schon mal die Richtung.

War das Gottes Antwort auf meine Bitte? Kam nun die Wende für mich? Alles, was ich an diesem Tag an Informationen bekommen hatte, klang zumindest schlüssig. Sofort machte ich einen Termin bei Frau Dr. Singer. Bereits am Telefon stellte sie mir einige Fragen und gab mir das Gefühl, bei ihr genau richtig zu sein. Und das Licht der Hoffnung in mir konnte endlich wieder heller scheinen. Ich war erlöst von der Ungewissheit und die Krankheit hatte nun einen Namen – ***Amalgamvergiftung***.

Wir hatten 1997 und ich besaß zuhause noch kein Internet. Also einfach mal „googeln" und sich schnell Informationen beschaffen, ging nicht. Ich musste warten, bis ich einen Termin bei Frau Dr. Singer hatte, um noch mehr über diese Krankheit zu erfahren. Als ich einige Tage später in ihrer Praxis war, lernte ich, wie zuvor schon bei der Heilpraktikerin, eine andere Art der Untersuchung kennen, die mir völlig neu war und von der ich zuvor noch nie etwas gehört hatte. Ich legte mich zur „Untersuchung" auf eine Liege, Frau Dr. Singer saß links von mir zwischen Kopf und meinem Arm und nahm meine linke Hand. Sie erklärte mir, wie diese Form der Diagnose- und Behandlungsmethode funktioniert:

- *Diese Messmethode hat in der ayurvedischen Pulsmessung „Nadi Pariksha" ihren Ursprung. Dazu werden Zeige-, Mittel- und Ringfinger des Testers an das Handgelenk gelegt, und zwar dorthin, wo der Puls messbar ist. Diese Testmethode erfordert sehr viel Sensibilität und Übung. Die Art, wie der Puls schlägt – unregelmäßig, schneller oder langsamer – gibt dem Therapeuten einen ganzheitlichen Überblick zur körperlichen, geistigen und seelischen Verfassung des Auszutestenden. So kann man einzelne Organe auf Störungen bzw. Blockaden testen und auch die dazugehörigen Mittel. Gleicht nun zum Beispiel ein bestimmtes homöopathisches Mittel den Puls komplett aus, hat man das optimale Mittel gefunden, welches das blockierte Organ wieder in Balance bringen kann. Nach und nach testet man nun die Organe und gegebenenfalls die entsprechenden Mittel.*

In meinem Fall wollte Frau Dr. Singer mittels meines Pulses testen, ob eine Amalgambelastung bei mir vorlag und wenn ja, wie hoch diese war. Sie sagte, es hätte mich ja ordentlich erwischt und bestätigte mir eine sehr ausgeprägte Vergiftung. Anschließend stellte sie durch die Austestung Mittel zusammen, die mir helfen sollten, das Schwermetall wieder aus meinem Körper zu bekommen. Einige sollte ich sofort einnehmen, einige erst nach Entfernung des Amalgams. Es war ein Mittel zur Anregung des Lymphflusses und damit zur Ausleitung. Außerdem sollte es die starken Wassereinlagerungen ausschwemmen. Dazu kamen zwei Spurenelemente, nämlich Zink und Selen. Diese Spurenelemente können Quecksilber an sich binden und der Körper ist somit in der Lage, dieses Schwermetall auszuscheiden.

Weiterhin stand mir noch der Zahnarztbesuch bevor, um mir nach und nach alle giftigen Plomben entfernen zu lassen. Davor hatte ich Angst, weil ich kaum Kraft hatte, überhaupt eine Zahnbehandlung durchzustehen. Das alles war wie ein riesiger Berg für mich, über den ich nun musste. Frau Dr. Singer warnte mich davor, die Plomben zu schnell ausbohren zu lassen, weil dabei wieder giftige Dämpfe entstehen würden. Am besten wäre mir einen Zahnarzt zu suchen, der mit Kofferdamm arbeitet. Dabei wird eine Folie im Mund ausgebreitet, damit man keine Stücke des Füllmaterials verschluckt oder zum Beispiel ein Splitter in das Zahnfleisch rutschen kann (siehe Abb. 6, Seite 62)

Ich war so zuversichtlich, dass nun alles schnell wieder gut werden würde, denn die ersten Mittel, die ich nahm, um die Gifte zu binden, schlugen erfolgreich an. Mir ging es zwar immer noch sehr schlecht, aber mein Kopf fühlte sich etwas freier an und die kompletten Wassereinlagerungen im Körper waren innerhalb von einer Woche ausgeschwemmt. Das waren immerhin fünf Kilogramm, die ich in so kurzer Zeit allein an Wasser verlor. Zuvor sah ich wirklich sehr aufgeschwemmt aus. Ich hatte geschwollene Hände, ein sehr aufgedunsenes Gesicht und eine enorme Schwere in den Beinen. Das zumindest war jetzt schon viel, viel besser – und ich nahm „nur" zwei Spurenelemente zu mir und ein homöopathisches Mittel zur Unterstützung der Lymphe. Endlich tat sich etwas zum Guten hin. Ich wollte jetzt dieses giftige Zeug so schnell wie möglich aus meinem Mund haben und ging zu meiner bisherigen Zahnärztin. Ich dachte, je schneller das Gift raus ist, umso schneller könne ich gesund werden. Doch wie ich mich auch dabei getäuscht hatte…

Meine Zahnärztin jedenfalls schaute mir in den Mund, sagte mir, dass sie nicht glauben würde, dass mich Amalgam krank gemacht hätte und sie eher den Verdacht habe, ich hätte Leukämie. Leukämie?! Aber meine Blutwerte waren doch in Ordnung, was ich ihr auch direkt sagte. Sie meinte aber, ich hätte violett gefärbtes Zahnfleisch und das wäre ein Zeichen, dass eine Leukämie hinter meinen Problemen stecken könnte. Erst wenn ich bei einem Arzt war, der diese Erkrankung ausschließen würde, würde sie mir das Amalgam entfernen.

Wieder einmal geschockt, musste ich unverrichteter Dinge gehen und rief sofort bei dem mir bekannten Internisten an, schilderte ihm meinen Fall und konnte direkt am nächsten Tag zu ihm kommen. Ich hatte nun richtig Angst, auch noch Leukämie zu haben. Am nächsten Tag berichtete ich dem Arzt erst einmal, dass ich in der Zwischenzeit herausgefunden hatte, dass ich eine Amalgamvergiftung hätte, und er meinte ernsthaft, das könne gut sein. Er würde Frau Dr. Singer sehr gut kennen und er würde ebenfalls die Puls-Mess-Methode bei ihr erlernen. Ich traute meinen Ohren nicht. Er sagte mir tatsächlich, dass er das kenne und auch er über die Gefährlichkeit von Zahnfüllungen Bescheid wisse. Na vielen Dank! Ich fragte ihn, warum er mich nicht zu der Ärztin geschickt und bei mir nie etwas von einer möglichen Vergiftung erwähnt hatte. Darauf konnte er auch nichts erwidern, man sah ihm aber sein schlechtes Gewissen an. Zumindest schloss er eine Leukämie aus und auch die Blutwerte bestätigten dies. Aber ich war ernsthaft sauer auf ihn. Wie viel Leid hätte mir erspart bleiben können, wenn er nur einmal über seinen schulmedizinischen Schatten gesprungen wäre und meinen Fall an eine naturheilkundlich arbeitende Ärztin abgegeben hätte… Erst viel später sagte mir ein befreundeter Arzt, dass es damals Schulmedizinern wohl gesetzlich untersagt war, ihre Patienten an Heilpraktiker oder andere alternativ arbeitende Therapeuten zu verweisen.

Und so ging ich wieder zu meiner Zahnärztin, bei der ich seit Kindertagen war. Sie schüttelte nur ungläubig den Kopf, als ich ihr die Befunde des Arztes zeigte und meinte eher widerwillig, wenn es mein Wunsch wäre, würde sie das Amalgam halt entfernen. Sie bohrte in nur einer Sitzung und ohne Kofferdamm alle Plomben auf der rechten Seite aus und füllte sie mit Kunststoff. Zwei Tage später war die komplette linke Seite an der Reihe und ich war froh, so schnell die giftigen Füllungen los zu sein.

Nachdem die letzte Plombe raus war, ging es mir auch tatsächlich viel besser. Ich nahm fleißig meine Spurenelemente, damit das jetzt frei rotierende Quecksilber gebunden und ausgeschieden werden konnte. Nach ein paar Tagen ging es mir aber wieder sehr viel schlechter. Frau Dr. Singer meinte, das läge am viel zu schnellen Ausbohren der Plomben und am körperlichen Entgiftungsprozess. So viele freigesetzte Gifte könne der Körper nicht auf einmal ausscheiden. Im Nachhinein ärgerte ich mich natürlich, nicht auf sie gehört zu haben, aber ich konnte nichts mehr daran ändern und machte weiter die Ausleitung. Mit der Zeit kamen noch andere Mittel zum Einsatz (für die Niere und Leber und Vitamine zum Ausgleich) und mir ging es mal besser und mal schlechter, insgesamt war aber mein Zustand wieder stabiler. An Autofahren war noch nicht zu denken, auch konnte ich weiterhin nicht alleine sein, doch die ganz tiefen und schlimmen Phasen waren verschwunden. Ich konnte wieder normal Schreiben, mein Schriftbild hatte sich normalisiert und ich konnte vor allem wieder lesen und sogar ein Buch halten (was ein wirklicher Fortschritt für mich war!).

Frau Dr. Singer hatte mir einige Informationen zum Thema „Schwermetall-Vergiftungen“ gegeben und so las ich viel über die vielfältigen Beschwerden einer Vergiftung und fand mich in deren Beschreibung wieder. Vor allem dieses typische Auf und Ab, auch während der Ausleitung, wurde bestätigt. Genau das war nicht einfach, weil es mir regelmäßig wieder schlechter ging. Außerdem wartete ich noch vergebens auf den richtigen gesundheitlichen Durchbruch. Ebenso hatte ich mit der Wirbelsäule Probleme, da immer wieder Wirbel blockierten und demzufolge Schmerzen auslösten. Frau Dr. Singer fand heraus, dass die hinteren, letzten Zähne noch Probleme machten und wahrscheinlich die Ursache für die Wirbelblockaden waren. Diese Zähne waren überkront und meine Ärztin stellte im Test fest, dass sie ein Störfeld bildeten. Sie meinte, mein Körper würde wahrscheinlich das Metall der Kronen aufgrund der Vergiftung nicht mehr tolerieren.

Nun ging ich zu einem Zahnarzt, der sich mit der Amalgam-Problematik bestens auskannte. Er war sehr nett und klärte mich noch weiter über das Thema auf, da er wusste, dass viele seiner Kollegen die Gefährlichkeit dieses Füllstoffes nicht anerkennen wollen. Zum Beispiel sagte er, dass sehr wohl bekannt sei, wie giftig das Füllmaterial Amalgam wäre, denn er müsse es beim Ausbohren gesondert sammeln und als Sondermüll entsorgen. Genauso wie Reste beim Kneten von Amalgam, Stopfreste beim Legen einer Plombe, extrahierte Zähne, die eine Amalgamfüllung aufweisen sowie die Filtersiebe beim Auffangen des Materials, das beim Ausbohren entsteht. Die Menschen bekamen also diesen Füllstoff in den Mund, doch den Ratten in der Kanalisation konnte man es nicht zumuten und man hatte Angst, dass es unkontrolliert in die Umwelt gelangt. Das war ja mal interessant und zugleich unglaublich!

In den weiteren Jahren wurden nämlich alle meine Bemühungen, diese Erkrankung als Krankheit bei der Krankenkasse anerkannt zu bekommen, abgelehnt. Es hieß immer, Amalgam sei ein völlig unbedenklicher Füllstoff. Nur im Falle einer Allergie könne man die Krankheit anerkennen und die Kosten beim Zahnarzt für andere Füllungen übernehmen. Ich hatte mich testen lassen, hatte aber keine Allergie, was auch sehr selten vorkommt. Die wenigsten Menschen haben eine Allergie, die meisten aber Vergiftungserscheinungen. Mehr dazu gleich…

In dieser Zeit schloss ich mich einer Selbsthilfegruppe an, die sogar in unserer Stadt tätig und führend auf dem Gebiet war. Hier bekam ich viele Informationen zugesandt und lernte Menschen mit den gleichen Problemen kennen (zumindest über das Telefon), was mir damals sehr half. Der nette Arzt entfernte mir nun die Kronen, die ich einst sehr teuer bezahlt hatte. Ich sah, wie er ärgerlich den Kopf schüttelte und richtig wütend wurde. Er sagte, es wäre absolut kein Wunder, dass bei mir die Ausleitung nur langsam voranging, ich hätte unter den vier Kronen noch viel zu viel Amalgam. Das wäre nie ausgebohrt worden, man hätte einfach die alten Amalgamfüllungen als Gerüst stehen lassen und dort die Kronen aufgesetzt. Damit hätte ich eine leistungsstarke Batterie im Mund. Das wäre auch der Grund, weshalb meine Wirbel blockieren würden, erklärte er mir. Weiter meinte er, dass es Menschen geben würde, die mit solchen Konstrukten sogar empfindlich die Technik in ihrem Umfeld stören und auch damit kaum Elektrosmog vertragen können. Sofort fielen mir meine Bürophänomene ein – der streikende Drucker, der abstürzende Computer und das Licht, das ich nicht vertrug und genauso wenig die Handys in meiner Nähe. Ich fragte ihn, ob da ein Zusammenhang wäre, und er sagte, genau solche Fälle hätte er gemeint. In meinen Unterlagen war sogar von einem Mann in Russland die Rede, der viele Amalgam und Goldkronen im Mund hatte. Er drehte fast durch, weil er in seinem Kopf undeutlich ein Radioprogramm hören konnte, bis man herausfand, dass dieses Metallgemisch im Mund wie Antennen wirken würde, über die er sogar Radiowellen empfangen konnte. Und das erzählen Sie mal dem Medizinischen Dienst, einem überzeugten Schulmediziner oder Nervenarzt...

Die Kronen waren entfernt, mein Kopf fühlte sich freier an und die Wirbel blockierten nicht mehr. Das war für mich wie ein Wunder und ein weiterer Beweis, dass ich mich auf dem richtigen Weg befand. Also leitete ich weiter die Gifte aus meinem Körper und wartete auf den Durchbruch.

Über die Selbsthilfegruppe kam ich zu einer Broschüre, die von einer Nebenabteilung der *Uniklinik Marburg* zusammengestellt war. In dieser Broschüre wurden die vielfältigen Symptome einer Schwermetall-Vergiftung detailliert beschrieben und darauf hingewiesen, wie gefährlich der Füllstoff Amalgam ist. Ich traute meinen Augen nicht, denn ich war einmal bei einem Professor dieser Klinik zum Gespräch, als es mir noch richtig schlecht ging und ich nicht wusste, was ich für eine Krankheit hatte. Er wollte mich stationär aufnehmen, um viele Untersuchungen durchzuführen und sagte dabei, dass ich, wenn sie nichts finden würden (wovon er ausging), weiter in die Psychiatrie überwiesen werden würde. Mit diesem Gedanken solle ich mit jetzt schon mal anfreunden, denn darauf sollte es laut ihm hinauslaufen. Nebenbei erwähnte er, dass er schon viel erlebt hätte und manche Patienten glauben würden, ihre Amalgam-Füllungen würden sie krank machen. *„So verrückt ist die Welt"*, sagte er damals zu mir.

Sicher wusste er von dieser Nebenabteilung und deren Forschungen, tat dies allerdings alles als unwahr ab. Da ich zu dieser Zeit nicht wusste, dass auch ich von den giftigen Zahnplomben erkrankt war, ging ich darauf nicht ein. Hätte er dies nur einmal bei mir in Erwägung gezogen und mir in den Mund geschaut, wäre mir einige Leidenszeit erspart geblieben.

## *Das Krankheitsbild*

Bis heute wird Amalgam als harmloser Füllstoff bezeichnet. Er verschwindet zwar allmählich und heimlich aus Zahnarztpraxen, wenn man aber darauf besteht, bekommt man (auch Kinder!) weiterhin Amalgam-Plomben. Das ist leider logisch, denn würde man diesen Stoff offiziell als sehr bedenklich und gesundheitsschädigend einstufen, kämen immens hohe Schadenersatzforderungen auf unseren Staat zu. In anderen Ländern war schon damals (1997) Amalgam längst verboten und die Folgen dieses giftigen Stoffes schon lange bekannt. In Russland ist die Verwendung von Amalgam seit 1975(!) komplett verboten, genauso wie in Japan seit 1982. In Schweden ist es für Kinder seit 1995 verboten und seit 1997 herrscht dort ein generelles Verbot, genauso wie in Österreich. In Kalifornien müssen Zahnärzte immerhin ihre Patienten vor den toxischen Folgen von diesem Füllstoff warnen. Und da denkt man immer, Deutschland wäre so fortschrittlich...[(1)]

An dieser Stelle möchte ich jetzt etwas ausführlicher das komplexe Krankheitsbild einer Amalgamvergiftung beschreiben, denn nicht jeder reagiert mit den gleichen Symptomen. Man reagiert meist mit seiner persönlichen Schwachstelle. Das waren bei mir vor allem der Schwindel, die Kopf- und Rückenschmerzen sowie die Darmprobleme. Wobei der Schwindel im Kopf hauptsächlich durch einen bretthart verspannten

Nacken und von einer überlasteten Leber ausgelöst wurde. Oft konnte ich wie besoffen kaum geradeaus laufen, obwohl ich stocknüchtern war. Das war ein absolut unangenehmes Gefühl, dem ich durch nichts entgegensteuern konnte. Nicht einmal der Einsatz meiner gesamten Willenskraft konnte etwas daran ändern.

Ich möchte die Symptome außerdem gerne näher beschreiben, weil sie nicht nur auf eine Amalgam-, sondern ebenso auf jegliche Art von Vergiftung zutreffen. Wir sind heutzutage so vielen chemischen Substanzen, Umweltbelastungen und Schwermetallen ausgesetzt, dass viele Menschen mit den unterschiedlichsten Symptomen reagieren – der eine mehr, der andere weniger. Aber alle Krankheiten, die durch eine Vergiftung entstehen, haben eins gemeinsam: Man kann die Symptome durch diverse Therapien lindern, aber nicht vollständig und langfristig in den Griff bekommen, wenn man nicht die Ursache – die Vergiftung – erkennt. Nur dann kann man gezielt mit Ausleitungsverfahren beginnen und so seinen Körper sicher von Giften reinigen und in die eigentliche Körperordnung zurückführen. Sehr typisch für eine Schwermetall-Belastung ist das Auf und Ab der körperlichen Symptome. Es gibt Phasen, in denen man sich viel besser fühlt, welche aber immer wieder von körperlich schlechten Phasen abgelöst werden. Die Abstände zwischen diesen schlechten Phasen werden mit zunehmender Vergiftung immer kürzer, die Symptome an sich schlimmer – bis es irgendwann keine guten Zeiten mehr gibt und man in die Phase des Siechtums kommt.

Ein späterer Klient von mir kannte früher keine Kopfschmerzen, es sei denn, er hatte mal ausgiebig mit zu viel Alkohol gefeiert. Ansonsten war er kerngesund und sehr sportlich. Plötzlich plagten ihn heftige Migräne-Attacken, die anfangs zirka zweimal pro Woche auftraten und ihn ein paar Wochen später fast täglich quälten. Da er mit seinem Studium fast fertig war und Prüfungen anstanden, schoben es die Ärzte auf den Lernstress. Er selbst konnte sich aber sehr gut selbst einschätzen und wusste, dass er noch nie Stress mit dem Lernen gehabt und alle bisherigen Prüfungen immer gut bewältigt und erfolgreich abgeschlossen hatte. Irgendwann fand er seinen Weg zu mir und erzählte mir von seinen Symptomen. Ich fragte ihn, was sich in seinem Umfeld verändert hätte, ob es gravierende Veränderungen gab, wie neue Möbel, Kleidung, Bett-Umstellung, Umzug oder etwas Ähnliches. Während der Energie-Anwendung, die ich bei ihm vollzog, wusste er plötzlich, was die Ursache sein konnte. Er hatte in seinem Schlafzimmer einen neuen Laminat-Boden gelegt, der stark nach Chemie roch. Selbst nach Monaten war der Geruch noch im Zimmer. Daraufhin testete ich mithilfe der Einhandrute aus, ob er auf das Material des Bodens reagiere, was sich bestätigte. Er vertraute seinem Gefühl, mir und der Tatsache, dass seine Beschwerden mit dem Legen des Bodens begannen. So schnell er konnte, entfernte er diesen Laminatboden und legte einen neuen. Vorher testeten wir anhand der von ihm mitgebrachten Proben für einen neuen Boden, welcher für ihn verträglich war.

Es dauerte nicht lange, bis die Gifte aus seinem Körper verschwanden, denn er unterstützte den Prozess noch mit den entsprechenden Ausleitungsmitteln und energetischen Anwendungen und war so schon nach einem Monat wieder komplett beschwerdefrei.

In den Jahren vom Erkennen meiner Erkrankung bis heute habe ich viele Informationen darüber gelesen und zusammengetragen. Solche informative Unterlagen erhielt ich über die „Selbsthilfegruppe Amalgamgeschädigter e.V.“, der ich damals auch angehörte und ebenso über zahlreiche Informationen verschiedenster naturheilkundlich arbeitender Zahnärzte und Heilpraktiker, wie z.B. der Internetseiten des BNZ (*Bundesverband der naturheilkundlich tätigen Zahnärzte in Deutschland e.V.*) sowie meines damaligen Zahnarztes, der eine wunderbare Patienteninformationsmappe zum Thema „Amalgamvergiftung“ zusammengestellt hatte. Außerdem ist das Buch von Sigi Nesterenko »Amalgam frisst meine Seele« (Rainer Bloch Verlag), sehr zu empfehlen.

► *Die verschiedenen Auswirkungen einer Vergiftung können sein:*
- *Kopfschmerzen bis hin zu Migräne-Attacken oder Cluster-Kopfschmerzen*
- *ein Gefühl, wie „Nebel im Kopf“, Unkonzentriertheit, nachlassende Merkfähigkeit*
- *Schwindel, Gleichgewichtsstörungen*

- *Schmerzen im Kiefer, nächtliches Zähneknirschen, metallischer Geschmack im Mund*
- *Überempfindlichkeit (Geräusche, Gerüche, Geschmack, Licht)*
- *Allen Nervenerkrankungen und neurologischen Störungen können einer Vergiftung zugrunde liegen, z.B. Multiple Sklerose, Parkinson, Alzheimer, extreme Schüchternheit, Ängstlichkeit, allgemeine Unruhe, Gedächtnisstörungen, Depressionen, Lernstörungen wie Legasthenie, Tinnitus, ständige Müdigkeit, Burn-Out-Syndrom, schnelle Überlastung bzw. Reizbarkeit, Neigung zu aggressivem Verhalten, Zittern der Hände, Füße oder Beine*
- *Immunschwäche und Infektanfälligkeit*
- *Neigung zu Allergien wie Heuschnupfen*
- *Hautprobleme jeglicher Art wie Neurodermitis, Akne, Schuppenflechte*
- *Probleme des Bewegungsapparates wie Rheuma, Gicht, Arthrose, Fibromyalgie*
- *Darmprobleme wie Pilzinfektionen, Durchfall und Verstopfung, oft im Wechsel*
- *Blähbauch, Oberbauchbeschwerden, Leberprobleme*
- *Nierenprobleme*
- *häufiges Sodbrennen*
- *Gewichtsstörungen*
- *Schilddrüsenprobleme*
- *alle Arten von Autoimmun-Erkrankungen*
- *starke Müdigkeit*
- *sichtbar verändertes Zahnfleisch, violette Einschlüsse, dunkle Zahnränder (vor allem bei Kronen aus Metalllegierung)*
- *Unfruchtbarkeit*
- *und vieles andere mehr.*

*Doch wie entsteht nun eine Amalgamvergiftung? Die Füllungen neigen dazu, sich mit der Zeit abzureiben und gelangen dadurch in unseren Organismus, hauptsächlich in unser Verdauungssystem. Außerdem kann sich Quecksilber durch heiße Dämpfe (z.B. Tee oder Kaffee) lö-*

*sen und gelangt hiermit in unsere Atemluft und ebenfalls in unseren Körper. Durch die Nerven- und Blutbahnen in unseren Zähnen und Zahnfleisch kann ebenso das giftige Schwermetall in unseren Körper, in unsere Lymphbahnen und Gehirn gelangen und dort große Schäden anrichten. Das meiste Gift wird beim Legen der Plomben und beim Ausbohren freigesetzt. Die Belastung dabei ist immens groß!*

Früher dachte ich, meine starken Kopfschmerzen (oft über zwei bis drei Tage) nach wirklich jedem Zahnarztbesuch, bei dem gebohrt wurde, hätten mit meiner Angst davor zu tun und der Tatsache, dass ich recht verkrampft auf dem Zahnarztstuhl saß. Heute weiß ich, dass es allein an den giftigen Dämpfen lag, die ich dabei einatmete… Durch diese Zahnarztbesuche hatte ich immer eine akute Vergiftung, die zwar stets besser wurde, doch insgesamt wieder ein bisschen mehr mein „Giftfass" füllte, sodass nach und nach die beschriebenen Symptome immer öfter und stärker auftraten.

► *Schwermetalle kann der Körper alleine nicht effektiv ausscheiden. Er braucht dabei Unterstützung und Substanzen, die ihm helfen, das Gift zu mobilisieren und zu binden. Wenn man darauf hofft, dass der Körper das schon alleine schaffen kann, bekommt man Schwermetalle bis zum Lebensende nicht mehr los. Quecksilber zum Beispiel hat eine Halbwertzeit von 30 Jahren, das heißt, das gesamte Gift im Körper hat sich innerhalb von 30 Jahren halbiert. Die verbleibende Hälfte braucht wieder 30 Jahre, um wiederum die Hälfte abzubauen. Und für diese Hälfte wieder 30 Jahre und so weiter.*
*Mittlerweile gibt es zum Glück sehr viele geeignete (meist alternative) Methoden, um die Gifte erfolgreich wieder loszuwerden. Dabei nimmt man ausleitende Mittel, welche die Gifte im gesamten Körper mobilisieren. Und zwar dort, wo der Körper sie „abgelegt" hat. Weil unser Organismus die Metalle nicht von alleine wieder los wird, muss er sie irgendwo lagern. Das macht er – leider – oft im Gehirn und sehr viel im Bindegewebe, vor allem dort, wo wir Fettpolster haben. Auch andere Gifte, wie zum Beispiel Pestizide, lagert der Körper gerne im Fettgewebe ab. Deshalb ist es auch gar nicht*

*schlimm, ein paar Fettpölsterchen zu haben, dann muss der Körper diese Gifte nicht hauptsächlich in den Organen lagern. Bei einer Diät werden neben dem Fett nämlich auch immer Gifte abgebaut. Dies kann ein Grund dafür sein, eine Diät nicht leicht durchhalten zu können, denn vielen Menschen geht es oft erst einmal schlechter beim Abnehmen, und man reagiert dann oft mit Müdigkeit und Kopfschmerzen (oder andere Symptome verstärken sich).*
*Aber auch in den Organen findet man das leidige Gift. Überall dort wird es nun mithilfe dieser Mittel mobilisiert und herausgeschwemmt. Würden wir jetzt nur ausleitende Mittel nehmen, hätten wir in einer solchen Situation immens viel Quecksilber frei rotierend im Körper. Uns würde es schlechter gehen und der Körper könnte diese Mengen überhaupt nicht ausscheiden. Die bittere Folge wäre, dass er diese Gifte einfach nur erneut einlagert.*
*Nehmen wir jedoch Mittel dazu, die diese Stoffe binden, kann der Körper mit deren Hilfe sehr gut die Gifte ausscheiden. Dies alles sollte in einem guten Verhältnis zueinander passieren, damit die gelösten Stoffe immer direkt ausgeschwemmt werden können.*
*Oft geht auch ein Mineral- und Vitaminmangel mit einer Vergiftung einher. Dann sollte man auch hier überprüfen, welche Mängel vorliegen und diese durch die entsprechenden Mittel ergänzen, damit zusätzlich keine Mangelerscheinungen entstehen. Nach und nach wird man bei einer Ausleitung bzw. Entgiftung merken, dass es mit der Gesundheit bergauf geht. Man fühlt sich vitaler und lebensfroher, da ja die leidigen Symptome schwächer werden bzw. ganz verschwinden. Dennoch sollte man wissen, dass auch während diesem Prozess die Beschwerden kurzfristig verstärkt auftreten können – nämlich dann, wenn der Körper viele Gifte mobilisiert und ausscheidet. Heute gibt es zahlreiche Mittel und Möglichkeiten einer Ausleitungs-Therapie. Nicht jede Therapieform ist für jeden von uns gleich gut. Bei dem einen muss es sanfter geschehen, ein anderer hält auch intensivere Methoden gut aus – je nach Beschwerdebild. Ich kann nur raten, sich an Heilpraktiker zu wenden, die sich gut mit dieser Thematik auskennen beziehungsweise Ausleitungsverfahren zu*

*ihrer Hauptaufgabe gemacht haben. Es gibt mittlerweile ebenso Ärzte, auch Umweltmediziner, die naturheilkundlich arbeiten und Entgiftungstherapien anbieten, genauso wie Zahnärzte, die ganzheitlich arbeiten.*

Nachdem ich viele Verfahren ausprobiert und kennengelernt habe, kann ich nur empfehlen, einen Therapeuten auszuwählen, der die Mittel, Mineralien, Vitamine usw. austesten kann. Ich kenne dabei verschiedene Verfahren wie die Elektro-Akupunktur nach Dr. Voll, die Kinesiologie oder die Austestungen mit der Einhandrute. Alle drei Verfahren sind in der Praxis unterschiedlich, haben jedoch eines gemeinsam: Man kann genau testen, welche Mittel und wie viel davon und für wie lange der zu Behandelnde davon benötigt. Damit ist man immer auf der sicheren Seite, nicht zu viel oder zu wenig Medikamente zu nehmen. Durch diese Testmethoden kann man sich die optimalen Mittel zusammenstellen lassen und schnellere Erfolge erzielen. Auf die verschiedenen Testmethoden werde ich noch gezielter eingehen…

► *Außer den naturheilkundlichen Mitteln gibt es auch chemische Methoden, um die Gifte aus dem Körper zu schwemmen. Ich selbst habe sie nie ausprobiert, weil sie mir zu intensiv in ihrer Wirkung waren. Dennoch haben auch diese ihren Platz bei den Ausleitungsverfahren und sind für viele Menschen ein Segen, wieder ihre Gesundheit zurückzuerlangen. Das am häufigsten eingesetzte Mittel heißt DMPS (2,3-Dimercaptopropan-1-sulfonsäure, Natriumsalz) Es eignet sich zum einen zur Schwermetallausleitung und ist zum anderen ein Testmittel, mit welchem man eine chronische Schwermetallbelastung nachweisen kann. Hierbei werden bestimmte Werte im Urin vor der DMPS-Gabe bestimmt und nach der Gabe die Quecksilber- und Kupferwerte ermittelt, welche bei einer Vergiftung dann deutlich erhöht sind.*[2]

Ich möchte hier bewusst keine detaillierten Beschreibungen der gesamten Prozesse aufführen, doch ich hoffe, Ihnen dennoch ein umfangreiches Bild einer Vergiftung mit deren Folgen und einen Lösungsweg aufgezeigt zu haben. Vielleicht erkennt sich auch der ein oder andere in diesem Krankheitsbild wieder und kann jetzt die erforderlichen Maßnahmen für seine Gesundheit ergreifen. Dazu muss man nicht, wie ich damals, gesundheitlich komplett am Boden sein oder viele Amalgamfüllungen besitzen. Bei manchen Menschen reicht schon eine einzige Füllung aus, um gesundheitliche Einschränkungen zu haben.

- *Es ist wichtig zu wissen, dass 30 Prozent des Immunsystems ständig mit den Giften im Körper beschäftigt sind. Diese 30 Prozent fehlen dann natürlich an anderer Stelle und so kann eine harmlose Erkältung schon mal länger andauern oder schlimmer ausfallen.*

- *Ein weiteres Problem sind Kronen oder Inlays, die aus Dentallegierungen mit Palladium bestehen. Die Symptome einer Palladium-Vergiftung sind genauso wie die einer Amalgam-Belastung, jedoch sehr viel intensiver und nachhaltiger. Palladium kann demzufolge starke Depressionen und Lähmungen auslösen, das Erbgut schädigen, Herzrhythmusstörungen verursachen und vieles andere mehr. Dieses Schwermetall wieder aus dem Körper auszuleiten, ist weitaus schwieriger, als Amalgam auszuschwemmen. Seit den 1990er-Jahren wird vor den Folgen dieses Metalls im Mund gewarnt, dennoch werden weiterhin Kronen und Inlays mit Palladiumlegierungen verwendet. Diverse Umweltgifte aus Lebensmitteln (Pestizide), Abgasen (Blei), chemische Mittel in Kleidungsstücken oder wie im genannten Beispiel ein Bodenbelag, können ebenso die gleichen Vergiftungserscheinungen auslösen.*

- *Sehr wichtig zu erwähnen ist noch, dass eine Vergiftung auch die Ursache von Unfruchtbarkeit sein kann. Es kommt immer darauf an, wo der Körper die Gifte lagert, die er nicht alleine ausscheiden kann. Ein Gynäkologe erklärte mir das folgendermaßen: Lagert sich in den weiblichen Geschlechtsorganen, wie z.B. in den Eierstöcken, Quecksilber an, könne es sein, dass die Eier, die dort reifen, unfruchtbar seien. Genauso wäre es beim Mann, denn durch zu viele Gifte könnten sich unfruchtbare oder zu langsame Spermien bilden. Das Gute dabei wäre, dass man durch geeignete Entgiftungsmaßnahmen auf jeden Fall wieder die volle Fruchtbarkeit erlangen könne, wenn die Ursache tatsächlich nur auf eine Vergiftung zurückzuführen wäre. Er selbst hätte damit schon vielen Frauen geholfen, ihren Kinderwunsch zu erfüllen. Außerdem hätte eine Entfernung des Amalgams oder unverträglicher Kronen vor dem ersten Kind noch den weiteren, absolut positiven und erwähnenswerten Nebeneffekt, dass dadurch die Kinder unbelastet zur Welt kommen könnten. Wäre eine Frau noch mit zahlreichen Giften belastet, nutze der Körper die Schwangerschaft zum Ausleiten der Gifte – über die Plazenta und somit über das Kind. Vielen Frauen, die mit Schadstoffen belastet wären und dadurch Probleme hätten, ginge es in der Schwangerschaft viel besser. Das würde nur daran liegen, dass in dieser Zeit viele Gifte über das Kind aus dem eigenen System ausgeleitet werden würden. Hierfür gebe es mittlerweile viele erschreckende Studien, die genau das belegen. In solchen Fällen wäre es dann auch wichtig, die Gifte bei dem Kind auszuleiten. Dies wären die Kinder, die zum Beispiel schon im Säuglingsalter Neurodermitis haben, Allergien, Unverträglichkeiten, viel schreien oder sehr unruhig sind. Später kämen nicht selten eine Form von Autismus, ADHS (Aufmerksamkeitsdefizit-Syndrom) hinzu, mangelnde Konzentrationsfähigkeit und so weiter.*

*Außerdem erklärte er mir, dass je weniger Gifte Frauen im Körper hätten, sie auch durchaus weniger Probleme bei der Hormonumstellung in den Wechseljahren und auch danach bekämen. Während der Periode scheide der Körper vermehrt Gifte aus, deshalb könne man die Menstruation auch immer als eine Art Reinigung sehen. Diese Art der Körperreinigung und Bluterneuerung falle nach den Wechseljahren weg und damit die Möglichkeit, regelmäßig Gifte auf natürliche Weise auszuschwemmen.*

► *Was ich im Zusammenhang mit der Zahngesundheit auch noch erwähnen möchte, ist der Bezug von Zähnen zu Organen: Jeder Zahn hat eine direkte Beziehung zu einem Organ, Wirbel, Gelenk usw. Ist nun der Zahn entzündet, abgestorben oder mit einem unverträglichen Material gefüllt oder überkront, kann man in den entsprechen-*

*den Bereichen des Körpers massive Probleme bekommen. Umgekehrt kann sich natürlich auch ein blockiertes Organ negativ auf die Zahngesundheit auswirken.*

Hierzu erfuhr ich ein bestätigendes Beispiel: Nachdem eine Klientin meine Krankheitsgeschichte hörte, erzählte sie mir ihr Erlebnis. Sie hatte starke Schmerzen in ihrer Hüfte und in ihrem Bein und konnte mehrere Monate nur mit Hilfe von Unterarmgehstützen laufen. Sie suchte viele Ärzte auf, aber alle konnten bei ihr nichts finden, was die Heftigkeit dieser Schmerzen erklärt hätte. Laut aller diagnostischen Maßnahmen und Röntgenbilder war sie kerngesund. Verzweifelt ging sie wieder zu ihrem alten Hausarzt. Dieser kam dann auf die Idee, mal ihre Zähne gründlich nachsehen zu lassen. Da meine Klientin dies aber regelmäßig tat, griff sie zwar zu diesem Strohhalm, blieb aber sehr skeptisch, weil sie sich einen Zusammenhang mit ihren Beschwerden nicht erklären konnte. Aufgrund der Bitte ihres Hausarztes machte ihr Zahnarzt ein großes Röntgenbild, auf dem alle Zähne zu sehen waren (Panorama-Aufnahme). Hierbei sah er, dass sich ein Entzündungsherd unter einem Zahn befand und dieser abgestorben war, wodurch sie keine direkten Schmerzen am Zahn hatte und diesen Prozess nicht bemerkte. Noch am gleichen Tag wurde der Zahn gezogen und die Entzündung behandelt. Ich sehe es noch vor mir, wie meine Klientin mit immer noch großem Staunen im Gesicht sagte: „*Es war wie ein großes Wunder. Nach wenigen Tagen waren meine Schmerzen komplett weg und ich konnte wieder alleine laufen!*"

▶ *Auch hier gilt, dass nicht jeder Mensch mit einem toten Zahn (wurzelbehandelte Zähne sind tote Zähne) krank werden muss. Dennoch sollte man sich im Klaren darüber sein, dass solche Zähne immer eine Art Leichengift produzieren, das in unseren Körper abgegeben wird und unsere Gesundheit erheblich schädigen kann. Außerdem können sich an toten Zähnen Bakterien ansiedeln, was zu einer dauerhaften Belastung des Körpers bzw. des Immunsystems führen kann. Selbst Narben aus früheren Zahn-Operationen können starke Störfelder bilden. Neueste Forschungen wollen sogar beweisen, dass*

*durch einen toten Zahn in dem mit ihm verbundenen Bereichen Krebs entstehen kann.*
*Man kann sich – wiederum mit den entsprechenden Testverfahren – austesten lassen, ob man ein Störfeld im Mund hat. Sollte ein toter Zahn tatsächlich massiv den Organismus stören, hilft nur eines: ziehen lassen und die Lücke mit verträglichen Materialien schließen. Hierbei gilt, dass das verträglichste Material nicht unbedingt das teuerste sein muss!*
*Meine später besuchte Heilpraktikerin erklärte mir, dass die Reaktionen auf tote Zähne oder Gifte auch immer mit der allgemeinen körperlichen Verfassung zu tun haben. Bei einem Menschen, der sich gesund ernährt, in Bewegung hält und auch seelisch ausgeglichen ist, kann der Körper einen gewissen Anteil an Giften oder auch einen toten Zahn dauerhaft ausgleichen. Dies gilt auch für Zahnimplantate, die mittlerweile bei ganzheitlich arbeitenden Therapeuten umstritten sind – wegen der Materialien. Angeblich sollen diese absolut verträglich sein, doch nun stellen immer mehr Umweltmediziner und auf Zahngesundheit spezialisierte Heilpraktiker fest, dass dies eben nicht in allen Fällen so ist. Das bevorzugte Material bei einem Implantat ist reines Titan. Manchmal werden jedoch Legierungen verwendet, die zum Beispiel Nickel enthalten, worauf sehr viele Menschen allergisch reagieren. Außerdem oxidiert Titan permanent im Kiefer. Meine Heilpraktikerin, die mit vielen namhaften Umweltmedizinern zusammenarbeitet, fasste dies so zusammen: „Titan rostet sich in den Kieferknochen ein." Durch die Oxidation können chronische Entzündungen entstehen, die dauerhaft das Immunsystem belasten.*

Sie selbst beobachte seit langem, erzählte sie mir, dass die meisten ihrer Patienten etwa drei Jahre nach Einbringung der Implantate mit Bluthochdruck und anderen Symptomen reagieren. Auch hier kann ich nur raten, alle Materialien testen zu lassen, um sich nicht später mit unerwünschten Folgen quälen zu müssen. Außerdem ist es ja auch eine nicht unerhebliche Kostenfrage. Und wer möchte schon, wie ich damals, die teuren Materialen wieder entfernen lassen, wodurch wiederum neue Kosten entstehen?

Zum Glück gibt es mittlerweile eine sehr gute Alternative: Keramikimplantate. Diese werden zum Beispiel in der zahnärztlichen Tagesklinik in Konstanz seit nunmehr 15 Jahren Praxis angeboten. Auf der Internetseite dieser Klinik (*www.tagesklinik-konstanz.de*) erfährt man, dass die anfangs noch belächelten Keramikimplantate nun zum regelmäßigen Einsatz kommen und sich immer mehr Zahnärzte für diese Methode des Zahnersatzes interessieren, eben weil Keramik ein absolut verträgliches Material ist und als kompletter Zahnersatz dienen kann. Es ist beruhigend zu wissen, dass es Ärzte gibt, die nicht aufhören, alternative Werkstoffe in der Zahnmedizin zu erforschen und einzusetzen. Wünschenswert wäre hierbei allerdings noch, dass sich in Zukunft auch der „Otto-Normal-Verbraucher" gesunden Zahnersatz leisten kann.

Die ganzheitliche Sichtweise „Zahn-Organ-Wechselbeziehung" hat eine sehr große, jedoch noch wenig beachtete Bedeutung für unsere Gesundheit. Ich habe mich zwischenzeitlich weiter informiert und fand im Internet ausführliche Berichte darüber. Es sind vor allem die Internetseiten der BNZ (*Bundesverband der naturheilkundlich tätigen Zahnärzte in Deutschland e.V.*), der *Praxis für ganzheitliche Zahnheilkunde Dr. med. dent. Wolfgang Burk* und der von Prof. Dr. Frank Jochum, deren Aussagen ich hier in Kurzform zusammenfasse und darstelle.

Nachfolgend sehen Sie dazu die Skizze eines Zahnschemas. Die Nummern der Zähne sind entsprechend der Nummerierung beim Zahnarzt. Wenn Sie für sich entsprechende Zähne nachschauen möchten, können sie die Organverbindungen in der Aufzählung darunter nachlesen. Oder umgekehrt – Sie schauen sich die Symptome in der Aufzählung an und ob welche auf Sie zutreffen. Anschließend können Sie überprüfen, ob auch Sie an dem entsprechenden Zahn eine Füllung, einen toten Zahn, ein Implantat oder eine Zahnlücke (Narbe) haben. Es kann jedoch auch sein, dass ein kranker Zahn die Folge eines kranken Organs ist. Doch auch das kann man bei ganzheitlich arbeitenden Zahnärzten oder Therapeuten herausfinden.

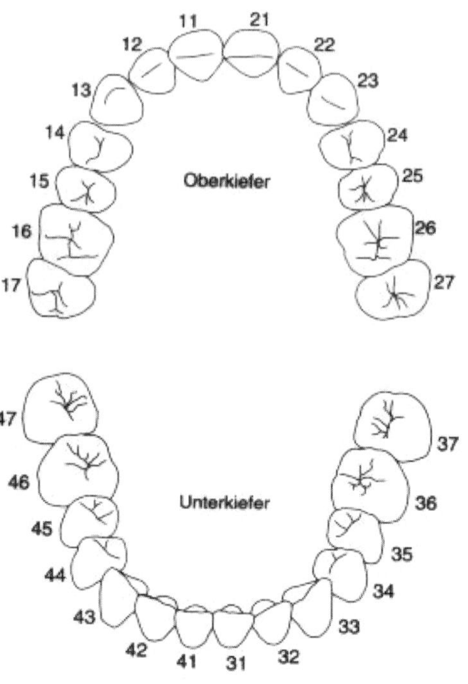


**Abb. 5**: Zahnschema

**Oberkiefer**:

| | |
|---|---|
| 11/12 | Niere rechts, Blase, Urogenitalsystem, Innenohr, Stirnhöhle, Gehirn, Schilddrüse, Kreuzsteißbein, Knie hinten, Fuß, Halswirbel- und Lendenwirbelsäule |
| 13 | Leber, Gallenblase, Augen, Magen, Hüfte, Knie, Keilbeinhöhle (gehört zu den Nasennebenhöhlen), Halswirbel- und Brustwirbelsäule |
| 14/15 | Lunge, Nase, Nebenhöhlen, Siebbeinzellen (grenzen an die Stirnhöhle), Bronchien, Zwölffingerdarm, Fuß rechts, Hand rechts, Halswirbelsäule, Brustwirbelsäule |
| 16/17 | Bauchspeicheldrüse, Magen, Kehlkopf, Kieferhöhle, Rachen, Brust rechts, Nebenschilddrüse, Dickdarm, Immunsystem, Brustwirbelsäule |

| | |
|---|---|
| 18 | Schulter rechts, Ellenbogen rechts, zentrales Nervensystem, Herz, Dünndarm, Ohr, Lendenwirbelsäule, Brustwirbelsäule |

---

| | |
|---|---|
| 21/22 | Niere links, Blase, Urogenitalsystem, Innenohr, Stirnhöhle, Gehirn, Schilddrüse, Kreuzsteißbein, Kniekehle, Fuß, Halswirbel- und Lendenwirbelsäule |
| 23 | Leber, Gallenblase, Augen, Magen, Hüfte, Knie, Keilbeinhöhle (gehört zu den Nasennebenhöhlen), Halswirbel- und Brustwirbelsäule |
| 24/25 | Lunge, Nase, Nebenhöhlen, Siebbeinzellen (grenzen an die Stirnhöhle), Bronchien, Zwölffingerdarm, Fuß links, Hand links, Halswirbelsäule, Brustwirbelsäule |
| 26/27 | Bauchspeicheldrüse, Magen, Kehlkopf, Kieferhöhle, Rachen, Brust links, Nebenschilddrüse, Dickdarm, Immunsystem, Brustwirbelsäule |
| 28 | Schulter links, Ellenbogen links, Zentrales Nervensystem, Herz, Dünndarm, Ohr, Lendenwirbelsäule, Brustwirbelsäule |

---

**Unterkiefer:**

| | |
|---|---|
| 31/32 | Niere links, Blase, Urogenitalsystem, Innenohr, Stirnhöhle, Gehirn, Schilddrüse, Kreuzsteißbein, Kniekehle, Fuß links, Nebenniere, Halswirbel- und Lendenwirbelsäule |
| 33 | Leber, Gallenblase, Magen, Augen, Hüfte, Knie, Keilbeinhöhle (gehört zu den Nasennebenhöhlen), Halswirbel- und Brustwirbelsäule |
| 34/35 | Lymphe, Brustdrüse, Brust links, Lunge, Kieferhöhle, Milz, Magen, Rachen, Knie links, Brustwirbel- und Lendenwirbelsäule |
| 36/37 | Arterien, Venen, Dickdarm, Fuß links, Hand links, Immunsystem, Lunge links, Kieferhöhle, Brustwirbel- und Lendenwirbelsäule |

| | |
|---|---|
| 38 | Herz, Mastdarm, Ohr, peripheres Nervensystem (Teil des Nervensystems, der nicht zu Gehirn und Rückenmark zählt), Schulter, Ellenbogen, Halswirbelsäule |

---

| | |
|---|---|
| 41/42 | Niere rechts, Blase, Urogenitalsystem, Innenohr, Stirnhöhle, Gehirn, Schilddrüse, Kreuzsteißbein, Knie hinten, Fuß rechts, Nebenniere, Halswirbel- und Lendenwirbelsäule |
| 43 | Leber, Gallenblase, Magen, Augen, Hüfte, Knie rechts, Keilbeinhöhle (gehört zu den Nasennebenhöhlen), Halswirbel- und Brustwirbelsäule |
| 44/45 | Lymphe, Brustdrüse, Brust rechts, Lunge, Kieferhöhle, Milz, Magen, Rachen, Knie rechts, Brustwirbel- und Lendenwirbelsäule |
| 46/47 | Arterien, Venen, Dickdarm, Fuß rechts, Hand rechts, Immunsystem, Lunge rechts, Kieferhöhle, Brustwirbel- und Lendenwirbelsäule |
| 38 | Herz, Mastdarm, Ohr, Peripheres Nervensystem (Teil des Nervensystems, der nicht zu Gehirn und Rückenmark zählt), Schulter rechts, Ellenbogen rechts Halswirbelsäule[3] |

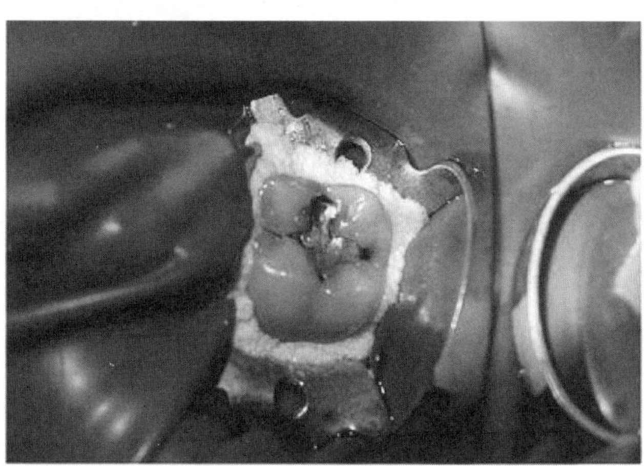

**Abb. 6**: Schutz durch einen Kofferdamm

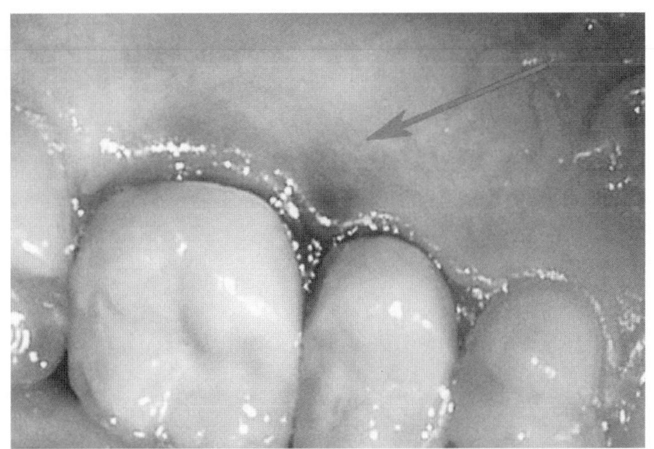

**Abb. 7:** Amalgamtätowierung im Zahnfleisch

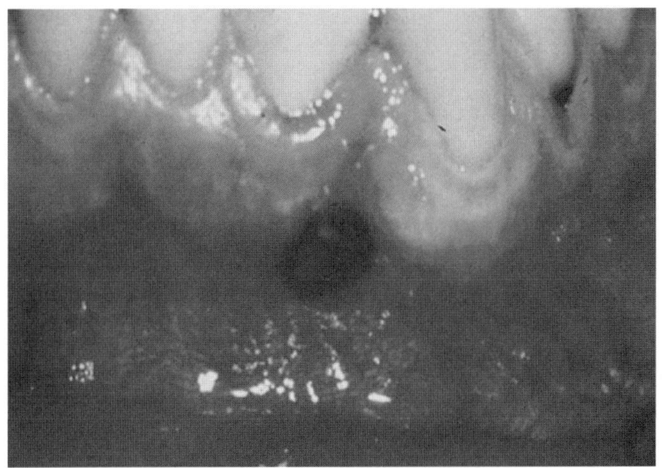

**Abb. 8:** Punktuelle Amalgamtätowierung unter einem gefüllten Zahn

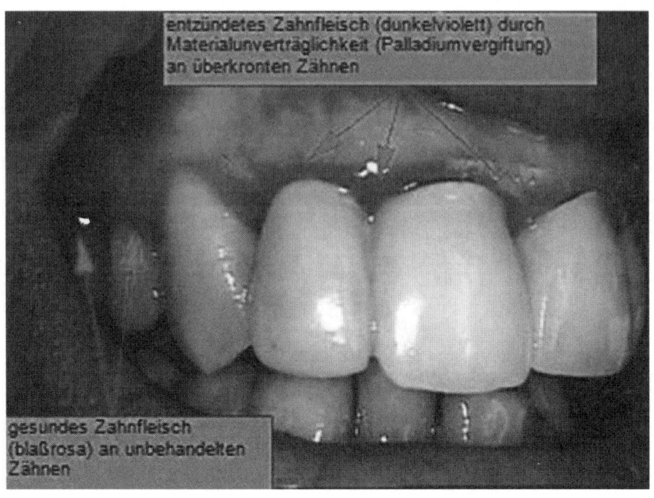


**Abb. 9**: Entzündetes Zahnfleisch durch Palladium-Unverträglichkeit

## *Ausleitung, Gutachten und Psychologie*

Nachdem ich nun eine ganze Weile meine Ausleitung durchführte und mich weiterhin regelmäßig bei Frau Dr. Singer testen ließ, welche Mittel dafür optimal waren, musste ich nach einer gewissen Zeit erkennen, dass sich meine Gesundung nicht so schnell einstellen würde, wie erhofft. Mir ging es zwar besser, denn ich konnte wieder schreiben, besser denken, konnte endlich wieder lesen, die Wasseransammlungen in meinem Körper waren weg und ich konnte auch wieder – meistens – alleine zur Toilette, konnte zwischendurch auch alleine aufstehen und brauchte nicht mehr permanent „Pflegepersonal". Dennoch hatte ich gehofft, dass es mir schneller und dauerhaft wieder richtig gut gehen würde, dass ich schmerzfrei wäre und der Schwindel endlich ganz verschwinden würde. Doch ich hatte immer noch regelmäßig massive Migräne-Kopfschmerzen und konnte phasenweise vor Drehschwindel kaum aufstehen. Diese schlechten Phasen wechselten sich dann mit denen ab, in denen es mir besser ging und ich zumindest zwischendurch aufstehen konnte. Aber mir fehlte es so sehr, morgens einfach normal aufzustehen, mich in mein Auto zu setzen und ganz normal und vor allem beschwerdefrei zur Arbeit zu fahren. Mir fehlte ein „normales", gesundes Leben...

Auch in dieser Zeit war ich immer wieder sehr verzweifelt und sehr ungeduldig. Die Informationen, die ich von der Selbsthilfegruppe bekam, bestätigten zwar, dass es lange dauern könne, bis die Schwermetalle ausgeleitet wären, dennoch fühlte es sich für mich oft wie ein Stillstand an. Wir hatten mittlerweile das Jahr 1999 und mein Leben verlief immer noch nicht so, wie ich es mir erhofft hatte. Natürlich war ich froh, dass es mir zumindest besser ging als mit dem Amalgam im Mund und ohne Ausleitung, aber der wirkliche Durchbruch ließ auf sich warten. Ich hatte auch das Gefühl, dass die Ausleitung nicht richtig funktionierte, denn immer noch hatte ich Probleme mit meinem Bauch. Oft hatte ich Bauchweh, teilweise Krämpfe und mir war übel. Auch die Müdigkeit war noch sehr stark und außerhalb der Norm. Ganz schlimme Beschwerden hatte ich während meiner Periode. Ich hatte dabei oft schlimmste Krämpfe im Unterleib und starke Schmerzen im unteren Rücken. In dieser Situation war es nicht immer einfach, meinen Glauben an meine Gesundung aufrecht zu halten. Manchmal zweifelte ich auch zwischendurch, ob ich denn wirklich auf dem richtigen Weg war.

In der Hoffnung, meine Erkrankung von der Krankenkasse anerkannt zu bekommen, ging ich zu einem Umweltmediziner in Rheinland-Pfalz, der mir von Frau Dr. Singer empfohlen worden war. Meine Eltern fuhren mich dorthin und wir waren direkt beim Betreten seiner Praxis überrascht. Die Wände waren karg und weiß, die Einrichtung auf das Nötigste begrenzt, alles aus unbehandeltem Vollholz. Doch trotz der Kargheit wirkte es angenehm und gemütlich. Bei der Terminvereinbarung vorab wurde mir schon nahegelegt, am Tag des Termins keine Duftstoffe zu verwenden, also weder Parfüm noch Haarspray. Ich vertrug diese Sachen sowieso schon länger nicht mehr und verwendete nichts davon. Auch in der Praxis wurde darauf hingewiesen, nichts zu versprühen, weil viele Patienten dort mit gesundheitlichen Problemen auf Duftstoffe reagieren würden, was ich absolut verstehen konnte.

Der Arzt war sehr sympathisch und kompetent. Er konnte mir viele Zusammenhänge zwischen Amalgam bzw. Quecksilber und meinen Beschwerden erklären. Außerdem beruhigte er mich, dass bei der Schwere der Vergiftung die Gesundung einfach länger dauern würde und ich froh sein solle, dass es überhaupt entdeckt worden wäre und ich jetzt Gegenmaßnahmen treffen könne. Er machte verschiedene Tests mit mir, die auf Schädigungen der Nervenbahnen hinwiesen und auf Ablagerungen des Quecksilbers in meinem Gehirn. Um dies zu belegen, überwies er mich in eine radiologische Praxis in Stuttgart. Dort gab es eine Untersuchungsmöglichkeit bzw. ein entsprechendes Verfahren und Gerät, um meine Vergiftung im Gehirn sichtbar zu machen. Er könne nicht garantieren, ob die Krankenkasse das anerkennen würde, aber mit diesen Unterlagen könne er seinen Bericht noch untermauern und stützen. Außerdem müsse ich die Untersuchung selbst zahlen, sagte er, und das waren damals immerhin mehrere hundert Deutsche Mark. Ich wollte aber unbedingt wissen, was die Gifte in meinem Gehirn machten und wo sie sich angereichert hatten. So vereinbarte ich umgehend einen Termin in dieser Praxis.

Einige Zeit später war meine Tante so nett, mich zu dieser Untersuchung (PET-Positronen-Emissions-Tomographie) nach Stuttgart zu fahren und zu begleiten. Ich musste vor der Untersuchung zwölf Stunden nüchtern sein, lediglich Wasser durfte ich trinken. Der Ablauf in der Praxis war sehr gut organisiert, weil die Untersuchung reibungslos und nach einem strengen Zeitplan erfolgen musste. So bekam ich über die Vene eine Zuckerlösung gespritzt, die radioaktiv markiert war. Anschließend musste ich 60 Minuten liegen bleiben und sollte mich nach Möglichkeit nicht bewegen, da sich sonst die Glukose sofort in den Muskeln anreichern würde, statt sich im Körper zu verteilen, sagte man mir. Nach einer Stunde des Still-Liegens, die ich bereits auf der Liege bei dem Untersuchungsgerät verbracht hatte, wurden Aufnahmen von meinem Gehirn mittels PET-Scanner gemacht. Bei diesen Aufnahmen konnte man dann sehen, in welchen Teilen des Gehirns eine Stoffwechselstörung vorlag. Diese gestörten Areale wiesen auf eine Anlagerung von Giften hin, die wiederum Ursache eines gestörten Stoffwechsels waren. Anschließend besprach der Arzt mit mir die Befunde und händigte mir die Bilder aus. Die rot abgebildeten Areale im Gehirn waren die markanten Gebiete, die eine Störung im Stoffwechsel aufzeigten. Haben diese Gebiete eine Stoffwechselaktivität von nur 70 Prozent und weniger, liegt eine Beeinträchtigung vor. Bei mir waren einige Areale belastet, zum Glück aber nicht unter 70 Prozent. Der Arzt meinte, mit einer guten Ausleitung könne das der Körper auf jeden Fall wieder ausgleichen bzw. einen gesunden Stoffwechsel herstellen. Doch auch er machte mir keine Hoffnung, dass die Krankenkasse anhand dieser Bilder meine Krankheit anerkennen würde.[(4)]

So war es dann auch: Der Umweltmediziner schrieb seinen Bericht, fügte die Bilder dazu und gab seine Prognose ab. Der Medizinische Dienst war zwar beeindruckt von meiner Deutschland-Tournee und den bunten Bildern, aber eine Anerkennung der Krankheit gab es weiterhin nicht. Im Gegenteil – ich wurde nun quasi „ausgemustert" und musste mich wohl oder übel arbeitslos melden. Beim Arbeitsamt nahm sich dann der Amtsarzt meiner an und „untersuchte" mich auf die gleiche Art wie der Medizinische Dienst. Aber er war ganz nett und glaubte mir zumindest, dass ich krank war. Da aber auch er die Diagnose „Amalgamvergiftung" nicht anerkennen konnte, saß ich von nun an auf den berühmten heißen Kohlen und hoffte, dass ich kein Stellenangebot bekam. Ich musste ja über mich selbst lachen, weil ich als fast Dreißigjährige mit meinen Eltern als körperliche Stütze zum Vorstellungsgespräch hätte kommen und wahrheitsgemäß erzählen müssen, dass ich alleine im Moment nicht wirklich lebensfähig wäre.

Und wieder habe ich gebetet, dass ich doch bitte noch mal Hilfe bräuchte, das ginge mir alles viel zu langsam und ich könne jetzt nicht mehr. Außerdem wollte ich nicht mehr auf Staatskosten leben und endlich wieder arbeiten können. Doch ich war noch lange nicht fit genug, wieder selbständig zu leben sowie zu arbeiten und lebte in einer permanenten Angst, irgendwann komplett ohne Geld und Krankenversicherung dazustehen. Ich hatte Angst, auch noch finanziell von meinen Eltern abhängig zu werden und betete intensiv um Hilfe.

Diese Hilfe kam mit einem Tipp von meinem Nachbarn: Ich solle mich an den *Verband der Kriegsbeschädigten* (VdK) wenden. Ich muss ihn wohl ziemlich verdutzt und blöde angeschaut haben, denn er fing an zu lachen und meinte, der Verein hieße zwar so, wäre aber der größte Sozialverband in Deutschland, der seinen Mitgliedern bei allen Fragen des Sozialrechts helfe. Er sagte, er wäre Vorsitzender der hiesigen Ortsgruppe und könne eine Mitgliedschaft für mich organisieren. Und so wurde ich Mitglied dieses Verbandes und bekam dafür sehr kompetente Hilfe in allen sozialrechtlichen Fragen. Mir stand ein wirklich guter Rechtsanwalt über diesen Verband zur Seite, der von nun an alle notwendigen Mittel einsetzte und allen Schriftverkehr mit Ämtern und Ärzten übernahm.

Können Sie sich vorstellen, welche große Last nun von meinen Schultern fiel? Endlich musste ich mich nicht mehr selbst ständig sowohl mündlich als auch schriftlich verteidigen. Doch damit nicht genug, er meinte sogar, mir stünde eine – zumindest vorübergehende – Erwerbsunfähigkeitsrente zu. Dazu fehle nur noch ein Gutachten, dies allerdings müsse von einem Psychologen bzw. Neurologen gemacht werden. Ich stimmte zu und er reichte alle erforderlichen Dokumente bei dem Rententräger ein. Kurz darauf teilte er mir mit, dass ich bei einer Ärztin, die die Rentenversicherung bestimmt hatte, einen Termin für ein Gutachten hätte.

Mit sehr gemischten Gefühlen ging ich zu dieser Begutachtung. Meine Erfahrungen mit Psychologen und Neurologen waren bis dahin nicht unbedingt so gut… Einmal musste ich ja zu einer Begutachtung zu einem Neurologen, der mich als faul und arbeitsunwillig bezeichnet hatte. Und auch vor nicht allzu langer Zeit musste ich nochmals – wieder veranlasst durch den *MdK* – zu solch einer Untersuchung. Was ich dort erlebt hatte, war mir leider noch viel zu sehr in Erinnerung und weckte jetzt vor meinem Termin keine wirklich positiven Gefühle.

Ich musste also erneut zu einem Psychologen. Es war ein anderer Arzt als zuvor, er hatte allerdings den gleichen Auftrag vom *MdK* – er sollte schauen, ob ich arbeitsfähig war. Gleich beim Betreten der Praxis nahm ich Zigarettenrauch wahr und wunderte mich, dass es in einer

Arztpraxis stark nach Rauch roch. Neben den gewohnten Untersuchungen wie EEG und Nervenleitbahnen-Tests musste ich in einem winzig kleinen Raum einige Fragebogen ausfüllen. Der Test umfasste Fragen wie: *„Wie groß ist Ihre Angst vor Gewitter?"* oder *„Wären Sie gerne Bibliothekarin geworden?"*, *„Wie wirkt Dunkelheit auf Sie?"*.

*„Ok…"*, dachte ich, *„was genau hat das jetzt mit meiner Thematik beziehungsweise Erkrankung zu tun?"* Man konnte entweder Ja oder Nein ankreuzen oder bei Angst-Fragen ein Kreuzchen auf einer Zahlenskala machen – je nach Intensivität der Ängste. Ich dachte, dass es wohl psychische Erkrankungen geben müsse, bei denen die Antworten auf diese Fragen relevant waren – doch was bitte hatte dieser Test mit meiner Erkrankung zu tun? Also machte ich mir den Spaß und die Mühe und antwortete schriftlich auf die meisten Fragen. *„Ich habe keine Angst vor Gewitter"*, *„Wenn ich Bibliothekarin hätte werden wollen, wäre ich es sicherlich geworden."*, *„Meine Schmerzen sind sowohl im Dunkeln als auch im Hellen gleichbleibend schlimm."* Bis heute habe ich keine Reaktion auf diesen Test bekommen – warum auch immer. ☺

Nachdem ich Seite um Seite ausgefüllt hatte, musste ich noch in das Sprechzimmer zum Arzt persönlich. Was ich dort erlebte, war unglaublich! Ich habe in früheren Jahren auch geraucht und es liegt mir fern, Raucher zu verurteilen, aber ein *Arzt*, der in seinem Sprechzimmer einen großen, gut gefüllten Aschenbecher vor sich stehen hat, der zum Himmel stinkt, und der in einem vernebelten Sprechzimmer Patienten empfängt, hatte ich bis dato noch nie erlebt. Er rauchte während unseres Gespräches tatsächlich zwei Zigaretten, selbstgedrehte. Ich fiel vom Glauben an die Ärzte ab. Wo gab es denn sowas? Mir ging es nicht darum, dass er rauchte, aber doch nicht vor den Patienten in einer Arztpraxis! Ich war leider so perplex und mit Staunen beschäftigt, dass ich nichts dazu sagen konnte und ihn auch nicht bat, das Rauchen zu unterlassen und ein Fenster zu öffnen. Außerdem hatte ich mittlerweile ein schlechtes Gewissen, weil ich die Fragenbogen anders ausgefüllt hatte und machte mir Gedanken, ob sich das negativ auf das Gutachten auswirken würde.

Dann fing er an, mir Fragen zu stellen, die allesamt merkwürdig waren. Bei zwei Fragen dachte ich, ich wäre bei der „*Versteckten Kamera*" gelandet und überlegte, wer von uns jetzt hier besser mal begutachtet werden sollte... Er lehnte sich in seinem Stuhl zurück, zog an seiner Zigarette und fragte mich ernsthaft: „*Wären Sie gerne Krankenschwester geworden?*" Ich hab ihn nur kopfschüttelnd und ungläubig angesehen und geantwortet: „*Nein. Aber was tut das denn hier zur Sache?*" Er nuschelte nur irgendetwas Unverständliches und fragte mich mit lüsternem Blick: „*Sind Sie orgasmusfähig?*" Ich wusste nicht, ob ich Lachen, Aufstehen und Gehen, oder ob ich wegen der Begutachtung den Ball lieber flach halten sollte. Völlig baff sagte ich: „*Das geht Sie gar nichts an!*" In meinem Kopf hatte ich gleichzeitig mehrere Denkvorgänge. So dachte ich kurz darüber nach, ob er mich vielleicht testen wollte, ob ich mich wehre oder wie selbstbewusst ich war. Dennoch kam mir das alles merkwürdig vor und bevor er mich noch zu einem Striptease auffordern würde, stand ich auf und sagte ihm, dass ich das Gespräch nun für beendet hielt und ging kopfschüttelnd aus dem Zimmer. Meine Mutter hatte mich gefahren und auf dem Weg zum Parkplatz erzählte ich ihr schnell, was mir widerfahren war. Auch sie konnte nur den Kopf schütteln und war sichtlich entsetzt.

Zuhause angekommen, machte ich mir natürlich Gedanken, wie sich meine Reaktion auf die Begutachtung auswirken würde und ich bekam dann doch Angst, dass ich wieder den Kürzeren gezogen hätte. Also setzte ich mich hin und schrieb sofort einen Brief an die Krankenkasse mit allen Einzelheiten, die mir ja noch frisch in Erinnerung waren und beschwerte mich über diesen Arzt und seine Methoden. Es dauerte eine Weile, bis ich eine Antwort von der Krankenkasse bekam. Sie bedauerten diesen Vorfall und schrieben, sie würden den Geschehnissen nachgehen. Mir entstand zum Glück kein Nachteil, aber ich hörte auch nie wieder etwas von der Krankenkasse zu diesem Thema. Erst Jahre später, während eines privaten Gespräches mit einem anderen Arzt, erwähnte ich nochmals diesen Vorfall. Er sagte, er wüsste genau, wen ich meinte und nannte mir den Namen des damaligen Psychologen. „*Den meinst Du, oder?*" Nachdem ich es bestätigte, sagte er weiter: „*Er hatte sich damals selbst regelmäßig in eine Psychiatrie zur Behandlung eingewiesen, weil er wohl merkte, dass etwas mit ihm nicht stimmte.*" In den Phasen dazwischen führte er jedoch seine Praxis weiter, berichtete er mir, bis er sie schließlich ganz aufgab. Aha! Was soll man dazu noch sagen? Man kann daraus nur lernen, dass man sich nicht alles gefallen lassen darf, auch wenn man meint, von dem Wohlwollen der anderen abhängig zu sein.

Jetzt musste ich also wieder zu einer psychologischen Begutachtung. Diesmal zu einer Ärztin. Weil ich durch meine schlechten Erfahrungen auf alles gefasst war, war ich ziemlich aufgeregt – zumal ja auch meine finanzielle Zukunft davon abhing. Zu meinem Erstaunen war die Ärztin sehr nett und kam sehr bodenständig rüber. Sie veranlasste ebenso die gewohnten Untersuchungen und sprach anschließend lange mit mir über meine Erkrankung. Auch schaute sie sich genau die Bilder von der PET-Untersuchung an und las die Ausführungen von dem Umweltmediziner. Dann meinte sie, dass sie mir das glauben würde(!) und sie sehen könne, dass ich körperlich krank wäre und ansonsten sehr klar. Sie erklärte mir außerdem, dass man aufgrund einer solchen Erkrankung auch Folgeerkrankungen wie Depressionen bekommen könnte. Traurig war ich oft genug, da musste ich ihr zustimmen. Was sie nun genau in ihrem Bericht schrieb, weiß ich nicht, doch ich bekam über den Anwalt des VdK ein Schreiben, in welchem mir die Rentenversicherung eine vorübergehende Erwerbsunfähigkeitsrente genehmigte. Das war natürlich nicht viel Geld und ich wäre auch viel lieber gesund gewesen und arbeitsfähig, doch es nahm mir somit viel Last, weil ich wenigstens erst einmal finanziell einigermaßen abgesichert war.

Ich wusste damals zwar, dass es mehr zwischen Himmel und Erde gibt, jedoch noch nichts über Engel oder andere geistige Wesen. Dennoch setzte ich mich hin und bedankte mich „bei denen da oben" und bei Gott für die Hilfe, die ich bekommen hatte. Es war wirklich ein Segen für mich. Zwar musste ich noch regelmäßig zu dieser Ärztin und auch andere Gutachten folgten in regelmäßigen Abständen, aber das war alles machbar und auszuhalten. Ob nun mein Dankgebet die Schleusen geöffnet hatte oder ob es sowieso laut meinem geistigen und seelischen Lebensplan an der Zeit war, kann ich nicht sagen, doch von da an traten viele Menschen in mein Leben, die mir halfen und mich förderten. Hier begann nun mein spiritueller Weg, der noch einige Überraschungen für mich bereithalten sollte...

## *Neue Erkenntnisse*

Es war 1999 und meine Lage war nach wie vor die folgende: Ich hatte regelmäßig und viel zu oft starke Kopfschmerzen – mal auf der linken, mal auf der rechten Seite. Manchmal jedoch auch im gesamten Kopf. Auch Schwindel war mein ständiger Begleiter, Freundschaft konnte ich allerdings nicht mit ihm schließen, weil er oft unerträglich war und mir meine Lebensqualität komplett einschränkte. Allerdings war es phasenweise auch viel besser, doch es blieb einfach nicht konstant gut. Meine Verdauung machte mir immer noch heftige Probleme, oft hatte ich starke Krämpfe und Durchfälle. Dazu kamen immer noch sehr starke Schmerzen im Unterleib und im unteren Rücken während meiner Perioden. Was ich bis dahin noch niemandem erzählt hatte, machte mir ebenso viele Gedanken. Ich war oft sehr niedergeschlagen, was ich anhand meiner Lage auch verstehen konnte, aber diese Niedergeschlagenheit fühlte sich anders an – so, als käme sie nicht wirklich von mir, sondern von außen. Ich hatte oft sehr negative Gedanken und fühlte mich ständig beobachtet, auch gerade dann, wenn ich alleine war. Es war ein Gefühl, als befänden sich in jeder Ecke der Wohnung Kameras, durch die man mich beobachtete. Drehte ich jetzt komplett durch? Natürlich erzählte ich das niemandem, denn wenn ich schon verrückt werden würde, dann nur für mich alleine...

Nachts hatte ich oft schlimme Alpträume und lag dann lange wach, bis ich wieder einschlafen konnte. Auch wachte ich manchmal auf, weil ich dachte, Geräusche im Schlafzimmer zu hören. Das war alles wirklich unheimlich und ich dachte, dass das Gift tatsächlich einen bleibenden Schaden bei mir hinterlassen hatte. Natürlich wusste ich durch mein früheres Interesse an paranormalen Phänomenen, dass es so etwas gibt, aber doch nicht wirklich bei mir, oder? Ich war mir fast sicher, dass ich jetzt noch eine Schraube locker habe und auf dem besten Weg war, verrückt zu werden.

Eines Tages klingelte mein Telefon. Es war an einem Freitagnachmittag im Sommer. Eine sehr nett klingende, ältere Frau stellte sich mir vor. Ihr Name war Annegret und sie hatte meine Telefonnummer von Frau Dr. Singer. Ich erinnerte mich, dass mich zuvor Frau Dr. Singer gefragt hatte, ob sie meine Nummer einer Frau weitergeben dürfe, die ebenfalls eine Amalgamvergiftung hatte und zusätzlich noch mit Palladium belastet war. Ich stimmte natürlich zu, weil ein Austausch unter Gleichgesinnten immer gut ist.

Jetzt war diese Frau am anderen Ende der Leitung und bat mich um Informationen über den Umweltmediziner, bei dem ich war. Bereitwillig erzählte ich über die Untersuchungen und das Gutachten, das er erstellt hatte. Irgendwann mitten im Gespräch sagte sie: *„Ich muss Dich jetzt mal unterbrechen und Dir etwas sagen. Ich bin fast 75 Jahre alt und habe viele, viele Jahre Erfahrungen als Wünschelrutengängerin. Eigentlich wollte ich wirklich nur von Dir wissen, ob der Umweltmediziner für mich in Frage kommt, aber jetzt glaube ich, dass Du Hilfe brauchst. Während unseres Gespräches habe ich schon nebenher gependelt, ob Du auf einem geopathischen Störfeld schläfst und herausgefunden, dass Du mit Deinem Unterleib auf solch einem störenden Feld liegst. Und zwar auf einer ganz gravierend schlimmen Kreuzung. Ich vermute, Du hast Probleme im Unterleib, im unteren Rücken und mit den Nieren.“*

Ich selbst sagte erst einmal nichts mehr – all das stimmte. Woher nur konnte sie das wissen? Gibt es so eine Technik wirklich? Mir gingen gefühlte tausend Fragen auf einmal durch meinen Kopf. Sie erklärte mir die Zusammenhänge zwischen Wasseradern, geopathischen Störfeldern und der körperlichen, geistigen und seelischen Gesundheit (darauf gehe ich später noch ausführlicher ein). Ich war verblüfft, wie viel Wissen diese Frau über diese Dinge hatte und wie exakt sie meine Beschwerden beschreiben konnte. Sie bot mir an, einen möglichst baldigen Termin zu machen, um mir zu helfen und mich aus diesem „schlimmen Feld“ herauszuholen. Auch wenn ich skeptisch war, wollte ich diese Chance natürlich nutzen und vereinbarte gleich für den folgenden Montag einen Termin mit ihr. Als ich aufgelegt hatte, war ich immer noch total verblüfft und konnte es kaum bis Montag abwarten. Eine Stunde später klingelte es an meiner Tür. Eine ältere Frau stand davor und sagte: *„Hallo, ich bin Annegret. Wir haben eben telefoniert. Ich kann Dich nicht mit ruhigem Gewissen auf diesem Platz weiter schlafen lassen und dachte, ich komme lieber gleich vorbei, ich wohne ja auch ganz in der Nähe. Wenn Du magst, vermesse ich Dir jetzt Dein Schlafzimmer und Wohnzimmer, damit Du einen guten Platz zum Schlafen bekommst.“*

*„Ja, wo gibt es denn sowas?“*, fragte ich mich. Bis dahin kannte ich – natürlich außer wenigen Ausnahmen – nur kopfschüttelnde Ablehnung, wenn ich über meine Erkrankung sprach. Und jetzt bekam ich eine sofortige, selbstlose Hilfe von dieser Frau? Sie wollte dafür auch kein Geld, sie wollte mir tatsächlich einfach nur helfen. Annegret war kleiner als ich und mit ihren fast 75 Jahren voller Energie und Tatendrang. Auch sie hatte eine schlimme Vergiftung hinter sich und immer noch ein paar Probleme damit. Aber ich dachte, wenn sie es trotz Vergiftung geschafft hatte, mit 75 Jahren so lebenslustig und kraftvoll zu sein, dann kann ich das auch! Alleine ihre Art und ihre kraftvolle Ausstrahlung machten mir schon Mut und gaben mir Hoffnung.

Resolut wie sie war, schritt sie sofort zur Tat und beging mit ihrer Wünschelrute mein Schlafzimmer. Sie markierte exakt, was sie alles maß und wo genau sich Störfelder befanden. Ich saß kraftlos, wie ich war, dabei und beobachtete staunend, wie ihre Wünschelrute ausschlug. Als sie fertig war, erklärte sie mir, dass ich auf einem Störfeld schlief, das tatsächlich genau durch meinen Unterleib ging und ebenso meine Nieren negativ beeinflusste. Sie sagte außerdem, dass dieses Störfeld das gesamte Doppelbett betreffen würde und mein ehemaliger Partner sicher auch Probleme hatte. Das stimmte! Als ich ihn kennenlernte, hatte er nie Probleme mit dem Rücken. Erst als wir das Zimmer renovierten und das Bett an diesem Platz aufstellten, fingen seine Probleme mit dem unteren Rücken an, die schließlich zu einem schweren Bandscheibenvorfall führten. Diese Rückschlüsse konnte ich natürlich erst jetzt ziehen, denn da gab es ganz sicher einen Zusammenhang. Nach einer gewissen Zeit der Trennung hatten wir wieder freundschaftlichen Kontakt und ich wusste, dass er nicht mehr diese massiven Rückenschmerzen hatte.

Annegret zerrte nun meine Matratze aus dem Bett und ich versuchte zumindest, ihr zu helfen. Sie bewies aber ihre Stärke und zog die Matratze auf einen Platz auf dem Boden, der laut ihren Messungen störungsfrei war. Dort sollte ich erst einmal schlafen, das komplette Bett könne ich ja später immer noch umräumen. Sie erklärte mir auch anschließend noch viel bezüglich Rutengehen und Pendeln und gab mir auch Tipps zu meiner Entgiftung. Was mich stutzig machte, waren ihre Worte, als sie ging:

„*Wir müssen uns nochmals über Deine Wohnung unterhalten. Hier stimmt etwas nicht. Du hast hier sehr viele negative Energien und ich befürchte, auch verstorbene Seelen halten sich bei Dir auf. Ich merke so etwas und überlege, wie ich Dir helfen kann. Morgen melde ich mich und dann kannst Du berichten, wie Deine Nacht auf dem freien Platz war.*“

Als sie weg war, hatte ich das Gefühl, als wäre ein Wirbelwind durch meine Wohnung gesaust, denn auch im Wohnzimmer hatte sie alles genau vermessen und zeigte mir den für mich optimalen Platz. Ich musste das alles jetzt erst einmal verarbeiten und für mich einordnen. Das gerade Erlebte war für mich Neuland, doch ich stellte es zu keiner Zeit in Frage. Denn innerlich wusste ich einfach, dass es diese Dinge gab und dass jetzt etwas Entscheidendes in meinem Leben passiert war.

Nun kam also die erste Nacht auf dem freien Platz. Ich war wirklich gespannt, wie sich das anfühlen würde und ob ich überhaupt einen Unterschied merken könnte. So lag ich sehr müde von diesem ereignisreichen Tag auf meiner Matratze auf dem Boden und versuchte zu schlafen, was aber absolut nicht ging. Ich war müde, aber hellwach. Irgendwann schlief ich kurz ein, wachte jedoch schnell wieder auf und konnte nicht einschlafen. So ging das die ganze Nacht, bis ich dann früher aufstand als sonst.

Statt jedoch von der schlaflosen Nacht müde zu sein, war ich hellwach und fühlte mich frisch. Mir war zwar immer noch sehr schwindlig, das war nicht weg, doch ich fühlte mich richtig erholt und eher so, als hätte ich wunderbar tief und fest geschlafen. Es dauerte nicht lange und Annegret rief an. Sie entschuldigte sich vielmals, denn sie hätte vergessen zu erwähnen, dass man die erste Nacht auf einem geopathisch freien Platz nicht gut schlafen könne. Das wäre wie ein körperlicher Entzug, doch man fühle sich trotzdem ausgeschlafen, weil man ja nun frei war von den negativen Energien des ehemaligen Platzes. Bingo! Das war es also. Jetzt hatte ich auch dafür eine Erklärung.

Und so war es oft in meinem Leben, teilweise bis heute. Erst erlebte ich am eigenen Leib etwas (auch oft recht Merkwürdiges) und anschließend bekam ich dann die Erklärung dafür. Dadurch konnte und kann ich immer genau nachvollziehen, wie sich etwas anfühlt und auswirkt. Das heißt, den Hauptteil meines Wissens habe ich mir nicht angelesen, sondern tatsächlich erst erlebt und danach eine Erklärung dafür bekommen, auf die ich nachfolgend mein Wissen aufbauen konnte.

Die Nacht darauf konnte ich sehr viel besser schlafen und das erholte Gefühl am Morgen blieb bestehen. Jetzt erst wurde mir klar, wie sehr ich mich jeden Morgen aufs Neue aus dem Bett gequält hatte. Das hatte nichts mit normaler Müdigkeit zu tun gehabt, es war wirklich eine Qual, aufzustehen. Das war nun vollkommen verschwunden und ebenso hatte ich von diesem Tag an nie wieder Schmerzen vor und während meiner Periode, genauso wenig wie Nierenprobleme. Schlagartig waren diese Beschwerden verschwunden. Für mich war das damals wie ein Wunder und ich fing an, mich intensiver über die Wirkung von geopathischen Störfeldern sowie über die Arbeit mit der Wünschelrute und dem Pendel zu informieren, bevor ich es später selbst von Annegret lernte.

► *Das Wünschelruten-Testen ist eine uralte Methode, um geopathische Störfelder bzw. Erdstrahlen aufzuspüren und wird „Radiästhesie" genannt. Dabei denkt man als erstes an die klassischen Wasseradern. Dies sind gewissermaßen unterirdische Bachläufe, die zu einem bestimmten Punkt laufen und dies kann ein Fluss, ein See oder ein*

*Bach sein. Diese Wasseradern stören empfindlich unser Wohlbefinden, wenn sie sich unter unserem Schlafplatz befinden, da von ihnen immer eine elektromagnetische Strahlung ausgeht, die negativ auf uns wirkt und eventuell vorhandene Beschwerden noch verstärken kann. Des Weiteren gibt es unterirdische Gesteinsverwerfungen bzw. -brüche, die ebenso eine starke Disharmonie der Gesundheit hervorrufen können, wenn man seinen Schlafplatz über solch einem Feld hat.*

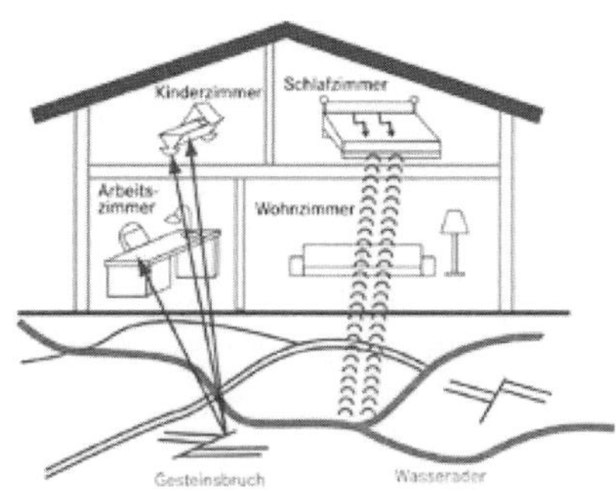


**Abb. 10:** Hier kann man sehen, wie in etwa Wasseradern unter einem Haus verlaufen können. Ebenso ist ein Gesteinsbruch zu erkennen, der zusätzlich zu den Wasseradern ein Störfeld bildet.

*Steht nun ein Bett über einem Störfeld, kann dies wie folgt aussehen:*

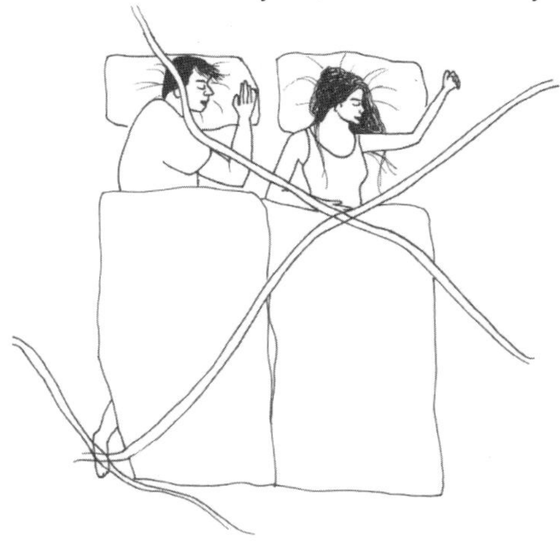

**Abb. 11:** Wasseradern kreuzen das Bett und verursachen Störfelder

*Nehmen wir an, links liegt ein Mann und rechts seine Frau. Beide hätten bei diesem Schlafplatz auf jeden Fall massive Schlafprobleme. Er bekäme außerdem auf einem solchen Schlafplatz Probleme im Kopf und Fußbereich, da die Wasserader genau diese Körperbereiche stört. Er könnte unter Kopfschmerzen, Neuralgien und Depressionen oder anderen Nervenkrankheiten leiden.*
*Seine Frau hingegen hätte bei solch einer Konstellation schlimmste Probleme im Bauchbereich, da sich bei ihrem Schlafplatz unterirdisch zwei Wasseradern kreuzen, was die Strahlung um ein Vielfaches erhöht. In der Radiästhesie ist dies ein typischer „Krebsplatz".*

Ich glaube, jeder hat schon einmal von Menschen gehört, die sich immer sehr gesund ernähren, noch nie geraucht haben, keinen Alkohol trinken, regelmäßig Sport treiben und auf dem Land, umgeben von bester Luft, wohnen. Und dennoch erkrankten sie massiv an Krebs und konnten nicht geheilt werden. Ein Wünschelrutengänger würde in diesem Fall immer sofort ausmessen, ob ein gestörter Schlafplatz vorliegt, was hierbei auch meistens der Fall ist.

► *Ich selbst lag außerdem auf einer Kreuzung des Hartmann-Netzes, eine globale Gitterstruktur, die sich über die ganze Erde erstreckt und negative Auswirkungen auf die Gesundheit des Menschen hat, wenn man einen Schlafplatz direkt auf einer Linie des Netzes oder Kreuzung zweier Linien hat. Dr. Hartmann sah es als seine Lebensaufgabe, die gesundheitlichen Folgen dieses Netzes zu erforschen, weshalb diese Gitterstruktur nach ihm benannt wurde.*
*„So wie auf dem Globus Längen- und Breitengrade in verschiedenen Abständen zwischen Nord- und Südpol bzw. von Ost nach West verlaufen, so unterschiedlich verläuft auch der Abstand der Gitterstruktur in den verschiedenen Regionen der Erde (zu den Pohlkappen hin verringert sich der Abstand, am Äquator ist der Abstand am größten). Der Linienabstand in unseren Breitengraden beträgt ca. 2m in Nord-Süd-Richtung und ca. 2,50m in Ost-West-Richtung. Die Breite der Linien beträgt meistens ca. 20cm. Die Struktur zeigt deutlich die Ähnlichkeit mit der Längen- und Breitengradeinteilung*

*auf unserem Globus. Durch verschiedene örtliche Störungen in der Erdkruste können sich diese gelegentlich dauerhaft verändern, wobei es nach einem Erdbeben manchmal auch nur zu kurzfristigen Veränderungen kommen kann und sich die Linien nach ca. 50 Stunden wieder auf dem vorher festgestellten Platz befinden. (...) Kreuzungspunkte des Hartmann-Gitters sollen auf jeden Fall gemieden werden, da sie einen negativen Einfluss auf den Menschen ausüben. Sie können wie alle geopathischen Störstrahlen miterzeugend sein für vielerlei Krankheiten bis hin zu Krebs.*“[(5)] *Nur in den Flächen zwischen den Linien, die zirka zwei Quadratmeter umfassen, hat man eine störungsfreie Zone. Natürlich nur, wenn sich darunter keine Wasserader oder Gesteinsverwerfung befindet. Das Bett sollte optimalerweise auf diesen freien Plätzen stehen.*

Mit meinem Unterleib lag ich auf einer Kreuzung, deren negative Strahlung noch bis zu meinen Nieren reichte. Die Linie, die durch die andere Seite des Bettes ging, störte bei meinem damaligen Partner exakt den Bereich des Rückens, in dem er einen Bandscheibenvorfall bekam:

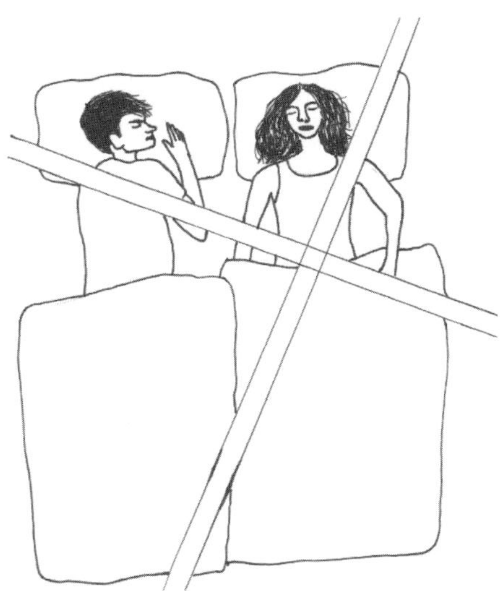

**Abb. 12:** Globale Gitterstruktur durchquert Schlafplatz

Mein Bett wurde dann so umgestellt, dass es in einer freien Zone stand. Allerdings stand es jetzt über einen Meter von der Wand entfernt im Raum, doch daran gewöhnte ich mich schnell. Einige Zeit später verlegte ich mein Schlafzimmer in einen anderen Raum und auch hier half mir Annegret beim Finden des optimalen Schlafplatzes – der jetzt mitten im Raum war. Das Bett stand dort also etwas schräg mitten im Zimmer, was aber letztendlich gar nicht so schlecht aussah... Außerdem war mir meine Gesundheit natürlich wichtiger als eine korrekte optische Inneneinrichtung.

▶ *Wer sich über das Thema „Radiästhesie" näher informieren möchte, dem kann ich das Buch von Käthe Bachler »Erfahrungen einer Rutengängerin«*[6] *sehr empfehlen. Sie beschreibt nicht nur die verschiedenen möglichen Störfelder, sondern erzählt sehr interessant aus ihrer jahrelangen Praxis.*

*Erwähnenswert ist noch, dass man bei Tieren sehr gut beobachten kann, wo gute und wo schlechte – also strahlungsintensive – Plätze sind. Hunde, Kühe, Pferde, Schafe, Vögel und Schweine zum Beispiel flüchten vor negativen Strahlungen. Wenn sich ein Hund seinen Platz frei aussuchen darf, sucht er sich immer einen strahlungsfreien Platz. Er würde sich freiwillig nicht auf ein Störfeld legen.*

*Früher wussten die Menschen noch viel mehr über die Wirkung und vor allem das Vorhandensein von negativen Strahlungen, und es gab viel mehr Menschen, die wussten, wie man mit der Wünschelrute umgeht. Dieses Wissen wurde nicht nur zum Finden eines Platzes für einen Brunnen genutzt, sondern auch für das Errichten der Häuser und Ställe auf einem Platz ohne unterirdische Wasseradern. So ließ man zum Beispiel eine Schafherde auf eine Wiese, auf der später ein Haus gebaut werden sollte, einige Zeit grasen. Man beobachtete, an welcher Stelle sich die Schafe am längsten aufhielten und sich niederlegten, um genau dort dann das Haus zu errichten.*

*Strahlensucher wiederum wie wilde Bienen, Schlangen, Wespen und Ameisen suchen solche Störzonen förmlich und bauen genau dort ihre Nester. Für sie ist die Strahlung nicht nur unschädlich, ihnen tut sie sogar gut. Deshalb hätte man früher auch kein Haus erbaut, wo*

*sich viele Ameisen tummeln bzw. sich ein Ameisenhaufen befand. Auch Katzen liegen am liebsten auf einer Kreuzung von zwei Wasseradern und können uns somit gute Hinweise geben.*
*Genauso ist es in der Pflanzenwelt. Es gibt Pflanzen, die auf Störzonen sehr gut gedeihen und andere, die krank werden, wie zum Beispiel bestimmte Bäume, die auf einem Störfeld wachsen. Diese wachsen oft sehr krumm und man kann erkennen, dass sie versuchen, diesem Störfeld auszuweichen. Manche Bäume haben auch krankhafte tumor-ähnliche Auswüchse, ähnlich wie Geschwüre. Auch der Drehwuchs ist ein Zeichen, dass der Baum auf einem ihn krankmachenden Platz wächst.*

► *Ganz einfach kann man auch sich selbst beobachten: Schläft man sehr unruhig oder wacht man jeden Morgen in der gleichen Ecke des Bettes auf? Oder mit dem Kopf auf dem Fußteil? Ich hatte schon Klienten, die jeden Morgen mit dem Kopf auf ihrem Nachttisch aufwachten, weil sie nachts unbewusst der Strahlung auswichen oder einige, die sich immer komplett im Bett drehten und mit dem Kopf am Fußteil aufwachten. Bei Kindern kann man dieses sog. Strahlenflüchten gut beobachten, wenn sie noch klein sind und viel Platz in ihren Betten zum Ausweichen haben.*

Nun lag ich also auf einem störungsfreien Platz und die genannten Beschwerden während der Periode blieben völlig aus, was allein schon ein Wunder war. Weiterhin merkte ich, dass meine Nieren besser arbeiteten und ich keine Arzneimittel mehr zu deren Unterstützung brauchte. Außerdem war ich morgens wirklich erholter und konnte besser aufstehen und auch das unruhige Schlafen hatte endlich ein Ende.

Mit Annegret blieb ich weiter in Kontakt, denn sie hatte noch viel mehr interessante Informationen und Hilfestellungen für mich. Unter anderem wies sie mich auch auf Störungen durch Elektrosmog hin. Vor allem Häuser, die in der Nähe eines Umspannwerkes oder eines Freileitungsmastens (Strommasten) leben, sind davon stark betroffen, was zum Glück bei mir nicht der Fall war. Doch ich wusste, was sie meinte, denn ich habe auch sehr stark auf Elektrosmog reagiert, während sich das Amalgam noch in meinem Mund befand. Handys und Neonlampen konnte ich damals überhaupt nicht vertragen, es wurde mir sofort schwindelig und mein Kopf fing an zu schmerzen. Später beschäftigte ich mich näher mit diesem Thema und fand heraus, dass Elektrosmog für viele ein Problem darstellt. Zwei meiner Klienten erzählten mir, dass sie kein Elektrogeschäft betreten könnten, ihnen würde darin immer schwindlig werden und es wäre, als könnten sie nicht mehr denken bzw. sich konzentrieren. Genauso erging es ihnen in Möbelhäusern oder Baumärkten in der Lampen-Abteilung.

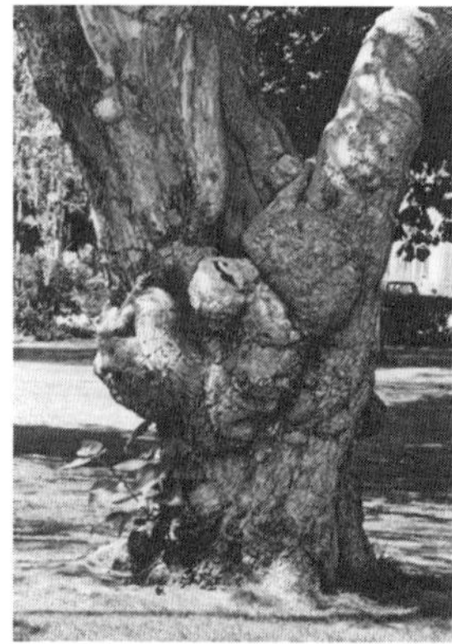

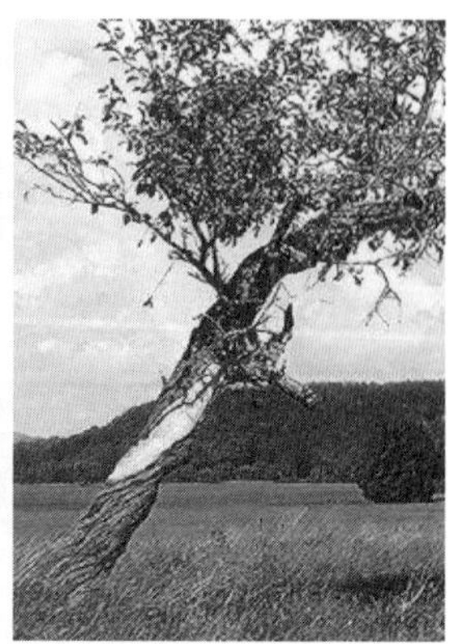

**Abb. 13:** Baum mit Geschwüren
**Abb. 14:** Der Versuch des Baumes, einem geopathischen Störfeld auszuweichen

Diese Menschen reagierten hochsensibel auf die elektrischen Ströme um sie herum und konnten ihr Handy auch nur im Notfall benutzen, einer von beiden lehnte strikt ab, überhaupt eines zu haben. Ebenso erzählte mir ein Elternpaar, das wegen einer anderen Sache bei mir war, dass ihr kleines Kind lange Zeit in seinem Zimmer nicht gut einschlafen konnte und immer wieder wach wurde. Ein Heilpraktiker riet ihnen damals, nachdem er ein paar Testungen bei dem Kind vorgenommen hatte, den Strom in seinem Zimmer abzustellen, was sie auch taten. Schon in der ersten Nacht schlief das Kind durch, was bis zu diesem Tag, als sie bei mir waren, auch so geblieben war – wenn sie den Strom abstellten. Natürlich wollten sie überprüfen, ob das alles kein Zufall war und ließen anfangs ab und zu den Strom an, wobei ihr Kind wieder die gewohnten Reaktionen zeigte. Erst nachdem der Strom ausgestellt war, kam es zur Ruhe und konnte einschlafen. (Dazu bietet die Industrie Netzfreischaltungen an.)

Mittlerweile berichten mir auch viele Menschen, dass sie die sogenannten „Hot Spots" direkt körperlich spüren würden. Hot Spots bzw. „Open WLAN" sind öffentliche WLAN-Zugänge, zum Beispiel in Einkaufszentren, Hotels, Flughäfen, Bibliotheken usw., mit denen der Öffentlichkeit kostenlose Internetzugänge zur Verfügung gestellt werden.

► *Als Elektrosmog bezeichnet man elektrische, magnetische und elektromagnetische Felder und Strahlungen, die durch Strom, Stromerzeugung, Radiowellen, schnurlose Telefone, Handystrahlung, WLAN und andere Wellen erzeugt werden. Diese Funkstrahlungen und Mikrowellen sind unsichtbar, durchdringen Wände und die Menschen jedoch mehr denn je. Alleine schon dadurch, dass heutzutage jede in einem Haushalt lebende Person ein Handy hat, teilweise einen Laptop oder ein Tablet (auch Kinder) und der WLAN-Anschluss als Zugang zum Internet genutzt wird, bedeutet dies, dass wir ständig diesen Wellen bzw. Strahlungen ausgesetzt sind und von ihnen durchdrungen werden. Doch nicht nur unser eigener WLAN-Anschluss kann uns belasten, genauso erreichen uns die Strahlungen von Anschlüssen der Nachbarn (oft findet das Handy mehrere WLAN-Anschlüsse gleichzeitig), die wir nicht abstellen können.*
*Könnte man diese Strahlungen sichtbar machen, würde man Ströme von Informationen durch die Wohnungen fließen sehen, was (nicht nur) für einen hochsensiblen Menschen negative Folgen haben kann, da eben diese Menschen durch ihre hohe Sensibilität diese Ströme – zumindest unbewusst – spüren. Durch diese Flut an Informationsenergien sind gerade diese sensiblen Menschen schnell reizüberflutet, nervös oder sogar depressiv, weil sie sich diesen Strömen nicht entziehen können und meist noch nicht einmal wissen, was da eigentlich so empfindlich ihre Gesundheit stört.*

Mögliche Symptome bei Elektrosmog sind:

- *Leistungsabfall, Abgeschlagenheit, Müdigkeit bis hin zu Depressionen*
- *Nervosität, innere Unruhe*
- *Kopfschmerzen, Migräne*

- *Tinnitus*
- *Burn-Out*
- *Schwindel*
- *Schlafstörungen*
- *Herzbeschwerden*
- *Blutdruck (zu hoch, zu niedrig)*
- *Kribbeln, Ameisenlaufen*
- *Angstzustände*
- *Lernschwierigkeiten (bei Kindern)*
- *Allgemeine Erschöpfungszustände, Unlust, Streitsucht, Unzufriedenheit*
- *ADS (Aufmerksamkeit Defizit Syndrom) bei Kindern*
- *Hyperaktivität bei Kindern (ADHS)* [7]

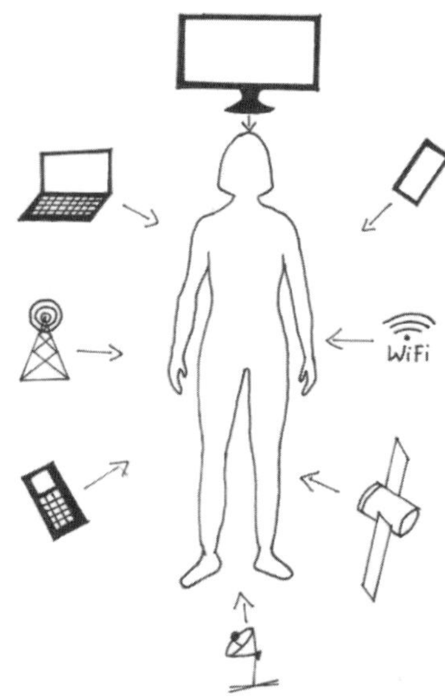


**Abb. 15**: Quellen elektromagnetischer Felder

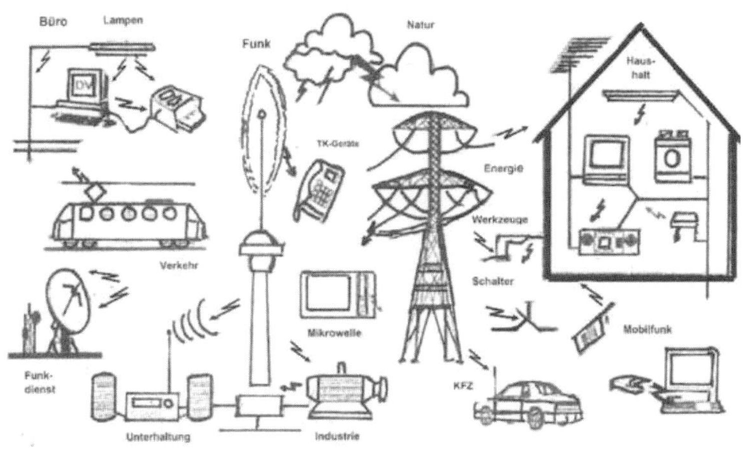


**Abb. 16**: Quellen elektromagnetischer Felder

► *Wer nicht – wie im Fall meiner Klienten – nachts den Strom im Schlafzimmer abstellen möchte, kann sich schon mit ein paar einfachen Maßnahmen helfen, den Elektrosmog zu reduzieren. Man sollte zum Beispiel keine Handys am Bett liegen haben, genauso wenig wie Tablets oder Laptops. Ein batteriebetriebener Wecker ist immer besser als ein Wecker, der Wechselstrom braucht. Wer sehr sensibel reagiert, kann WLAN über Nacht ausstellen und sollte auch keinen Fernseher oder Radio im Schlafzimmer haben, denn dort ist der Raum, in dem sich der Körper über Nacht erholen und nicht von Außenreizen gestört werden sollte.*
*Des Weiteren kann man diese Strahlungen mental-energetisch entstören und mit Hilfe der geistigen Welt unschädlich machen. Nach solch einer Entstörung sehe ich immer, wie gleichmäßige, wohltuende und ruhebringende Wellen durch die Wohnungen fließen und alle die, welche diesen positiven Wellen nicht entsprechen und niedriger schwingen, neutralisieren. Anschließend fühlt man sich viel erholter und kann besser ein- und durchschlafen.*

Viele Jahre später, als ich bereits „mental-energetisch“ arbeitete, lernte ich unter anderem, energetische Essenzen herzustellen, wozu ich eine Einweihung von der geistigen Welt bekam. Allerdings machte ich dies lange Zeit nur für mich, Verwandte und Freunde, um auszutesten, was diese Essenzen tatsächlich bewirken können.

Nachdem ich jedoch viele andere hochsensible Menschen kennenlernte, sah ich eine Essenz vor meinem geistigen Auge, die vor allem diesen sensiblen Personen helfen sollte und auch für diese gedacht war. Ich mixte also die Essenz und begann sie mit Hilfe der Engel und der geistigen Welt zu energetisieren bzw. zu programmieren. Währenddessen sah ich, dass diese Essenz sowohl ein Schutzschild in der Aura des Nutzers aufbaute, als auch negative und fremde Energien sofort transformierte. Weiterhin sah ich vor meinem geistigen Auge, dass schädliche Wellen und negative Informationen, die man durch diese Wellen aufnehmen kann, neutralisiert und aufgelöst wurden. Ich war wieder einmal sehr glücklich über die Möglichkeiten der Energiearbeit und probierte die Essenz natürlich auch gleich an mir selbst aus.

Wir besuchten oft meine Schwiegermutter im Pflegeheim. Sie war schlimm an Demenz erkrankt und konnte nicht länger alleine zuhause wohnen. Bei der Auswahl des Pflege- und Altenheimes ließ ich mich wieder von meinem Engel führen und so fanden wir eines ganz in unserer Nähe, das familiär geführt wurde und in dem ein sehr liebevoller Umgang mit den Bewohnern stattfand. Dort nahm man sich noch Zeit für die Leute, bot viele gute Aktivitäten an, jedoch ohne jemanden zu etwas zu zwingen. Zum Glück fühlte sich meine Schwiegermutter nach ihrer Eingewöhnungsphase dort auch sehr wohl. Doch obwohl das Heim sehr gut geführt wurde und sowohl Robert als auch ich sofort ein gutes Gefühl dort hatten, waren die Energien nicht besonders gut. Dort bauten sich immer wieder Angstenergien von den Bewohnern auf, was ja auch nicht verwunderlich ist. Vor jedem der Besuche schützte ich mich energetisch, dennoch war ich anschließend müde und sehr traurig.

So wollte ich nun auch dort meine Essenz ausprobieren. Man sprüht diese Essenz über dem Kopf ein- bis zweimal in die Aura und wartet kurz. Das machte ich nun, bevor ich das Altenheim betrat vor dem Engel, der direkt vor der Eingangstür platziert und etwa so groß wie ich war. Es war eine weiße Engelfigur aus Marmor, soweit ich mich erinnern kann, und hatte die Flügel ausgebreitet. Allein diese Figur hatte eine beruhigende Wirkung und ich fand es wunderschön, dass die Familie, die das Heim leitete, diese Figur genau dort aufgestellt hat.

Ich sprühte nun also die Essenz in meine Aura, wartete kurz, konnte tief durchatmen und ging hinein. Diesmal ging es mir tatsächlich viel besser und ich konnte die Energien gut aushalten. Als ich wieder herrausging, sprühte ich nochmals die Essenz in meine Aura, konnte wieder tief atmen und fühlte mich gleich leichter und wohler und richtete mich regelrecht auf, weil alles Negative von mir abfiel.

Genauso war es während eines Einkaufes in einem großen Baumarkt in unserer Nähe. Meine Mutter und ich waren dort, um Besorgungen zu machen, wobei es uns von Minute zu Minute schlechter ging. Die Energien dort waren kaum zum Aushalten und wir waren froh, als wir wieder draußen waren. Dennoch ging es uns nicht gut, unsere Köpfe fühlten sich wie „zu" an und wir konnten uns kaum mehr konzentrieren. Wir wollten nur noch nach Hause, statt die restlichen Besorgungen zu erledigen. Auf dem Weg nach Hause fiel mir ein, dass ich die Essenz in meiner Handtasche hatte. Weil ich das Auto fuhr, bat ich meine Mutter, doch bitte die Essenz aus meiner Tasche zu nehmen und sich in die Aura zu sprühen, was sie auch tat. An der nächsten Ampel machte ich dies auch und konnte genau wie sie wieder tief durchatmen. Nach wenigen Minuten meinte sie, eigentlich ginge es ihr wieder gut, von ihr aus könnten wir die restlichen Einkäufe noch tätigen. Ich hielt kurz Innenschau und stellte fest, dass auch ich mich viel besser fühlte. Tatsächlich konnten wir ganz in Ruhe alle Besorgungen erledigen und wussten, dass uns die Essenz von den negativen Energien und Schwingungen, die uns belastet haben, gereinigt hatte.

Nach diesen Erfahrungen bot ich diese Essenz in kleinen, handtaschenfreundlichen Sprühfläschchen auch anderweitig an und konnte schon einigen Menschen helfen, sich von den unterwegs eingefangenen negativen Energien, Wellen und Informationen zu befreien.

Doch jetzt gehen wir noch einmal zurück zu meiner Geschichte, denn die Essenzen waren damals noch mehr wie Zukunftsmusik. Erst einmal wurde mein spirituelles Interesse geweckt…

## *Spirituelles Erwachen*

Kaum hatte ich die vielen Informationen rund um das Wünschelrutengehen und den Elektrosmog verarbeitet, erzählte mir Frau Dr. Singer während eines Termins bei ihr, dass sie einen Heilpraktiker kennengelernt hätte, der ganz besondere Fähigkeiten besäße. Er würde sich seinen Patienten gegenübersetzen und sich geistig mit ihnen verbinden. Dabei würde er bei sich selbst genau spüren, wo sein Gegenüber Schmerzen, Blockaden, Widerstände oder eben Krankheiten hat. Er habe außerdem immer viele große, flache Kästen mit hunderten von kleinen Glasröhrchen dabei. Dies alles wären verschiedene homöopathische Mittel. Mit seiner Hand bzw. Finger ginge er über diese Mittel und könne genau spüren, welches Mittel für den Menschen ihm gegenüber nun als Heilmittel in Frage kommen würde. Frau Dr. Singer sagte, wenn einige ihrer Patienten Interesse an einem Termin mit ihm hätten, würde er für ein paar Tage zu ihr kommen, um sie mit seiner Methode zu behandeln. Das klang wirklich interessant und spannend, obwohl ich damals solchen Methoden gegenüber noch mehr als skeptisch war. Denn das klang alles irgendwie zu gut, um wahr zu sein und zu phantastisch, um es real glauben zu können. Doch ich war ja seit jeher offen für „unglaubliche Phänomene“ und vereinbarte natürlich einen Termin bei ihm. Wieder wartete ich gespannt wie ein Flitzebogen auf den Termin. Endlich war es soweit! Die „Behandlung“ fand in den Räumen von Frau Dr. Singer statt. Er hatte mehrere Kisten aufgebaut und ich konnte die vielen sortierten kleinen Glasröhrchen in den bereits geöffneten flachen Kisten erkennen, in denen sich verschiedene Substanzen befanden. Alles war ordentlich einsortiert und beschriftet.

Nun ging es los. Er stellte sich vor (sein Name war Roland) und wir sprachen kurz miteinander. Ich fand ihn sofort sehr sympathisch und hatte das Gefühl, dass wir einen guten Draht zueinander hatten. Ich saß ihm gegenüber und es dauerte nicht lange, da hatte er meine Symptome und sagte mir, dass er meinen Schwindel spüren würde und es sehr unangenehm wäre, ihm außerdem der Kiefer schmerze und dort – also bei mir – noch viele Gifte sitzen würden. Außerdem hätte ich ein massives Problem in der Schilddrüse. Doch nicht nur Quecksilber könne er dort wahrnehmen, sondern auch Radioaktivität, ich müsste damit irgendwann einmal in Kontakt gekommen sein. Ich konnte mir denken, wo das herkam und was er meinte und war schon mal ehrlich erstaunt über seine Fähigkeiten.

Ich hatte nämlich einen Vorfall von damals bis dahin völlig vergessen: Wir hatten das Jahr 1986 und ein Schulausflug war seit längerem während der Wanderwoche geplant. Unsere Klasse wollte eine Fahrradtour in eine zirka 45 km entfernte Stadt unternehmen, dort in einer Jugendherberge übernachten und am nächsten Tag entweder zurückradeln oder mit dem Zug zurückfahren – je nach Wetter und Muskelkater. Ende April hatte sich damals die Kernkraftwerk-Katastrophe in Tschernobyl ereignet, bei der Unmengen an radioaktiven Stoffen in die Erdatmosphäre gelangten. Betroffen davon waren vor allem Länder in Europa, auf die windbedingt der radioaktive Staub herabrieselte. Ich konnte mich aber auch erinnern, dass sich damals die Nachrichten in den Medien überschlugen. Neben vielen Ratschlägen, wie zum Beispiel nicht mit Straßenschuhen die Wohnung zu betreten, weil die Schuhe kontaminiert sein könnten, wurde vor allem vor Niederschlägen in Form von Regen gewarnt. Es hieß, man solle sich nach Möglichkeit bei Regenwetter nicht draußen aufhalten. Andererseits hieß es aber auch, das sei alles nur Panikmache. Ich weiß bis heute nicht, warum Lehrer, Schulleitung und Eltern dem Ausflug trotz der unsicheren Lage zustimmten, aber wir radelten tatsächlich bei schönstem Sonnenschein los und hatten unseren Spaß. Am nächsten Tag allerdings fing es zu regnen an und wir fuhren deshalb zum Glück nur ein Drittel der Strecke mit dem Rad, bevor wir für den Rest des Weges den Zug nahmen. Den Weg vom Bahnhof nach Hause legten wir natürlich alle nochmals mit dem Rad zurück. Ich erinnerte mich, dass wir während des Ausfluges alle ziemlich durchnässt waren und ich zu Hause erst einmal ein heißes Bad

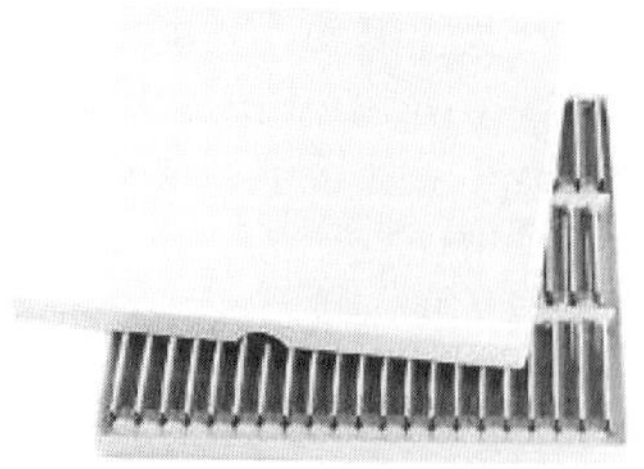

**Abb. 17**: Kasten mit homöopathischen Mitteln

nahm – was natürlich nur gegen den Muskelkater half, nicht aber gegen die radioaktive Strahlung. Ich sprach dieses Ereignis an und Roland meinte, dass das wahrscheinlich die Ursache wäre. Zusammen mit der Quecksilberproblematik führte es zu massiven Problemen und Störungen. Er meinte außerdem, dass sich in dem Schilddrüsengewebe erneut Knoten gebildet hätten, die ich wohl irgendwann wieder entfernen lassen müsse. Ich wunderte mich, dass er so etwas spüren konnte, verdrängte es jedoch erst einmal für längere Zeit. Ein paar Jahre später musste ich jedoch feststellen, dass er recht gehabt hatte...

Weiter konnte er mir genau sagen, welcher Wirbel bei mir blockiert war und er eine Leberbelastung bei mir spüre. Daraufhin hielt er seinen Zeigefinger an jede einzelne seiner Kisten und dort, so erklärte er mir, wo er eine Resonanz spüre, wären ein oder mehrere für mich geeignete Mittel. Diese Kisten zog er aus dem Stapel und öffnete sie. Anschließend ging er nach dem gleichen Verfahren Reihe für Reihe der Glasröhrchen in diesen Kisten sehr konzentriert mit seinem Zeigefinger entlang und zog die entsprechenden Mittel heraus. Insgesamt hatte er dann zirka acht homöopathische Präparate vor sich liegen und schaute anhand der Nummern nach, welche dieser Substanzen nun mit mir in Resonanz gegangen waren. Ein Lebermittel war mit dabei, ein Mittel, um die Strahlenbelastung im Körper auszugleichen und ein Mittel zur Ausleitung von Quecksilber. Hieraus stellte er für mich ein Hauptmittel zusammen, worin alle getesteten Wirkstoffe waren. Ich bekam ein Fläschchen, woraus ich täglich eine bestimmte Menge Tropfen einnehmen sollte. Als er testen wollte, wie hoch die Tagesdosis sein sollte, hielt er stutzend inne und bat mich, das Fläschchen in die Hand zu nehmen, was ich etwas verdutzt auch tat.

Umgehend wurde mir schwindlig und ich gab ihm schnell die Flasche zurück. Was war das denn? Er meinte, ich wäre hochsensibel und würde die Wirkung der Mittel schon spüren, wenn ich sie nur in der Hand hätte. Ich wollte nochmals das Fläschchen halten und wieder wurde mir schwindlig. Allein durch das Halten verstärkten sich meine Symptome. So etwas hatte ich natürlich noch nie erlebt und war sichtlich erstaunt. Er sah mir meine Unsicherheit an und fragte, ob er abends mit einer Pizza bei mir vorbeikommen könnte, dann hätten wir Zeit zu reden. Ich freute mich über sein Angebot und sagte sofort zu.

Als wir abends zusammensaßen, fragte ich ihn, ob er diese Fähigkeiten schon immer habe. Er meinte, er wäre immer eher technisch interessiert gewesen und hätte zuletzt bei einem bekannten Kommunikationsunternehmen als Ingenieur gearbeitet. Mit alternativen Heilmethoden oder sensiblen Fähigkeiten hätte er bis vor einigen Jahren nichts zu tun gehabt, bis er an seinem Arbeitsplatz gemerkt hatte, dass er die Symptome seines Gegenübers bekam. Weiter erzählte er, ihm habe ein Arbeitskollege im Büro gegenüber gesessen, der eines Tages mit grippeähnlichen Symptomen zur Arbeit kam. Im Verlauf des Tages ging es ihm immer schlechter, er hatte Kopfweh, fühlte sich schlapp, wurde immer weißer im Gesicht und wollte zum Arzt. Roland schaute ihn an, bekam seine beschriebenen Symptome und fürchterliche Zahnschmerzen. Intuitiv sagte er zu seinem Kollegen, dass er dringend nach einem bestimmten Zahn schauen lassen müsse, der wäre sicher entzündet, er würde das merken. Ich konnte mir wahrlich vorstellen, wie verdutzt sein Kollege geschaut haben muss und auch, dass es für Roland anfangs sicher nicht immer leicht war, zu lernen, mit dieser Gabe umzugehen. Und tatsächlich stellte sich heraus, dass der von ihm genannte Zahn entzündet war und dringend entfernt werden musste. Danach ging es seinem Kollegen recht schnell wieder gut. Ab diesem Zeitpunkt testete er seine Fähigkeiten an Familie, Freunden und Bekannten und stellte sehr schnell fest, dass er eine hohe Trefferquote hatte und vielen damit helfen konnte. Natürlich dauerte der Prozess etwas länger, aber zusammengefasst machte er nebenbei eine Ausbildung zum Heilpraktiker und andere Ausbildungen in alternativen Heilmethoden, bis er ein paar Jahre später seine sichere Anstellung aufgab und sich selbstständig machte.

Nach dem Abendessen erklärte er mir unter anderem, dass er gleich das Gefühl gehabt hätte, dass ich sehr sensibel wäre und Energien wahrnehmen könne, die andere nicht bemerkten. Er gab mir Tipps, wie ich diese „Gabe“ schulen und weiter ausbilden könne. Weiter meinte er, dass ich sicher einmal als eine Art Vermittler anderen Menschen helfen werde, ich würde diese Krankheit nicht umsonst durchmachen. Er könne es zwar nicht genau sagen, aber ich solle das einfach mal auf mich zukommen lassen.

Ich wusste gar nicht, was ich davon halten sollte. Natürlich interessierten mich schon immer alle Dinge zwischen Himmel und Erde, auch wusste ich immer intuitiv, dass da mehr war, als man mit den Augen sehen kann, aber dass ich selbst Fähigkeiten haben sollte, Energien zu spüren, war mir neu und noch etwas suspekt. Noch mehr ins Staunen kam ich, als er sagte, dass meine Wohnung auf ihn dunkel wirke und kühl. Die Energien nehme er als eher negativ wahr und er vermutete, dass ich verstorbene Seelen in meiner Wohnung hätte. Genau das sagte mir ja bereits Annegret. Ich war ehrlich baff über all die Informationen, die ich an diesem Tag erhielt.

Er meinte auch, er könne diese Energien in der Wohnung zwar wahrnehmen, aber nicht beseitigen, sei sich jedoch sicher, dass auch dieses Problem früher oder später gelöst werden würde, wenn ich weiter offen bliebe. Was ich interessant fand, war die Tatsache, dass mir diese Informationen keinerlei Angst machten. Natürlich war der Gedanke an Geister in meiner Wohnung nicht angenehm, doch wirklich Angst machte mir das nicht. Im Gegenteil, jetzt wollte ich dem Ganzen erst recht auf den Grund gehen. Wir redeten noch eine ganze Weile und es war insgesamt ein sehr interessanter und informativer Abend für mich. Ich war Roland für seine Zeit, die er mir widmete und unser Gespräch sehr dankbar. Zum Abschied gab er mir noch den dringenden Rat, mir das Buch »Gespräche mit Gott«[(8)] von Neale Donald Walsh zu besorgen. Darin würde ich noch mehr Antworten und Informationen zur geistigen Welt finden. Nach dem Lesen dieses Buches würde man wissen, wie das Leben funktioniert.

Roland kam in der nächsten Zeit noch öfter zu Frau Dr. Singer und wir blieben somit in Kontakt, manchmal testete er noch, welche Mittel ich nun brauchte und verfolgte somit meine Entwicklung. Irgendwann kehrte er aber Deutschland den Rücken und wanderte aus, um neue Wege zu gehen. Und auch ich ging meiner Wege und hatte seitdem nur noch sehr selten Kontakt zu ihm. Später praktizierte auch Frau Dr. Singer nicht mehr und so fiel diese gemeinsame Verbindung ebenso weg.

Der beste Tipp, den mir Roland gegeben hatte, war die Buchempfehlung. Ich kaufte mir das Buch und habe es von der ersten Seite an verschlungen. In Walshs Buch wurden Zusammenhänge erklärt, die mir die Augen – oder besser das dritte Auge – öffneten und mir viele meiner Wahrnehmungen erklärten. Es ging darum, dass die meisten Menschen schon viele Leben gelebt hätten und es ging um Karma, um Schwingungen, Energien, die Kraft der Gedanken und vieles mehr. Dieses Buch habe ich gleich zweimal hintereinander gelesen. Es kam genau zum richtigen Zeitpunkt auf mich zu, denn durch meine Erlebnisse mit Annegret und Roland war ich noch offener gegenüber spirituellem Wissen und alternativen Heilmethoden geworden.

In meiner Wohnung fühlte ich mich immer noch sehr unwohl, wenn ich alleine war. Noch immer fühlte ich mich beobachtet und so, als wäre da noch jemand oder irgendetwas. In dieser Zeit nahm ich ein Kaninchen – den Leo – bei mir auf, da es sonst im Tierheim gelandet wäre und ich dachte, es könne mir gut tun, einen tierischen Gefährten zu haben. Ich ließ Leo regelmäßig durch die Wohnung hoppeln und freute mich, wenn er zu mir kam und sich seine Streicheleinheiten abholte. Mittlerweile wusste ich, dass Tiere mehr sehen und wahrnehmen können als wir Menschen und beobachtete interessiert, dass er bei jedem Freigang zuerst in eine bestimmte Zimmerecke hoppelte und „Männchen" machte. Dabei schaute er nach oben, ganz so, als wäre dort jemand, den er sehen konnte. Das war manchmal schon etwas unheimlich und ich sprach Annegret darauf an. Sie schlug vor, Kontakt mit einer Frau aufzunehmen, die spirituell arbeiten würde und Wohnungen energetisch reinigen könne, woraufhin ich einen Termin mit ihr vereinbarte. Zusammen mit meiner Mutter, die mich immer noch fahren musste, mittlerweile jedoch auch an spirituellen Themen interessiert war, fuhr ich einige Tage später zu ihr. Kaum angekommen, sah sie schon, dass es mir nicht gut ging. Sie war sehr nett zu mir und stellte einige Fragen, währenddessen ich mir ihren Verkaufsraum anschaute. Sie hatte viele spirituelle Bücher im Angebot sowie eine große Auswahl an Edel- bzw. Heilsteinen, von denen ich fasziniert war und mir intuitiv zwei aussuchte. Außerdem wollte ich mehr über diese Steine wissen und kaufte noch ein Buch über die Wirkungsweise der Edelsteine. Später las ich nach, dass ich mir Steine ausgesucht hatte, die zum einen positiv die Leber beeinflussten und zum anderen für energetischen Schutz vor negativen Energien sorgten. Das passte beides auf mich und wieder einmal war ich fasziniert von den neu kennengelernten Möglichkeiten und Dingen, die es gibt und die uns die geistige Welt zur Verfügung stellt.

Diese Frau hatte ein ausgeprägtes Selbstbewusstsein und behauptete von sich, hellsichtig zu sein. Sie würde sehen, dass meine Wohnung energetisch negativ wäre und bot an, diese vor Ort anzuschauen und zu reinigen. Ich ging darauf ein, weil ich endlich dieses Gefühl, beobachtet zu werden, los sein wollte. Es dauerte etwa zwei Wochen, bis sie Zeit hatte und abends zur „Wohnungsbesichtigung" zu mir kam. Sie setzte sich und sagte, dass sie drei verstorbene Seelen wahrnehmen würde, die etwas gegen ihre Anwesenheit in der Wohnung hätten. Außerdem würden in der Wohnung noch sehr alte negative Energien hängen, die man dringend energetisch reinigen müsse, es hätte in dem Haus sicher viel Streit gegeben. Ich konnte ihr das bestätigen und war einverstanden, dass sie sofort mit der Reinigung begann. Sie schloss die Augen und öffnete ihre Arme, die Handflächen zeigten nach oben. Zwischendurch atmete sie schwer und es dauerte eine Weile, bis sie fertig war. Nun sollte alles bereinigt sein und sie verabschiedete sich danach.

Ganz ehrlich? Ich merkte... nichts. Im Gegenteil – ich fühlte mich immer noch beobachtet und unwohl, vor allem, wenn ich alleine war. Wenn meine Mutter nicht da war, also auch nicht im Haus, wurde dieses Gefühl immer schlimmer. Besser ging es mir, wenn sie bei mir war. Ich wollte das jedoch nicht und fand das recht peinlich bzw. beschämend. Ich war fast dreißig Jahre alt und hatte oft Angst, nie mehr alleine klarkommen zu können. Was war das nur, dass es mir mit meiner Mutter in der Nähe viel besser ging und die Ängste vergingen? Das gleiche Phänomen hatte ich, wenn ich das Buch »Gespräche mit Gott« las oder es einfach nur aufgeschlagen auf mich legte. Dann fühlte ich mich geschützt und sicher. Das erzählte ich natürlich niemandem, denn das war schon alles viel zu verrückt und zu seltsam.

Nachdem diese Frau bei mir gewesen war, nahmen sogar die unheimlichen Phänomene in meinem Schlafzimmer zu. Jede(!) Nacht wurde ich seitdem wach, weil ich das Gefühl hatte, jemand Schweres liegt auf mir und erdrückt mich. Ich bekam dadurch keine Luft und hatte panikartige Zustände. Auch hatte ich das Gefühl, in dem freien Bett neben mir liege jemand, der mich anschaute. Das war nachts so ganz alleine natürlich sehr unheimlich und machte mir Angst. Ich musste mir dann selbst Mut zusprechen, um mich aus meiner Schockstarre herauszubewegen, damit ich das Licht anmachen konnte. Danach war es immer etwas besser. Ich dachte: *„Ich drehe durch. Ganz sicher drehe ich jetzt komplett durch.“*

Wieder sprach ich mit niemandem darüber, weil ich dachte, dass mich dann alle für verrückt erklärten. Auch Annegret sagte ich nicht, dass es jetzt noch schlimmer war als vorher, denn sie hielt so viel von der anderen Frau, sodass ich dachte, es läge alles nur an mir. Weil es mir also in der Wohnung keineswegs besser ging, fuhr meine Mutter schließlich nochmals mit mir zu dieser Frau. Ich berichtete ihr, dass es noch schlimmer wäre und sie war sichtlich überrascht und sah auch etwas beleidigt aus, weil ich gesagt hatte, dass es nicht richtig geholfen hätte. Statt mit mir eine Lösung zu suchen, wurde sie laut und sagte fauchend, dass ich eine Last für meine Eltern wäre und ich sie alle mit krank machen würde. Am besten wäre für mich, sofort auszuziehen, damit sie endlich ihre Ruhe vor mir hätten. Ob mir klar wäre, was ich da anrichten würde. *„Oh nein“*, dachte ich, *„was ist denn jetzt hier los?“* Sie machte weiter und sagte, dass sie das mit ihren Fähigkeiten genau sehen könne.

Sowohl meine Mutter als auch ich waren völlig überfordert mit ihren Aussagen und sahen zu, dass wir dort schnell rauskamen. Da ich gesundheitlich noch sehr angeschlagen war und deshalb auch energetisch nicht gefestigt, nahm ich mir ihre Worte sehr zu Herzen. Mit ihren Beschuldigungen hatte sie es geschafft, mich total runterzuziehen. Meine Mutter versicherte mir, dass sie zu mir halte und sowohl sie als auch mein Vater hinter mir stünden und mir helfen würden, wieder ganz auf die Beine zu kommen, ich könne ja nichts für meine Krankheit und solle mir keine Gedanken machen. Das machte ich mir aber, mehr als ich wollte...

Noch immer hatte ich ja die Rasierklinge als allerletzten Ausweg, wenn meine Hoffnung dann doch mal gegen Null sinken würde. Ich nahm sie, als ich abends alleine war, in die Hand und betrachtete sie, während mir die Tränen über mein Gesicht liefen. Die Frau hatte ja nicht Unrecht. Ich war mit meiner Erkrankung eine Belastung für meine Familie. Durch mich konnten sie lange Zeit nicht ihr eigenes Leben führen, und auch meine Schwester litt unter der Situation, obwohl es mir doch zumindest schon viel besser ging und ich längst nicht mehr einen „Rund-um-die-Uhr-Service" benötigte. Aber ausziehen? Wie denn, so schlecht wie es mir immer noch viel zu oft ging. Es war furchtbar, nun schon so viele Jahre krank zu sein, drei lange Jahre. Natürlich hatte sich einiges verbessert, aber ein eigenständiges Leben war einfach (noch) nicht möglich.

Nachdem ich mich wieder beruhigt hatte, traf ich eine Entscheidung: Ich würde weiterkämpfen und gesund werden! Mein Gefühl sagte mir, dass ich das auch schaffen könne, wenn ich nur weiter Geduld hätte. Die Rasierklinge stand sowieso nur symbolisch für einen allerletzten Ausweg aus der Misere. Dennoch – ich warf an diesem Abend die Rasierklinge und damit meinen „Notfall-Ausstiegsplan" ganz feierlich in den Mülleimer und betete stattdessen noch einmal zu Gott, dass er mir doch bitte helfen möge, so schnell wie möglich gesund zu werden. Zu dieser Frau ging ich nicht mehr. Doch ich sollte ihr trotzdem noch einmal begegnen...

## *Himmelhoch – erster Engelkontakt*

Wir hatten immer noch das Jahr 1999, ich hatte mittlerweile alle Bände von »Gespräche mit Gott« gelesen, hatte mich über die Wirkung von Edel- bzw. Heilsteinen informiert, was mich sehr interessierte und wartete noch immer auf meine vollständige Genesung. Doch die merkwürdigen „Zustände" in meiner Wohnung wurden immer schlimmer. Keine Nacht konnte ich mehr durchschlafen. Immerzu wurde ich wach, weil „jemand" auf mir lag und ich keine Luft bekam. Ich fühlte mich mehr beobachtet denn je und fror in der Wohnung immerzu, auch wenn die Heizung an war und es, wie im gerade vergangenen Sommer, sehr heiß war. Sehr oft bekam ich eine unangenehme Gänsehaut. Mit diesem Gefühl kam auch sofort die Gewissheit, beobachtet zu werden. Ich wusste mittlerweile aus verschiedenen Büchern, dass es tatsächlich verstorbene Seelen gibt, die noch erdgebunden umhergeisterten, dennoch hatte ich Angst, durch die Krankheit verrückt geworden zu sein. Ich nahm das alles ja auch nur wahr, konnte es aber nicht real sehen. Außerdem hatte ich keine Ahnung, wie ich die Geister wieder loswerden könnte.

Nachdem ich mir keinen Rat mehr wusste, bat ich meine Mutter, eine Nacht bei mir zu schlafen. Ich hatte ihr bis dahin nichts von den Phänomenen erzählt und wollte jetzt testen, ob sie vielleicht auch etwas merken würde. Ihr sagte ich nur, dass ich nachts so schlimme Alpträume hätte und fragte, ob sie einfach einmal eine Nacht bei mir schlafen würde. Man sah ihr direkt an, dass sie sich über meine Bitte wunderte, doch ging sie nach kurzem Zögern auf meinen Wunsch ein. Und so schauten wir uns abends gemeinsam einen Film im Fernsehen an und gingen dann zu Bett. Es war wunderbar, ich schlief sehr schnell ein und die ganze Nacht durch. Ich hatte morgens das Gefühl, ganz ruhig und tief geschlafen zu haben und fühlte mich direkt erholt.

Bei meiner Mutter sah das ganz anders aus. Sie wirkte total übernächtigt und sagte, sie hätte die schrecklichste Nacht ihres Lebens gehabt. Ständig wäre sie wach gewesen, weil – ich solle sie nicht für verrückt halten – jemand auf ihr gelegen hätte und zwar so schwer, dass sie wach wurde, weil sie kaum Luft bekam. Sie hätte außerdem regelrecht kämpfen müssen, damit dieser „Jemand“ von ihr runter ging. Es wäre auch kein Alptraum gewesen, sondern hätte sich alles real abgespielt, weil sie davon ja auch wach geworden war und es dann immer noch nicht aufhörte.

Während dem Frühstück, als sie richtig klar war, dämmerte es ihr und sie sagte zu mir: *„Jetzt wird mir einiges klar. Du hattest keine Alpträume, sondern kennst diese Zustände. Du wolltest, dass ich bei Dir schlafe, um zu schauen, ob ich auch etwas merke. Na, das ist Dir ja gelungen. Aber wer oder was ist das, was Dich nachts so stört und angreift?“ „Ja, das wüsste ich selbst gerne.“*, antwortete ich ihr. *„Und ich habe leider keine Ahnung, wer mir da wirklich helfen könnte.“*

Anschließend schmiedeten wir einen Plan, um sicher zu gehen, dass wir uns das beide nicht einbildeten: Wir wollten versuchen, meinen Vater zu überreden, eine Nacht bei mir zu schlafen. Ich würde währenddessen bei meiner Mutter übernachten. Bei allem Ernst machten wir uns einen Spaß daraus, zu testen, ob er auch etwas merken würde. Ich weiß nicht mehr, wie wir ihn dazu gebracht hatten, das mitzumachen, aber er schlief tatsächlich eine Nacht in meinem Schlafzimmer und ich bei meiner Mutter. Am nächsten Morgen stieß mein Vater zum Frühstück dazu. Er sah nicht sehr ausgeschlafen und erholt aus und sagte erst einmal nur den einen Satz: *„DAS macht ihr nie wieder mit mir.“* Daraufhin sah mich meine Mutter grinsend an und wir mussten uns das Lachen verkneifen, weil er völlig fertig aussah und nicht wusste, was los war. Später erzählte er uns, dass er kaum geschlafen hätte, ständig hätte er das Gefühl gehabt, jemand würde ihn wach machen. Er meinte, er hätte noch nie so viele wirre Träume in einer Nacht gehabt und so schlecht geschlafen. Weiter sagte er, das wäre wohl, weil er nur in seinem eigenen Bett wirklich gut schlafen könne. Wir ließen das mal so stehen… ☺

Meiner Freundin Sammy vertraute ich mich auch an. Wir waren ja schon zu Schulzeiten beste Freundinnen gewesen und konnten uns immer alles erzählen, doch nach der gemeinsamen Schulzeit gingen wir unsere eigenen Wege. Sie hatte mittlerweile einen eigenen Freundeskreis wie auch ich. Wir hatten uns nie gestritten, es passierte einfach, dass wir immer seltener Kontakt hatten, bis er schließlich gänzlich versiegte. Während dieser Zeit jedoch musste ich oft an sie denken, da ich mich früher ja auch immer mit ihr über die „Unglaublichen Geschichten“ bei Radio Luxemburg ausgetauscht hatte und ich gerne mit ihr über meine eigenen unglaublichen Geschichten gesprochen hätte. Und irgendwann nahm ich den Telefonhörer in die Hand und wählte einfach auf gut Glück ihre alte Telefonnummer, die ich noch immer auswendig wusste. Auch wenn ich hoffte, sie unter dieser Nummer zu erreichen, war ich erschrocken, als sie tatsächlich nach dem dritten Klingeln am Telefon war. Sie freute sich, dass ich anrief und nach vielleicht zwei Sätzen war es schon wie früher: Wir erzählten uns alles, was wir bis dahin erlebt hatten und ich musste feststellen, dass auch sie eine bewegte Geschichte hinter sich hatte.

Nachdem wir uns versprochen hatten, unsere Freundschaft wieder aufleben zu lassen, wollte sie mich in den nächsten Tagen besuchen, was sie auch tat. Sie brachte mir Bücher über Edelsteine mit und hatte mir mein Geburtshoroskop ausgearbeitet und ausgedruckt, worüber ich mich sehr freute. Darin stand doch tatsächlich bei dem Thema „Gesundheit“, dass eine mögliche Erkrankung, die ich bekommen könnte, eine Amalgamvergiftung wäre. Wahnsinn! Sie selbst war beim Lesen schon sehr erstaunt gewesen, wie treffsicher das Horoskop für mich ausfiel. Auch andere Sachen trafen zu, die ich erlebt hatte bzw. die der momentanen Situation entsprachen. Das war schon alles sehr interessant und sie erzählte mir zudem, dass sie sich schon seit Jahren mit der Astrologie befasse und schon viel darüber gelernt hätte. So sprachen wir viel über uns, natürlich auch über Männer und das Leben im Allgemeinen. Sie machte sich auch nicht über meine nächtlichen Erlebnisse lustig, sondern hörte mir aufmerksam zu und meinte, dass ich sicher bald Hilfe bekommen würde, um wieder ruhig schlafen zu können. *„Ihr Wort in Gottes Ohr…“*, dachte ich nur.

Nun musste ich mich wenigstens nicht länger alleine quälen und konnte die Geschehnisse, die weiterhin jede Nacht passierten, mit meiner Mutter und mit Sammy teilen. Ich war froh, wieder Kontakt zu ihr zu haben, denn bei niemandem sonst konnte ich mich so zeigen, wie es mir wirklich ging. Ich wollte nicht, dass mich jemand sah, wenn mir so schwindlig war und ich schwankte, als wäre ich betrunken. Meine beiden anderen Freundinnen, die mir noch geblieben waren, durften mich nur sehen, wenn es mir einigermaßen gut ging, obwohl ihnen das sicher auch nichts ausgemacht hätte. Bei Sammy aber war das anders, eben vielleicht deshalb, weil wir uns von früher sehr vertraut waren. Wir brauchten keine großen Worte, Blicke reichten meist völlig, um zu wissen, was wir dachten oder sagen wollten. Sie fuhr mich, wenn es ihre Zeit zuließ (auch sie war gerade wieder Single) zu Terminen und ging mit mir, wenn ich einigermaßen fit war, ab und zu spazieren. Dazu fuhr sie mit mir auch weiter weg zu versteckten Wegen, weil ja keiner sehen sollte, dass ich manchmal so armselig schwankend und kraftlos lief. Wenn ich nicht lange laufen konnte, packte sie mich in ihr Cabrio und fuhr einfach mit mir durch die Gegend, damit ich frische Luft bekam. So machten wir auch einmal mitten im Februar mit offenem Verdeck, dick eingepackt und mit hochgedrehter Heizung einen Ausflug und hatten unseren Spaß dabei. Vor allem spürte ich durch sie wieder das Leben, was mir einfach gut tat.

Im September des gleichen Jahres rief mich Annegret an. Sie hätte mir schon vor einer Woche eine Einladung geschickt und wollte wissen, ob ich denn kommen würde. Ich hatte jedoch keine Post von ihr bekommen und wusste nicht, worum es ging. Annegret sagte jedoch, sie wäre sich sicher, dass mein Brief mit den anderen, die sie verschickt hatte, bei der Post von ihr aufgegeben wurde. Mein Gefühl sagte mir, dass hier irgendetwas nicht stimmte und ich versprach, schnell nachzusehen und dann zurückzurufen. Schwankend wie immer ging ich zum Briefkasten und sah einen Briefumschlag, der wohl heruntergefallen war. Er steckte in einem Zwischenraum zwischen Treppe und Wand, wo ich ihn herauszog. Das war vorher noch nie vorgekommen und ich war froh, ihn überhaupt entdeckt zu haben und öffnete ihn. Es war eine Einladung zu einem Engel-Seminar. Wow! Das klang wirklich gut, denn es war ja genau das, was mich interessierte. Das Seminar sollte zwei Tage dauern und bei ihr stattfinden. Natürlich wollte ich dorthin! Aber wie immer, konnte ich das in meinem Zustand wohl vergessen. Ich rief Annegret an und teilte ihr mit, dass ich gerne kommen würde, aber nicht wüsste, wie ich das körperlich machen solle. Sie sagte, sie hätte sich schon überlegt, mir den bequemsten Sessel hinzustellen, damit ich mich gut zurücklehnen konnte. Es brauchte dennoch noch ein wenig Überredungskunst von ihr, bevor ich zusagte. Allerdings fand ich es merkwürdig, dass ich den Brief mit der Einladung nicht direkt erhalten hatte und ihn erst nach dem Anruf von Annegret fand. Es war nur ein kurzer Moment, in dem ich dachte, irgendwer möchte nicht, dass ich zu dem Seminar gehe beziehungsweise einen lichtvollen Weg einschlage...

Ich erzählte meiner Mutter von dem Wochenend-Seminar und auch Sammy. Beide waren genauso interessiert und wollten gerne daran teilnehmen, was auch noch möglich war. Das Seminar sollte in drei Wochen stattfinden und ich freute mich schon darauf, hatte aber auch meine Befürchtungen, es körperlich nicht zu schaffen. Einen Tag davor ging es mir auch sehr, sehr schlecht. Ich hatte sehr schlimme Kopfschmerzen und mir war wieder extrem schwindlig. Wie sollte ich diese zwei Tage in diesem Zustand schaffen? Ich rief Annegret an. Sie bekniete mich, unter allen Umständen zu kommen, ich wäre ja auch nicht alleine und sie wüsste, dass es für mich ganz wichtig wäre, teilzunehmen. Der Sessel stünde schon bereit und es wäre ja auch ein Geistheiler anwesend, falls es mir schlecht ginge. Das wusste ich bis dahin noch nicht, aber das hörte sich wirklich spannend an und ich wollte nun doch unbedingt dort hin. Allerdings fühlte ich mich an diesem Tag mehr denn je in meiner Wohnung unwohl und auch nachts kam ich nicht zur Ruhe, weil ich meinte, von unsichtbaren Wesen umgeben zu sein, und wie immer lag ein „Geist“ nachts auf mir und ich bekam keine Luft. Warum nur wurde es gerade jetzt schlimmer? Ich hatte das Gefühl, dass sich die ganze negative Energie in meiner Wohnung gegen mich wandte. Das war verrückt, aber so fühlte es sich auch an. Plötzlich sträubte mich auch innerlich gegen dieses Seminar: Was sollte mir diese „Engel-Tante“ denn erzählen? Welchen Nutzen hatte das Ganze? Ich hatte nur noch negative Gedanken und versuchte dagegen anzugehen. Auch das fühlte sich an, als kämen diese Gedanken nicht von mir. So, als wolle man mir einflüstern, nicht dort hinzugehen.

*„Und jetzt erst recht!“*, dachte ich und fuhr am nächsten Tag mit meiner Mutter und Sammy zu dem Seminar. Und obwohl ich offen für das, was kam und schon positiv gespannt war – immerhin war ich schon mal bis hierher gekommen – erwartete ich eine Frau, die mit wahrscheinlich weißen Gewändern hereinkommen und irgendwie ganz heilig über Engel sprechen würde, umweht von einem Duft von Räucherstäbchen. Dort angekommen, zeigte mir Annegret gleich meinen Platz – den Sessel – und ich setzte mich, damit ich mich umschauen konnte. Stehen konnte ich aufgrund des Schwindels nicht lange und den Kopf dabei drehen ging schon gar nicht, denn mehr als einmal war mir dabei schon schwarz vor Augen geworden, sodass ich umgekippt war. Als ich so in die Runde schaute, denn auch andere Teilnehmer nahmen allmählich Platz, sah ich sie: Die Frau, die mir gesagt hatte, ich würde Macht über meine Eltern ausüben und solle so schnell wie möglich ausziehen. Musste das jetzt sein? Und prompt fühlte ich mich so richtig unwohl…

So saß ich – manchmal zu ihr hin schielend – zwischen meiner Mutter und Sammy und war gespannt, was uns erwarten würde, wobei ich hoffte, dass mich die Frau nicht ansprach. Als auch die anderen (ca. zehn Personen) alle Platz genommen hatten, betrat die „Engel-Frau“ mit ihrem Mann den Raum und setzte sich uns gegenüber. Sie war stinknormal gekleidet, sah sehr sympathisch aus und hatte ein einnehmendes Lächeln, genauso wie ihr Mann Henning. Sie stellte sich als Katharina vor und erzählte kurz, dass sie seit ihrer Kindheit Engel sehen und hören könne. Weil ihre (katholische) Familie das aber nicht glauben konnte oder wollte und teilweise mit Strafe drohte, wenn sie von ihren Engeln erzählte, versuchte sie ihre Gabe zu verdrängen, was einige Jahre lang auch gelang. Bis sie – bereits erwachsen – durch einen Schicksalsschlag wieder begann, ihre himmlischen Begleiter zu sehen und mit ihnen zu kommunizieren. Seitdem lebte sie ihre Berufung und brachte Menschen in Kontakt mit den Engeln. Ihr Mann war ebenfalls sehr nett und stellte sich auch kurz vor. Er hieß Henning, war Reiki-Meister und Reiki-Lehrer und nannte sich „Geistheiler“. Seine Gabe eröffnete sich ihm im Erwachsenenalter und zusammen mit seiner Frau förderte er diese und entwickelte sie immer weiter. Er bot an, nach dem

Seminar noch für Gespräche zur Verfügung zu stehen. Katharina sagte, bevor sie mit dem Seminar begann, dass sie wirklich eine ganz normale, bodenständige Frau sei, die nun mal eben diese Gabe und einen himmlischen Auftrag hätte, genauso wie ihr Mann. Sie würden ein normales Leben führen, ab und zu rauchen, manchmal Alkohol trinken und hätten Sex. „*Ganz normal eben*", sagte sie und lachte herzlich. Das kam sehr sympathisch und ehrlich rüber, sodass ich gleich Vertrauen zu ihnen hatte. Wir lachten alle über ihre Bemerkung und das Eis in der Runde war geschmolzen. Wir saßen alle in einem Halbkreis. In der Mitte war eine große Kerze sowie Blumen, und kleine Kärtchen lagen verdeckt auf dem Boden. Jeder von uns sollte jetzt eine dieser Karten intuitiv nehmen, was wir alle nach und nach machten. Anschließend stellte sich reihum jeder kurz vor und las das Wort auf der Karte vor. Katharina verband sich daraufhin mit dem Schutzengel desjenigen und gab weiter, was der Engel ihr zu dem Thema auf der Karte vermittelt hat. Mir stand der kalte Schweiß auf der Stirn. Ich hatte eine Karte gezogen, worauf ein kleiner, gezeichneter Engel war und das Wort „Macht" stand. Na Bravo! Also stimmte es, was die Frau damals zu mir gesagt hatte und ich übte Macht aus. Schöner Mist, sie saß mir ja auch noch schräg gegenüber und ich war gleich an der Reihe und musste laut sagen, was auf der Karte stand. Am liebsten wäre ich sofort gegangen…

Es war soweit – ich stellte mich kurz vor und Katharina fragte, was ich denn für ein Thema gezogen hätte. Ich sagte – bereits in einem entschuldigenden, schüchternen Ton – „*Macht*" und beobachtete aus den Augenwinkeln die Frau, während Katharina ihre Augen schloss und mit meinem Engel Kontakt aufnahm. Die Frau, so glaubte ich zu sehen, lächelte hämisch und fühlte sich natürlich bestätigt. Nun wollte ich eigentlich gar nicht mehr hören, was mein Engel zu dem Thema zu sagen hatte, doch Katharina öffnete die Augen und sprach: „*Dein Engel sagt, Du sollst Dir keine Gedanken machen. Das Wort ‚Macht' bedeutet in Deinem Fall Kraft. Du bist eine starke Frau, die schon sehr viel Schlimmes erfahren und dennoch die Kraft hat, das alles zu durchleben und durchzustehen. Du wirst als kraftvoller Mensch aus diesem Prozess gehen und den*

*Menschen in Deinem Umfeld helfen sowie ein spirituelles Vorbild sein, wovon sie profitieren werden. Es ist schön, dass Du heute hier bist.“*

Puh… das kam für mich völlig unvermutet und augenblicklich nahm ich eine aufrechtere Haltung an und freute mich über diese liebevollen und stärkenden Worte. Ich sah, dass die Frau verdutzt schaute, während ich anfing zu strahlen und das Seminar von da an sehr genoss. Ich war dieser Frau nicht böse und erfuhr auch erst später, dass sie wohl mit ihrer Tochter im Streit auseinandergegangen war. Vielleicht hatte sie damals etwas von ihrem Prozess auf mich übertragen, was ja vorkommen kann. Meine Mutter und ich waren nun einmal ein eingespieltes Team und sehr miteinander verbunden, das könnte ihr in diesem Moment nicht gefallen haben. Gelernt habe ich daraus, dass man zwar immer ein Medium um Rat fragen kann, aber dennoch hinterfragen sollte, ob man die Antwort, die man bekommt, auch so annehmen und akzeptieren kann.

Natürlich steckte auch ein Stück Wahrheit in ihren Aussagen, es lag ja auf der Hand, dass ich schon eine Belastung für meine Eltern und meine Schwester darstellte. Diese Erkrankung zehrte an uns allen, nur auf verschiedene Arten.

► *Wir sind alle nur Menschen und es kann vorkommen, dass eigene Erfahrungen und eigene Prozesse eines Mediums mit in eine Beratung einfließen. Hier sollte man immer für sich überprüfen, ob man die Aussagen in vollem Umfang annehmen kann.*
*Dennoch gibt es sehr medial begabte Menschen, die sofort den Kern eines Problems sehen – ob einem das nun gefällt oder nicht. Manchmal wird man durch Engel während einer medialen Beratung auch auf eigene nötige Veränderungen hingewiesen, die einem anfangs unbequem und unerfüllbar erscheinen, und man geht mit einem unguten Gefühl aus einer Beratung. Wenn man nun aber ehrlich zu sich selbst ist und genau hinschaut oder in sich hineinfühlt, kann man sich meist hinterher eingestehen, dass diese Ursache oder Problematik tatsächlich besteht und kann Abhilfe schaffen. In den meisten Fällen bekommt man aber direkt bei einer Beratung durch ein Me-*

*dium einen Lösungsansatz aus der geistigen Welt, der einem die Wege aufzeigt, die man gehen könnte.*
*Wichtig ist, dass diese Beratungen liebevoll geschehen und keine Angst machen. Ein Engel droht nicht und klagt auch nicht an. Er kann aber liebevoll auf Defizite oder Mängel hinweisen, denn wir möchten ja wissen, was uns bei der Erfüllung unserer Ziele im Weg steht.*

Während des Seminars bekamen wir viele Informationen zu den Engeln, wie man mit ihnen in Kontakt kommt, welche Farbschwingung die Erzengel haben und so weiter. Es waren zwei wirklich schöne Tage und ich war sehr froh, dass ich diesen Schritt gewagt hatte. Ein Erlebnis während einer Meditation, die wir durchführten, werde ich nie vergessen: Es ging darum, Kontakt mit seinem Schutzengel aufzunehmen. Wir sollten einfach offen sein und entspannt schauen, ob er sich uns gegenüber irgendwie bemerkbar machen würde. Dazu folgte ich den Worten von Katharina und erwartete eigentlich nichts. Irgendwann spürte ich eine sehr angenehme Wärme in meinem Rücken. Es wurde wärmer und wärmer und es kam mir vor, als würde mich mein Engel mit seinen Flügeln umarmen, und vor meinem geistigen Auge sah ich die Farben violett und blau. Es war so ergreifend und schön, dass ich mir wünschte, das Gefühl würde für immer so bleiben. Genau in dem Moment, als ich das dachte, sagte Katharina: *„Diese Meditation ist in Euren Unterlagen. Wann immer ihr wollt, könnt ihr diese Übung durchführen und Euren Schutzengel einladen, sich für Euch spür- oder erkennbar zu machen.“*

Allein dieser Kontakt mit meinem Engel öffnete bei mir sämtliche Türen zur lichten, geistigen Welt. Hatte ich vorher noch Zweifel an der Existenz dieser „Dinge“, so wusste ich nun ganz sicher, dass es tatsächlich viel mehr zwischen Himmel und Erde gibt, als wir ahnen können. Und nein, ich hatte mir das auch nicht eingebildet, denn solch ein geborgenes, liebevolles Gefühl, zusammen mit dieser tiefen, warmen Energie, hatte ich zuvor ja noch nie erlebt. Ich hatte an diesem Tag meinen ersten Engelkontakt, der mich sehr berührte und mein Gefühl dazu war *himmelhoch*.

Am zweiten Tag des Seminars nahm mich Katharina zur Seite. Sie sagte, sie könne sehen, dass es mir sehr schlecht gehen würde und sie hätte etwas bei mir gesehen, das sie mir gerne in Ruhe erzählen und erklären würde. Ich sagte ihr, dass ich für den nächsten Tag vorab schon einen Termin bei ihr zum „Channeling" gebucht hätte und ob wir dann morgen reden wollten. Sie sagte, das wäre sehr gut und wir hätten dadurch genügend Zeit, alles zu besprechen.

► *Das Wort „Channel" kommt aus dem Englischen und heißt übersetzt „Kanal". Dabei stellt sich das Medium als Kanal bzw. Vermittler zwischen Mensch und geistigen Wesen zur Verfügung. Man kann somit zu bestimmten Themen oder Fragen Antworten und Informationen aus der geistigen Welt bekommen. Meist ist es unser Schutzengel, der Fragen von und über uns beantwortet, denn er kennt genau unseren Lebensplan und unseren Weg, den sich unsere Seele schon vor der Geburt vorgenommen hat, zu gehen. Dabei kann er uns Hilfestellungen geben – vor allem, wenn wir von unserem Weg abgekommen sind. Er kennt außerdem unsere Lebensaufgabe und unsere Begabungen, die es zu fördern gilt.*

Nach dem tollen Seminar, bei dem ich so viele wertvolle Informationen bekam und in den Meditationen Bilder sah und Engel vor meinem geistigen Auge wahrnahm, freute ich mich auf das Channeling bei Katharina. Hier hatte ich nun zusätzlich die Möglichkeit, länger mit ihr zu reden und mehr über mich und meine Krankheit zu erfahren.

Wir waren alleine in einem Raum, wieder brannte eine Kerze und alles war liebevoll dekoriert. Katharina verband sich nun mit mir und meiner Energie sowie mit meinem Schutzengel. Bevor ich Fragen stellen konnte, sprach sie mit einer etwas veränderten Stimme zu mir. Sie sagte nochmals, ich wäre eine starke Frau, die vieles geduldig ertragen musste und das auch bestens meistern würde. Aber ich solle auch weiter geduldig sein, es bräuchte immer noch etwas Zeit, um wieder gänzlich auf die Beine zu kommen. Nichtsdestotrotz würde es stetig besser werden.

Meine Krankheit hätte ich bekommen, damit ich einen spirituellen Weg gehen würde. Ich bzw. meine Seele hätte sich vorgenommen, über die Krankheit viele Erfahrungen zu sammeln, mit denen ich später einmal sehr vielen Menschen helfen könne. Sie würde sehen, dass ich ähnlich wie sie arbeiten werde, auch Seminare würde ich geben. Sie sehe außerdem, dass ich ganz viele verschiedene Dinge tun würde, auch im energetischen Bereich, wie z.B. Energiearbeit, Verbindung mit der geistigen Welt aufnehmen und so weiter. Außerdem solle ich schreiben, wahrscheinlich Bücher.

Ich? In mir verkrampfte sich alles und meine Schulter war wahrscheinlich schon direkt unter meinen Ohren, als sie – mit geschlossenen Augen – sagte, ich solle mich nicht so verkrampfen, das käme alles nach und nach von alleine und auch nicht so schnell. Erst einmal hätte ich noch andere Dinge zu regeln. Meinen Beruf als Fremdsprachensekretärin würde ich wohl nicht mehr ausüben, doch es wäre wichtig für mich gewesen, das Übersetzen zu lernen. So könne ich demnächst „übersetzen", was ich an Informationen aus der geistigen Welt bekäme. Aha! Alles klar. Sprach sie da wirklich über mich? Das konnte ich irgendwie nicht glauben, wollte aber gerne diesen Weg gehen, denn ich merkte, dass es genau das war, was mir Freude machen würde und was sich endlich einmal stimmig anhörte. Dann sah sie über ihr geistiges Auge in meine Wohnung und sagte, dass sich dort sehr negative Energien befänden, die ich sicher schon wahrgenommen hätte. Außerdem sehe sie drei verstorbene Seelen, die mich nicht in Ruhe lassen würden und quasi von meiner Energie lebten. Anschließend erklärte sie mir Folgendes:

*„Ich sehe bei Dir zwei Besetzungen. Das sind ebenfalls verstorbene Seelen, die ständig bei Dir bzw. in Deiner Aura sind und sich ebenfalls von Deinen Energien nähren und dadurch weiterleben. Es sind keine guten Geister und Du hast sicher schon bemerkt, dass Du manchmal sehr negative Gedanken hast, gegen die Du kaum ankommst. Das ist auch der Grund, warum Du das Gefühl hast, festzuhängen. Deine körperliche Gesundheit geht nicht voran, weil diese Seelen noch ‚auf Dir sitzen'. Aber in Deinem Lebensplan ist auch diese Erfahrung vorgesehen. Deshalb bist Du jetzt hier, damit es endlich erkannt werden kann*

*und Dir bewusst wird. Henning kann Dir diese Besetzungen im Anschluss an unser Gespräch rausziehen und Dir einen Schutz aufbauen. Sollte so etwas noch einmal vorkommen, dann weißt Du, wie es sich anfühlt und kannst sofort handeln. Alles andere wird sich nach und nach in Deinem Leben zeigen. Sei offen für die Dinge, die Dir begegnen, Du wirst noch viele Erfahrungen machen. Henning und ich können Dich, wenn Du magst, eine Weile auf Deinem Weg begleiten."*

Dies taten die beiden auch eine ganze Weile, wofür ich ihnen heute noch sehr dankbar bin.

► *Der Mensch besteht nicht alleine aus einem physischen Körper, sondern ebenso aus feinstofflichen, geistigen Körpern, die man die Aura nennt. Sehen können wir nur den physischen Körper, die Aura bleibt den meisten Menschen verborgen. Jedoch können mediale Menschen diese Aura sehen und darin Farben, Charaktereigenschaften, Fähigkeiten, Krankheiten, energetische Disharmonien, Besetzungen und so weiter erkennen. Als „Besetzungen" bezeichnet man verstorbene Seelen, die sich an das Energiesystem eines Menschen anhaften und somit durch dessen Energie weiter existieren können. Diese Seelen haben noch nicht den Weg in das höher schwingende Jenseits gefunden oder dürfen aus bestimmten Gründen noch nicht gehen. Oft sind diese verstorbenen Seelen noch erdgebunden oder haben noch etwas zu erledigen, wollen ihren Angehörigen noch etwas mitteilen usw. Doch nicht immer sind es auch gute Seelen und können daher ihren „Wirten" sehr schaden. Der besetzte Mensch kann dann zum Beispiel sogar Charaktereigenschaften oder Krankheiten dieser verstorbenen Seele annehmen. Oft bemerken auch die Mitmenschen, dass etwas mit einer Person nicht stimmt und sie sich plötzlich sehr zum Nachteil verändert oder gar Beschwerden hat, die sich nicht beheben oder lindern lassen. Mit Hilfe von Energiearbeit kann man jedoch solche Besetzungen ablösen.*

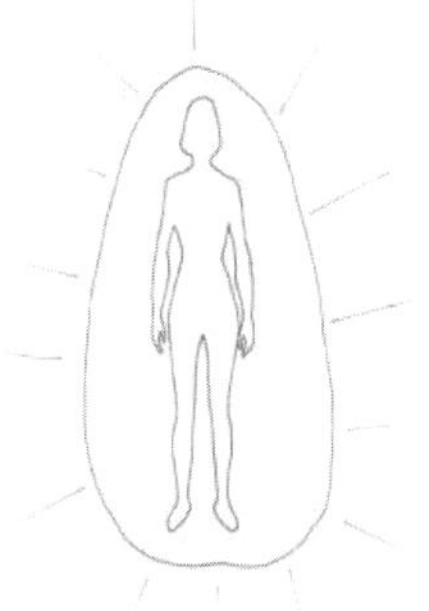

**Abb. 18**: Die Aura

Sooo viele Informationen und Erkenntnisse an drei Tagen! Das musste ich sicher noch alles in Ruhe verarbeiten. Zum Glück bekam ich einen Mitschnitt unseres Gespräches mit nach Hause. All die Einzelheiten, die ich hier erfahren habe, konnte ich mir natürlich nicht merken, denn sie erklärte mir auch noch, wie ich das „Mediale Schreiben" üben könne.

Channeln, mediales Schreiben, Bücherschreiben, energetisch arbeiten, Besetzungen, und, und, und... das war wirklich sehr viel auf einmal, hierüber wollte ich zuhause noch einmal in aller Ruhe nachdenken und mir den Mitschnitt anhören. Diesen Mitschnitt habe ich übrigens immer noch und hüte ihn wie einen Schatz, weil sich bis heute alles bewahrheitet hat, was mir damals durch sie vorausgesagt wurde. Nachdem das Gespräch beendet war, ging ich zu Henning, der schon im Nebenraum auf mich wartete. Er hätte diese Besetzungen bei mir bereits während des Seminars mit seinem geistigen Auge gesehen, sagte er und lächelte, weil er sich freute, mir nun helfen zu dürfen.

Ich setzte mich wieder bequem auf den Sessel bei Annegret und legte die Füße auf einen Hocker, der vor mir stand. Henning saß zu meinen Füßen, schloss die Augen und legte seine Hände um meine Füße. Mir wurde augenblicklich warm. Die Wärme ging von seinen Händen aus und zog über meine Füße in meine Beine und anschließend hoch in meinen Bauch, Arme und Kopf. Es war keine Wärme wie von einer externen Wärmequelle, sie ging tatsächlich von seinen Händen aus und war sehr, sehr angenehm. Als er sagte, er würde nun die Besetzungen „rausziehen", wurde es mir schlagartig eiskalt und ich fing leicht zu zittern an. Das alles dauerte aber nicht lange und es wurde mir wieder angenehm warm, immer noch ausgehend von seinen Händen. Er sagte, er würde mir noch etwas „Energie geben" und ließ weiter über seine Hände Energie in meinen Körper fließen, was mich entspannte. Als er fertig war, konnte ich erst einmal keinen allzu großen Unterschied erkennen. Ich fühlte mich aber ruhiger, gefestigter und entspannter.

Zum Abschied umarmten mich Katharina und Henning und ich bedankte mich von ganzem Herzen bei ihnen für diese Unterstützung – die hier noch nicht enden sollte.

Zuhause angekommen, hörte ich laut Musik, räumte die Wohnung etwas auf, schnappte mir den Müll und brachte ihn raus. Dazu musste ich über zwei Treppenabsätze hinuntergehen, durch den ganzen Keller nach draußen und wieder zurück. Erst als ich wieder in meiner Wohnung war, wurde mir bewusst, was ich gerade getan hatte: Nach nunmehr zwei Jahren hatte ich mich wie ein normaler Mensch verhalten und war einfach so die Treppe hinunter gegangen – ohne nachzudenken. Für gesunde Menschen ist das natürlich ein ganz normaler Vorgang, aber für mich grenzte es an ein Wunder und ich strahlte vor Glück über das ganze Gesicht. Das war wie ein Befreiungsschlag für mich und ich dachte mit Tränen in den Augen: *„Ich habe alleine den Müll rausgebracht. Wahnsinn!"*

Kurze Zeit später kam meine Mutter zu mir und auch sie wunderte sich über meine gute Laune. Sie sagte, ich hätte schon lange keine Musik mehr gehört und so gute Laune gehabt, ob das an dem Ablösen der Besetzungen liegen könne. Ich war ja bei allen neuen alternativen Heilmethoden und spirituellen Dingen erst einmal grundlegend skeptisch, doch diese starke Verbesserung nach dem Ablösen der Besetzungen und der Energiearbeit von Henning war schon enorm. Die gute Laune blieb auch in den nächsten Tagen bestehen. Es war jedoch nicht nur die gute Laune, denn ich hatte plötzlich wieder positive Gedanken bzw. eine positive Grundeinstellung. Ich kann es kaum in Worte fassen, aber ich hatte das Gefühl, dass etwas sehr Dunkles und Negatives von mir abgefallen war. Ich fühlte mich leichter und beschwingter und fühlte aus tiefstem Herzen, dass ich auf dem richtigen Weg war. Auch wenn geistige Heilung, Hellsichtigkeit usw. noch Neuland für mich waren, so spürte ich doch schon, dass ich darüber viel mehr wissen wollte.

Zu diesem Zeitpunkt allerdings konnte ich das, was mir über mich von Katharina vermittelt worden war, noch nicht annehmen. Mediales Schreiben... ich wusste ja noch nicht einmal richtig, was das war und wie man das erlernen bzw. durchführen konnte. Dennoch vertraute ich ihr, denn sie – und natürlich auch ihr Mann – hatten mir innerhalb von drei Tagen mehr geholfen als jede Therapie zuvor. Und sie sagte zum Abschluss, ich würde auch so eine „Engel-Tante" wie sie werden und ganz viele verschiedene Dinge auf geistiger und energetischer Ebene anbieten. „*Ich?*" Das konnte ich noch nicht wirklich glauben, wollte aber trotzdem offen bleiben. Deshalb kaufte ich mir zwei Bücher über Engel, die Katharina unter anderem zur Auswahl mitgebracht hatte, und die ich in der Folgezeit mit großem Interesse verschlang...

Die bedeutendste Veränderung nach dem Seminar war meine gesundheitliche Verbesserung. Ich konnte sogar wieder ab und zu mit dem Auto zu meiner anderen Freundin Sandra fahren. Unsere Eltern waren Freunde und auch wir waren seit unseren Babytagen an befreundet. Bei ihr durfte ich ein wenig am Familienleben teilnehmen und ihre zwei süßen Jungs in dieser Zeit aufwachsen sehen. Diese Familie nahm mich immer sehr herzlich auf, lud mich oft zum Abendessen ein und gab mir ein willkommenes Gefühl. Sie lebten im gleichen Ort wie ich, sodass es kein wirklich weiter Weg zu ihnen war, aber selbst dieser Weg wäre für mich vor der Begegnung mit Katharina und Henning unüberwindbar gewesen. Nun konnte ich sogar wieder alleine in meinem Auto diese Strecke sicher zurücklegen und freute mich wirklich sehr über meine neugewonnene Freiheit – wenn es auch erstmal nur kleine Schritte waren. Was ich auch deutlich spürte, war die Tatsache, dass ich jetzt nicht mehr den Schutz meiner Mutter brauchte. Wie Sie ja bereits wissen, fühlte ich mich oft nur bei oder zusammen mit ihr sicher, was mich schier verzweifeln ließ. Seit die Besetzungen abgelöst waren und ich durch das Seminar wusste, wie ich mir einen energetischen Schutz aufbauen konnte, war das Gefühl, den Schutz meiner Mutter zu brauchen, verschwunden, wofür ich sehr dankbar war.

Doch immer noch gab es auch schlechte Phasen, ich vermutete, dass sich der Körper in diesen Zeiten entgiftete und ertrug alles weiterhin geduldig. Erst viele Jahre später sollte ich auch hierauf eine Antwort und Hilfe bekommen...

## *Von Trauer, einem „Pfarrer", dem Klabautermann und geistiger Heilung*

Nach dem Seminar benötigte ich einige Zeit, um mit meiner neuen Sicht auf die Dinge klarzukommen. Außerdem wurden während des Seminars bei den Teilnehmern die Energien bzw. die Schwingungen erhöht, was ich auch körperlich spürte. Es fühlte sich an, als würde sich alles neu ausrichten – sowohl in meinem Körper als auch spirituell und geistig. An den Tagen danach hatte ich so etwa wie Muskelkater im ganzen Körper. Katharina bestätigte mir, dass dies völlig normale Reaktionen auf meine Arbeit während dem Seminar und auch durch die Anwendung von Henning wären. Es war auch nicht weiter schlimm, deshalb konnte ich es annehmen wie es kam – zumal es meiner Mutter und Sammy ähnlich ging.

Eines beschäftigte meine Mutter und mich dabei noch: Die Reaktion meiner Oma auf unsere spirituellen Wege... Doch irgendwann sprach sie mit ihr darüber und meine Oma fand dies alles gut und gab somit gewissermaßen ihr okay. Meine Mutter befürchtete, dass Oma es nicht für gutheißen würde, da sie sehr christlich erzogen worden war und vielleicht etwas dagegen haben könnte. Alles das, was wir nun lernten und erfuhren, entsprach ja auch nicht so ganz den Vorstellungen der christlichen Kirche. Meine Oma war aber schon immer offen für neue Sichtweisen und meinte, nicht alles wäre ihr unbekannt und neu, denn Engel gebe es nun mal. Schon bei dem Bericht über Annegret und deren Wünschelrutengehen freute sie sich und erzählte, dass es früher mehr solcher Menschen gegeben hätte und deren Gabe zum Beispiel für die Suche einer richtigen Stelle für einen Brunnen genutzt habe. Sie wusste auch, dass es wichtig war, zu beobachten, wo sich bestimmte Tiere niederlegen, weil dort gute Plätze sind und so weiter.

So waren wir mit meiner Oma im Reinen und freuten uns über ihre Aufgeschlossenheit und ihren bald kommenden achtzigsten Geburtstag. Wer sich nicht wirklich freuen konnte, war sie selbst, denn sie behauptete immer, nicht achtzig Jahre alt werden zu wollen. Sie war insgesamt noch rüstig, hatte aber auch ihre Zipperlein und war natürlich nicht mehr so dynamisch wie in jüngeren Jahren, was sie sehr belastete. Ihre drei Kinder planten also den Geburtstag, doch sie äußerte sich nicht so gerne dazu. Etwas über eine Woche vor ihrem Ehrentag ging es ihr nicht gut. Ihr war sehr übel, sie war ganz blass und schwach und hatte ein Schweregefühl in der Brust. Der herbeigerufene Arzt diagnostizierte eine Magen-Darm-Grippe und einen Infekt, weil dies im Moment „unter den Leuten wäre" und verordnete lediglich Bettruhe. Am nächsten Tag waren die Schmerzen in der Brust schlimmer und nun stellte sich heraus, dass sie einen Herzinfarkt gehabt hatte. Sie sträubte sich aber vehement, in ein Krankenhaus zu gehen und sagte, sie wisse, dass ihr Leben jetzt zu Ende gehe. Auch der Arzt sagte, man könne nicht mehr viel für sie tun und so bat sie, ihre letzten Stunden oder Tage zuhause in Frieden zu verbringen.

Mit jeder Stunde wurde sie schwächer und die komplette Familie war von nun an bei ihr. Sie schlief viel, war aber zwischendurch immer mal wieder wach und sehr klar. Die Familie ließ sie nicht mehr alleine, sodass immer jemand bei ihr war. Alle sechs Enkelkinder waren nach und nach noch einmal bei ihr und verabschiedeten sich. So auch ich...

Natürlich war es sehr, sehr traurig, meine über alles geliebte Oma zu verlieren und wir alle mussten viel weinen und standen auch ein bisschen unter Schock, weil jetzt alles so schnell ging. Auch mich überkam unendliche Trauer, als ich nochmals alleine bei ihr im Zimmer war, um mich von ihr zu verabschieden. Ich bleib eine Weile bei ihr sitzen und hielt ihre Hand. Erst jetzt konnte ich die Energien in dem Zimmer spüren. Alles war so friedlich und ruhig. Und wenn es nicht ein so trauriger Anlass gewesen wäre, hätte man es fast als schön bezeichnen können. Es war November und draußen war es bereits dunkel. Im Zimmer brannte nur eine kleine Lampe auf dem Nachttisch und tauchte den Raum in ein angenehm warmes, jedoch abgedunkeltes Licht. Meine Oma schlief ganz ruhig in ihrem Bett und sah wunderbar friedlich und mit sich im Reinen aus. Ich ließ meinen Blick durch den Raum schweifen und nahm rechts von ihr und auch am Fußende viele Engel wahr. Noch nie zuvor hatte ich so etwas gesehen. Ich sah keine Engelwesen mit Flügeln, aber es waren große Lichtwesen, die in den verschiedensten Farben schillerten. Ich nahm einfach nur deren liebevolle und beruhigende Anwesenheit wahr und wusste, dass sie alle gekommen waren, um meiner Oma den Weg ins Licht zu weisen. Im ganzen Zimmer breiteten sie ihre guten Energien aus und beruhigten auch mich.

Als ich dort saß, fragte ich mich, ob es stimme, dass man von lieben, bereits Verstorbenen abgeholt werde, wenn man selbst stirbt. In diesem Moment machte meine Oma ihre Augen langsam auf und schaute in die rechte Ecke des Zimmers. Sie schaute, als hätte sie etwas oder jemanden entdeckt und strahlte, wobei sie den Namen meines Opas hauchte, der einige Jahre zuvor – ebenfalls im Kreise der Familie – nach langer Krankheit gestorben war. Das war wie auf Knopfdruck die Antwort auf meine Frage. Mein Opa war also auch da, um meine Oma abzuholen und zu begleiten, was mich sehr ergriff und beruhigte.

Es wurde Zeit für mich zu gehen, das spürte ich und verabschiedete mich von meiner geliebten Oma unter Tränen. Ich wusste, ich würde sie nicht wiedersehen, jedenfalls nicht in diesem Leben. Doch ich ging auch mit einem ruhigen Gefühl nach Hause, weil ich wusste und selbst erlebt hatte, dass Oma von Engeln umgeben war und sogar mein bereits verstorbener Opa im Jenseits auf sie gewartet hatte, um sie jetzt abzuholen. Das gab mir einfach ein gutes Gefühl und nahm auch mir selbst ein Stück weit die Angst vor dem Sterben.

Ich bin bis heute dankbar, dass ich dies selbst miterleben durfte und nun aus sicherer Quelle weiß, dass man im Sterbeprozess nicht alleine ist und abgeholt wird – von Engeln und von Verstorbenen. Schlussendlich bewies mir das auch, dass es überhaupt ein Jenseits gibt und die Seele tatsächlich nur den Körper verlässt und auf einer anderen Ebene weiterlebt. Mit meiner Mutter hatte ich vereinbart, dass sie mich nachts wecken sollte, wenn Oma gegangen wäre. Es wunderte mich zwar, dass ich überhaupt schlafen konnte, aber vom vielen Weinen war ich wohl müde geworden und eingeschlafen. Mitten in der Nacht wurde ich wach und sah vor meinem geistigen Auge, dass meine Oma ins Licht gegangen war. Sie lächelte mich an und sagte: *„Alles, was Du jetzt machst, ist vollkommen in Ordnung und real.“* Ich wusste genau, was sie damit meinte und war durch ihre Worte beruhigt. Durch diese Worte gab sie mir ihr Okay und ich hatte so die Gewissheit, dass ich meinen spirituellen Weg weitergehen würde. Außerdem hatte sie ja jetzt von dort, wo sie war, die Übersicht... Ich bat sie noch, bitte ein gutes Wort für mich „da oben“ einzulegen und weinte mich wieder in den Schlaf. Plötzlich zog etwas an mir. Es war – im Gegensatz zu dem Erlebten mit meiner Oma – ein schreckliches Gefühl. Es war, als würde mich jemand aus meinem Körper herausziehen und mitnehmen wollen. Ich musste meine ganze Kraft bündeln und mich gegen – was auch immer es war – wehren. Es war wirklich schrecklich, so als solle ich auch sterben. Ich hörte ein hämisches Lachen und hatte noch mehr Angst, denn das war, trotz aller schlimmen nächtlichen Zustände, so noch nie passiert. Laut rief ich, dass ich nicht mitgehen würde, doch ich musste mich sehr anstrengen, um vor Angst überhaupt das Licht anmachen zu können. Danach hörte es auf, doch die Angst blieb. In dem Moment hörte ich meine Mutter nach Hause kommen. Sie kam auch direkt zu mir und sagte mir, dass Oma verstorben sei. Ich fragte sie nach dem genauen Todeszeitpunkt und stellte fest, dass dieser identisch war mit dem Zeitpunkt, als ich erwacht bin und meine Großmutter ins Licht gehen sah...

Schlafen konnte ich in dieser Nacht nicht mehr und beschloss, Katharina und Henning auf die Ereignisse in meinem Schlafzimmer anzusprechen. Als ich sie in den nächsten Tagen anrief, bestätigten sie mir, dass es so etwas geben würde und ich durch das Erlebnis bei und mit meiner Oma sehr offen und ungeschützt war. Dadurch hatten diese dunklen Energien leichtes Spiel bei mir. Katharina sagte, dass sie bald wieder bei Annegret wären und Henning dann unser komplettes Haus energetisch reinigen könnte, dem ich sofort zustimmte.

Etwa vier Wochen später war es endlich soweit und ich hoffte, dass mir diese energetische Reinigung endlich die ersehnte Nachtruhe bringen würde. Henning kam nachmittags zum vereinbarten Termin zu mir und verschaffte sich erst einmal einen Überblick über die Wohnung und das Haus. Auch er nahm verstorbene Seelen in der Wohnung und in dem Haus wahr und empfand diese Energien als sehr unangenehm. Mitgebracht hatte er eine größere Metallschale. Darin zündete er Räucherkohle an und wartete kurz, bis sie heiß war und glühte. Darauf streute er dann eine Art Granulat aus Weihrauch, was sehr angenehm roch. In den Rauch, der daraufhin aufstieg, zeichnete er diverse Symbole und ging mit der Schale auf den Dachboden, um dort zu beginnen. Er wollte jeden Raum vom Speicher bis zum Keller „ausräuchern" und somit von negativen Energien befreien.

Ich wusste, dass sich für denselben Tag bei meinen Eltern ein Mann angekündigt hatte, der mit uns über einige Ecken verwandt war und seine Vorfahren irgendwann einmal ihre Wurzeln in unserem Ort hatten. Er wollte mehr über seine Familie wissen und auch über die Lage seines geerbten Grundstückes. Mein Vater war ganz aufgeregt, weil er wusste, dass Henning am gleichen Tag das Haus ausräuchern wollte. Der Mann, der kommen wollte, so sagte mein Vater, wäre Pfarrer und würde sich sicher sehr über unsere seltsamen „Esoterik-Spielchen" wundern, was ihm sehr peinlich wäre. *„Ein Pfarrer und ein Guru gleichzeitig im Haus"*, sagte er kopfschüttelnd, und *„hoffentlich begegnen sie sich nicht."*

Genau in dem Moment, als Henning auf dem Dachboden verschwunden war, kam der Pfarrer und mein Vater schleuste ihn in den Partyraum im Keller – nur weit weg vom „esoterischen Geschehen". Meine Mutter und ich fanden es eher lustig und ließen Henning einfach schön weitermachen. Irgendwann räucherte Henning dann auch den Keller aus und eine Begegnung zwischen „Kirchenmann" und dem „Guru" war unausweichlich, auch meine Mutter wollte ja noch mit ihrer weitläufigen Verwandtschaft reden. Wir hörten meinen Vater mit dem Pfarrer angeregt reden und lachen und dachten, das wäre ja eigentlich ein gutes Zeichen...

Ich ging schon mal vor, um mich dem Kirchenmann vorzustellen. Er war nur etwas älter als ich, sah sehr sympathisch aus, hatte ein schwarzes Hemd und ein schwarzes Sakko an – eben typisch Pfarrer. Er sagte, es würde so nach Weihrauch riechen, ob wir denn räuchern würden. *„Okay"*, dachte ich, *„da kennt sich aber jemand aus"*. Mein Vater erklärte ihm sofort entschuldigend, dass ich so schlimm krank gewesen wäre und jetzt alles probieren würde, um wieder gesund zu werden. Es würde ihm leid tun, dass er als Pfarrer jetzt damit konfrontiert wäre und er selbst hätte ja so rein gar nichts damit zu tun. Da fing der Herr Pfarrer herzhaft an zu lachen und sagte, er wäre gar kein Pfarrer, wie denn mein Vater darauf käme? Dieser schaute total verdutzt und musste jetzt auch lachen und sagte ihm, das hätte er so „im Ort" gehört. Mir liefen mittlerweile die Tränen vor Lachen runter, sodass ich nicht mehr sprechen konnte. Durch unser lautes Gelächter aufmerksam geworden, kamen auch meine Mutter und Henning dazu. Der „Herr Pfarrer" klärte uns alle auf, dass er Musiker sei, Violine spiele und – jetzt kommt es – „esoterische Meditations-Musik" komponiere, mehrere CDs aufgenommen hätte und regelmäßig in ganz Deutschland Konzerte gebe! Außerdem plane er ein esoterisches Zentrum, dort wo er wohne. Ich war echt baff, was für Menschen ich bzw. wir plötzlich anzogen. Er und Henning fachsimpelten noch kurz und ich merkte, dass sich unser „Pfarrer" spirituell sehr gut auskannte und auch schon viel in dieser Richtung erlebt hatte. Henning musste allerdings noch zu einem anderen Termin und verabschiedete sich grinsend von uns allen.

Thorsten – so hieß der Mann – wollte allerdings noch mehr über mich und meine Krankheitsgeschichte wissen und so gingen wir in meine Wohnung. Ich erzählte ihm, warum Henning geräuchert hatte und über meine nächtlichen Erlebnisse. Thorsten bat mich daraufhin, sich das Schlafzimmer anschauen zu dürfen, was er auf mein Okay hin auch tat. Er ging mit etwas von sich weggestrecktem, rechtem Arm durch das Zimmer und konnte mir genau zeigen, wo das damals getestete Gitternetz entlang lief und bemerkte, dass mein Bett ja zum Glück in einem freien Feld stünde. Also wieder eine Bestätigung mehr, dass es diese Dinge gibt und Annegret mit ihrer Messung völlig recht hatte. Doch dass er das allein mit seiner Hand spüren konnte, fand ich sensationell. Thorsten zeigte mir noch, wo er eine Erdverwerfung spüren konnte und sagte außerdem: *„In diesem Raum sind keine guten Energien, hier sind noch viel alte und dunkle Energie verhaftet. Die verstorbenen Seelen, die hier waren und Dich nachts um Deinen Schlaf gebracht hatten, sind im Moment durch das Räuchern weg, aber ich glaube, sie werden wiederkommen, weil Du noch Deine Lernprozesse mit ihnen haben* *sollst.“ „Na Bravo“*, sagte ich nur über diesen Hoffnungsdämpfer. *„Hab keine Angst davor“*, sagte Thorsten, *„bete, wenn Du nachts gestört wirst. Bete das ‚Vater-Unser‘, das ist das kraftvollste Gebet, das es gibt. Du wirst sehen, dann werden Dir diese dunklen Energien nichts anhaben können.“* Das wollte ich gerne versuchen, sagte ich und wir mussten lachen, weil er sich jetzt doch ein bisschen wie ein Pfarrer anhörte…

Und so lachten wir nochmals herzhaft über die ganze Pfarrer-Guru-Geschichte, als er sich verabschiedete und sagte, ich könne jederzeit mit ihm Kontakt aufnehmen, wenn ich Fragen hätte oder Hilfe bräuchte und schenkte mir noch seine neueste CD. Er war kaum weg, da hörte ich natürlich die CD und war begeistert. Seine Musik war kraftvoll und beruhigend zugleich und ich nahm mir während des Zuhörens eine ganze Weile Zeit, um die Geschehnisse an diesem Tag zu verarbeiten – wie aus dem vor Henning versteckten Kirchenmann ein „Gleichgesinnter“ wurde und wie er mit seiner rechten Hand die geopathischen Felder erspürte. Das hatte mich wirklich positiv überrascht und ich stellte fest, dass ich immer mehr Menschen kennenlernte, die außergewöhnliche Fähigkeiten hatten. Das konnte doch alles kein Zufall sein!

Wir blieben noch eine Weile in Kontakt und ich erfuhr, dass er sich auch sehr gut im Bereich Astrologie auskannte. Auch er konnte mir anhand meines Geburtshoroskops viel über mich und meinen Lebensweg sagen, wobei er erwähnte, dass ich irgendwann einmal spirituell arbeiten würde, aber das hätte er auch gleich während unseres Gespräches gespürt – *„Also muss ja daran etwas wahr sein“*, dachte ich, *„wenn er das jetzt auch sagt“*, und wollte weiterhin offen sein, glauben konnte ich es allerdings immer noch nicht.

Die merkwürdigen Zustände in meinem Schlafzimmer kamen nach einiger Zeit wieder, wie Thorsten schon vermutet hatte. Wenn ich wieder das Gefühl hatte, „angegriffen“ zu werden oder einfach wach wurde, weil ich meinte, nicht alleine zu sein und die Situation mir Angst machte, begann ich zu beten:

*Vater unser im Himmel,*
*geheiligt werde dein Name.*
*Dein Reich komme.*
*Dein Wille geschehe,*
*wie im Himmel, so auf Erden.*
*Unser tägliches Brot gib uns heute;*
*und vergib uns unsere Schuld,*
*wie auch wir vergeben unseren Schuldigern.*
*Führe uns zu dem Guten,*
*und schütze uns vor dem Bösen.*
*Denn dein ist das Reich*
*und die Kraft*
*und die Herrlichkeit – in Ewigkeit.*
*Amen.*

► *Das „Vater-Unser" ist das Grundgebet des Christentums und am meisten verbreitet. Wahrscheinlich ist es so kraftvoll, weil es heißt, dass Jesus es selbst an seine Jünger weitergegeben hat und es tatsächlich nahezu in jedem christlichen Gottesdienst weltweit gebetet wird und so über die Jahrhunderte immer weiter an Kraft gewinnen konnte. Viele von Ihnen werden das Gebet auch deshalb sehr gut kennen und sich über eine veränderte Zeile darin wundern.*
*Ein hellsichtiges Medium, das mir ebenso (doch erst viel später) dieses Gebet als Erste-Hilfe-Maßnahme empfohlen hatte, um mich von dunklen Energien befreien zu können, wies mich daraufhin, dass die Zeile „und führe uns nicht in Versuchung" eine Verneinung beinhaltet. Die Engel bzw. die geistige Welt kennen jedoch keine Negationen, das heißt, die Wörter wie zum Beispiel „Nein" und „Nicht" bleiben unbeachtet. Wenn man sich nun wünscht, von der gerade kursierenden Grippewelle verschont zu bleiben, und man sagt oder betet: „Ich möchte ~~nicht~~ krank werden", heißt das für die geistige Welt übersetzt „ich möchte krank werden", weil das „Nicht" eben wegfällt. Und so verhält sich es mit der Gebetszeile „und führe uns ~~nicht~~ in Versuchung" – daraus wird dann „und führe uns in Versuchung". Da dies nicht gewollt ist, hatte das Medium für sich diese*

*Zeile kurzerhand geändert, was mir gefiel und ich dann auch sofort übernahm und mit dem Einverständnis des Mediums so gerne weitergeben möchte.*

Ich war viele Jahre später einmal bei einer kirchlichen Hochzeit. Es war eine sehr alte Dorfkirche und mir es ging dort nicht gut. Ich saß mit meiner Schwester oben auf der Empore und spürte dunkle und sehr alte Energien in dieser Kirche. Ich spürte diese Energien als Schmerzen im Rücken, mir war schlecht und trotz der sommerlichen Temperaturen hatte ich ständig eine Gänsehaut. Außerdem war die Kirche bis auf den letzten Platz belegt und wir saßen sehr eng zusammengerückt. Obwohl es eine sehr schöne Trauung war, war ich froh, als die Zeremonie dem Ende zuging. Fast zum Schluss standen wie gewohnt alle auf und wir beteten gemeinsam und laut das „Vater-Unser". Mit jeder Zeile ging es mir besser und ich hatte das Gefühl, wieder durchatmen zu können. Negatives fiel von mir ab und mir ging es deutlich besser. Das war schon faszinierend, wie ein Gebet so viel bewirken konnte bzw. kann. Nur der Mann, der neben mir saß, warf mir einen merkwürdigen Seitenblick zu, als ich voller Inbrunst und laut die geänderte Zeile sprach. Nachts im Schlafzimmer betete ich das „Vater-Unser" immer dreimal hintereinander, dann hörten diese Zustände sofort auf, die Angst ging weg und ich konnte wieder schnell einschlafen.

▶ *Durch das dreimalige Wiederholen verstärkt sich die Energie des Gebetes um ein Vielfaches.*

Irgendwann jedoch hatte ich keine Lust mehr auf die nächtlichen Störungen und beschloss, das Schlafzimmer kurzerhand in den eigentlich als Kinderzimmer vorgesehenen Raum zu verlegen. Mittlerweile hatte ich auch wieder die nötige Kraft, um solch ein Vorhaben, natürlich mit weiterer Hilfe, umzusetzen. Auf Raten von Annegret und aufgrund meiner Erkrankung renovierte ich den Raum ausschließlich mit umweltfreundlichen und giftfreien Materialen. Das war zwar aufwendiger und teurer, aber ich fühlte mich vom ersten Tag an sehr wohl in diesem Raum und konnte endlich durchschlafen. Natürlich war das Zimmer auch durch Annegret auf Wasseradern und andere geopathische Störfelder getestet worden, sodass mein Bett zwar etwas schräg mitten im Raum stand, ich aber somit sehr gut schlafen konnte und jetzt auch morgens viel frischer und ausgeschlafener war. Das lag aber hauptsächlich daran, dass die nächtlichen „Besuche" in diesem Raum – warum auch immer – zum Glück ausblieben. Mein ehemaliges Schlafzimmer wurde zum Abstellraum und ich betrat das Zimmer nur noch selten und ungern. Ich bekam immer eine Gänsehaut, wenn ich den Raum betrat, begann zu frieren, fühlte mich sehr unwohl und hatte das Gefühl, nicht alleine zu sein.

Gesundheitlich dümpelte ich immer noch mit vielen Schmerzen und Schwindel vor mich hin, auch wenn es stabiler blieb und nicht mehr so schlimm wurde, wie zur schlimmsten Zeit, als das Amalgam noch in meinem Munde war. Dennoch war ich durch meinen Umzug in das andere Zimmer und die dadurch ruhigen Nächte frischer und hatte mehr Tatendrang, weshalb ich mich bei Annegret zu einem Pendelkurs anmeldete. Es war ein Wochenend-Seminar, wir waren nur sechs Personen und konnten somit intensiv üben. Anfangs dachte ich, das Pendel würde sich bei mir nicht bewegen, doch nach der anfänglichen Einführung und Übung musste ich feststellen, dass es Pendel sehr wohl reagierte und starke Ausschläge zeigte. Das war damals für mich fast unglaublich.

Wir übten an diesem Tag das *materielle* Pendeln, das heißt, wir testeten Lebensmittel, Kleidung, Kosmetik und so weiter. Jeder testete erst einmal für sich seine mitgebrachten Objekte auf Verträglichkeit. Anschließend testeten wir uns gegenseitig, um die Testergebnisse zu überprüfen. Wenn es Unstimmigkeiten gab, testete Annegret nochmals nach. Ich wunderte mich, dass das Pendeln bei mir so treffsicher war und fand Spaß daran.

▶ *Es ist eine sehr gute Möglichkeit, für sich selbst zum Beispiel Lebensmittel nach Verträglichkeit auszutesten. Das Schwerste daran ist, neutral zu bleiben und sich von seinen eigenen Gedanken freizumachen. Das funktioniert sehr gut, wenn es einem im Prinzip egal ist, ob man das Lebensmittel, das man gerade testet, essen darf oder nicht. Doch mir war klar, dass, wenn ich die Praline, die vor mir steht, unbedingt essen möchte und mir schon das Wasser im Mund beim Gedanken daran zusammenläuft – ich eher ein positives Testergebnis bekomme, weil ich mit meinen eigenen Gedanken das Pendel beeinflusse, auch wenn ich die Praline überhaupt nicht vertragen würde. Wirklich wichtige Austestungen sollten somit immer von einer neutralen Person durchgeführt werden. Wenn jedoch ein/e Heilpraktiker/in oder Arzt/Ärztin bei jemandem Allergien auf bestimmte Lebensmittel diagnostiziert oder empfohlen hat, bestimmte Produkte zu meiden (z.B. bei Diabetes), dann zählt natürlich deren Diagnose, an die man sich strikt halten sollte. Alle anderen Substanzen kann man austesten, um Unverträglichkeiten für sich herauszufinden, was zu einer verbesserten Lebensqualität führt.*

Am nächsten Tag beschäftigen wir uns dann mit dem *geistigen* Pendeln. Annegret zeigte uns vorab, wie wir uns schützen sollten und bat uns eindringlich, dies auch jedes Mal zu machen, bevor wir anfingen, geistig zu pendeln. Weil geistiges Pendeln genauso wie Gläserrücken oder zum Beispiel das Nutzen eines Hexenbrettes dunkle Wesen anziehen kann, wenn man es einfach mal ohne geistigen Schutz ausprobiert, möchte ich hier ein Beispiel dafür erzählen: Von Katharina hatte ich eine Pendeltafel mit Buchstaben bekommen. Sie schlug vor, durch geistiges Pendeln zu üben, Botschaften zu bekommen, denn dies wäre eine Vorstufe zum medialen Schreiben und eine gute Übung für mich. Nachdem ich während des Seminars gemerkt hatte, dass die Sache mit dem Pendeln funktionierte, setze ich mich irgendwann später zuhause in Ruhe hin, legte die Pendeltafel vor mich und fragte, ob mir die geistige Welt etwas zu sagen hätte. Dabei vergaß ich völlig, mir vorab einen Schutz zu machen, und auch das Gelernte zur Einstimmung vor dem geistigen Pendeln beachtete ich nicht. Stift und Zettel lagen bereit und ich war gespannt, ob es funktionieren würde. Mein Pendel ging zuerst eindeutig zu dem Buchstaben K, danach stoppte das Pendel. Ich schrieb das K auf und machte weiter. Der nächste Buchstabe war ein A und ich dachte, ich würde garantiert meinen Namen pendeln. Dann kam allerdings ein B, ein A und so weiter. Als das Wort „KLABAUTER“ auf dem Zettel stand, ließ ich vor Schreck das Pendel fallen und hörte sofort auf, denn dass dieses Wort nicht mit der lichten, geistigen Welt in Verbindung gebracht werden konnte, war mir klar. Danach versuchte ich nie mehr, auf diese Art Botschaften zu bekommen.

► *Ich kann hier nur eindringlich davor warnen, ohne Grundlagen, die man in einem Pendelseminar für geistiges Pendeln bekommt und übt, dies zu versuchen. Ich kann auch nur raten, die Hände vom Gläserrücken und ähnlichen Dingen zu lassen. Die Gefahr, dass man dadurch lediglich Kontakt zu dunklen, niederen geistigen Wesen bekommt, ist zu groß. Nicht selten verändern Menschen ihren Charakter nach solchen „Sessions“ oder haben anschließend eine Besetzung, die ihnen das Leben schwer macht oder haben Angstzustände. Vor allem Jugendliche probieren in ihrer Sturm- und Drangzeit oft okkulte Methoden aus, wovor ich nur warnen kann!*

Für eine ganze Weile vergaß ich, dass ich ein Schreibmedium sein solle und widmete mich weltlichen Dingen, las immer wieder spirituelle Bücher, hoffte weiter auf meinen gesundheitlichen Durchbruch und freute mich, dass auch ich jetzt einen neuen Computer mit Internetzugang hatte. Die Informationsflut war damals noch nicht allzu groß und es hatten längst nicht alle Gewerbetreibende eine Homepage, und so gab es zwar Informationen über Amalgam und dessen Ausleitungsmöglichkeiten, aber alles war eher dürftig. Trotzdem machte es Spaß, das Internet zu entdecken.

Im gleichen Jahr (2000) erzählte mir Annegret, dass sie einen ganz tollen Geistheiler kennengelernt hatte, der ihr enorm bei ihren Rückenbeschwerden half und sie ihn mir absolut empfehlen könne. Er wäre nicht ganz billig, aber es würde sich sehr lohnen, ihn aufzusuchen. Sie erzählte mir, dass er die „Geistige Wirbelsäulenbegradigung“ beherrsche und meinte, das würde auch meiner Mutter gut tun, die ja auch regelmäßig über Rückenschmerzen klagte. Ich war sofort Feuer und Flamme und wollte unbedingt dorthin. Ich dachte, dass er mir vielleicht helfen könne, meine Rückenschmerzen und den Schwindel endgültig loszuwerden. Meine Mutter sah das für sich genauso, worauf wir einen Termin bei ihm vereinbarten. Dieser Geistheiler wohnte weiter weg in einer landschaftlich schönen Ecke, weshalb mein Vater uns dorthin fahren wollte, um mit uns anschließend Essen zu gehen und dort einen schönen Tag zu verbringen. Ich freute mich sehr auf diesen Termin, denn wieder sollte ich eine ganz andere Art der geistigen Heilung kennenlernen. Außerdem kam ich mal raus aus meinem Alltag, der immer wieder von meiner Krankheit beherrscht wurde.

An einem schönen sonnigen Tag fuhren wir sehr früh los, denn wir hatten den Termin vormittags. Dort angekommen, wurden wir herzlich begrüßt und auch mein Vater wurde eingeladen, zuzuschauen und dabei zu sein. Außer uns waren noch andere Familien anwesend. Insgesamt waren es ungefähr zehn Personen, die sich zu der geistigen Wirbelsäulenbegradigung angemeldet hatten und einige Angehörige, die zuschauen durften. Wir saßen in einem Raum, in dem außerdem viele Bücher zur Ansicht auslagen und eine Leinwand aufgebaut war. Ich sah mir die Bücher an, von denen ich schon einige kannte, andere allerdings neu für mich waren. Das waren vor allem Bücher über Geistheilung, die mich interessierten und von denen ich mir eines aussuchte, weil ich mehr darüber wissen wollte. Kurze Zeit später kam der Geistheiler zu uns, begrüßte alle und begann seinen Vortrag, den er mit Bildern und Schautafeln ergänzte, die er uns auf der Leinwand zeigte. Das hörte sich alles sehr interessant an:

► *Bei der „Geistigen Wirbelsäulenbegradigung" oder „Energetischen Wirbelsäulenaufrichtung", wie er es nannte, dient der Geistheiler als Kanal für geistige Energien, die einen Beckenschiefstand ausgleichen und die Wirbelsäule in ihren Urzustand zurückbringen. Hierbei werden in den Muskeln gespeicherte Altlasten, Schocks, Geburtstraumata, karmische und genetische Informationen, alte Muster und Programmierungen und vieles mehr transformiert und abgelöst.*
*Es geschieht dabei keine Manipulation an der Wirbelsäule bzw. am Skelett. Nur durch das Löschen der negativen Informationen in den Muskeln können diese entspannen und ihre vorgesehene Funktion wieder aufnehmen bzw. so aktiviert werden, dass sich in der Folge*

*die Wirbelsäule aufrichten kann. Dabei wird ein Beckenschiefstand ebenso korrigiert wie eine Beinlängendifferenz ausgeglichen.*
*Durch die Aufrichtung werden Blockaden gelöst, wodurch die Energien wieder frei fließen können. Selbstheilungskräfte für Körper, Geist und Seele werden freigesetzt, durch den Rücken blockierte Organe können sich erholen und selbst alte Glaubensmuster können abgelöst werden. Eine energetische Wirbelsäulenaufrichtung löst immer Verspannungen, kann Bandscheibenvorfälle korrigieren (dazu später mehr) und wirkt Depressionen entgegen.*

„*Das klingt alles zu schön, um wahr zu sein*", dachte ich, als der Geistheiler fertig war und war wirklich gespannt, wie es sich anfühlen bzw. ob ich überhaupt etwas merken würde. Nachdem der Vortrag beendet und wir alle gut informiert waren, gingen wir in einen Nebenraum, in dem zehn Behandlungsliegen mit flauschigen Decken für alle bereitstanden. Jeder von uns sollte sich auf den Rücken auf eine Liege legen. Alle Angehörigen durften sich etwas abseits dazu stellen und das Geschehen verfolgen – in Stille. Der Geistheiler ging nun von Liege zu Liege und führte die geistige Begradigung durch. Als erstes zeigte er jedoch jedem Einzelnen seine oder ihre Beinlängendifferenz. Dazu machte er eine spezielle Übung mit jedem von uns. Als er bei mir war und die Übung mit mir machte, konnte man erkennen, dass ich eine Differenz von etwa zwei Zentimetern hatte. Das – so hatten wir zuvor gelernt – lag am Beckenschiefstand und konnte durch die geistige Begradigung ausgeglichen werden.

Die geistige Begradigung selbst ging jedoch so schnell, dass ich nichts merkte – weder ein Kribbeln, noch Wärme, Kälte, Wirbelknacken oder etwas anderes. Er ging weiter zur nächsten Liege und eine seiner Helferinnen machte noch eine energetische Anwendung bei mir bzw. für meinen Rücken, so wie bei allen anderen auch. Ich hörte einige, die nach der Begradigung leise weinten und ihren Gefühlen freien Lauf ließen, nachdem die Lasten von ihnen gefallen waren. Ich selbst fühlte mich eher befreit und leichter. Und nachdem ich mich wieder aufgesetzt hatte, fühlte ich mich irgendwie größer, als wäre ich gewachsen. Außerdem saß ich kerzengerade – ohne jegliche Anstrengung. Der Geistheiler kam noch mal zu mir zurück und fragte mich, was ich beruflich machen würde. Ich sagte ihm, dass ich Fremdsprachen-Sekretärin gelernt hätte, aber durch eine Krankheit nun zuhause wäre. Er lächelte, schüttelte leicht den Kopf und sagte zu mir: „*Das wirst Du nicht mehr machen. Aber es war eine Vorbereitung auf die Dinge, die Du bald machen wirst. Hab Geduld, es wird noch etwas dauern, aber Du wirst geistig arbeiten, das weiß ich.*"

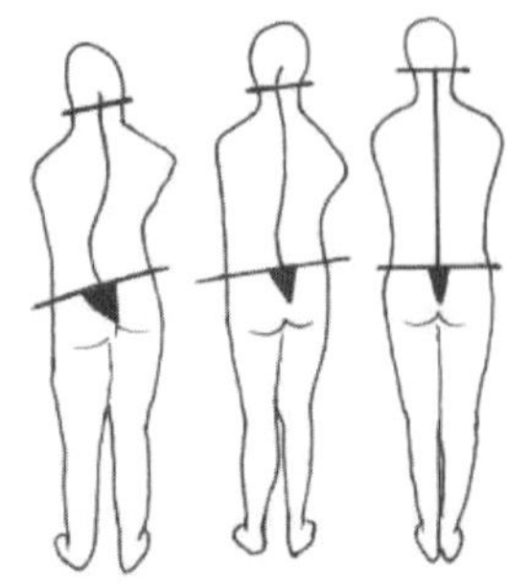

**Abb. 19**: Beckenschiefstand vorher – nachher

Danach drehte er sich um, stellte sich noch einmal vor alle und verabschiedete sich. Ich blieb noch eine kurze Weile verdutzt auf der Liege sitzen und glaubte, mich verhört zu haben. Doch meine Mutter, die auf der Liege neben mir war, hatte es auch gehört und bestätigte mir seine Worte. Also irgendwie wurde mir die Sache allmählich unheimlich, zumal ich mich überhaupt nicht „auserkoren" oder in irgendeiner Form „erleuchtet" fühlte. Im Gegenteil – ich hatte keinerlei besondere geistige Fähigkeiten. Vielleicht war ich sensibler als andere und konnte gute wie schlechte Energien wahrnehmen, aber ich konnte mir wirklich nicht vorstellen, geistig zu arbeiten und wunderte mich, was andere in mir zu sehen glaubten.

Dennoch hatte ich das Gefühl, es wäre gut, weiter offen zu bleiben und meinen Weg im Vertrauen zu gehen. Immerhin führte mich mein Schutzengel immer wieder zu Menschen, die eine besondere Fähigkeit besitzen, wodurch immer mehr mein Glauben, dass es mehr Dinge zwischen Himmel und Erde gibt, gefestigt wurde. Nachdem wir dort fertig waren, gingen wir erst einmal wieder zu unserem Auto. Allein beim Laufen merkte ich den Unterschied zu vorher. Ich kam mir so groß vor, war ganz gerade und lief zum einen sehr leichtfüßig und merkte zum anderen, dass ich wunderbar geerdet war – und das alles völlig schmerzfrei. Es war herrlich! Ich spürte mich selbst in jeder Faser wie nie zuvor und hatte ein sehr stabiles Gefühl. Man kann es kaum mit Worten beschreiben, aber es fühlte sich fantastisch leicht und gesund an. Meiner Mutter ging es genauso und auch sie konnte kaum fassen, was dort gerade passiert war und was alles in Zusammenarbeit mit der geistigen Welt möglich ist.

Es war nun Mittagszeit und wir hatten alle Hunger, weshalb wir jetzt Essengehen wollten. Mein Vater suchte ein sehr gemütliches Lokal aus und wir nahmen dort an einem Tisch Platz – jedoch nicht, ohne dass sich meine Mutter und ich am Tisch stießen sowie an den Stühlen. Wir mussten erst einmal wieder ein neues Gefühl für uns und unsere Aufrichtung bekommen. Das war ganz komisch und wir mussten viel Lachen, weil wir ständig aneckten, als wären wir zum ersten Mal in unserem Körper. Aber es war insgesamt ein wunderbares Gefühl und ich hoffte, dass es so für immer bleiben würde.

Die nachfolgende Tabelle habe ich anhand eigener Erfahrungen sowie aus den Auflistungen *Wirbelsäule und Krankheitsbilder* des Chiropraktikers Thorsten Konow (*www.chiropraktiker-duesseldorf.de*) und der sehr ausführlichen Beschreibungen in dem Buch von Louise L. Hay »Heile deinen Körper« zusammengestellt. Die vor Kurzem verstorbene Louise L. Hay war eine US-amerikanische Sachbuchautorin der Neugeist-Bewegung.

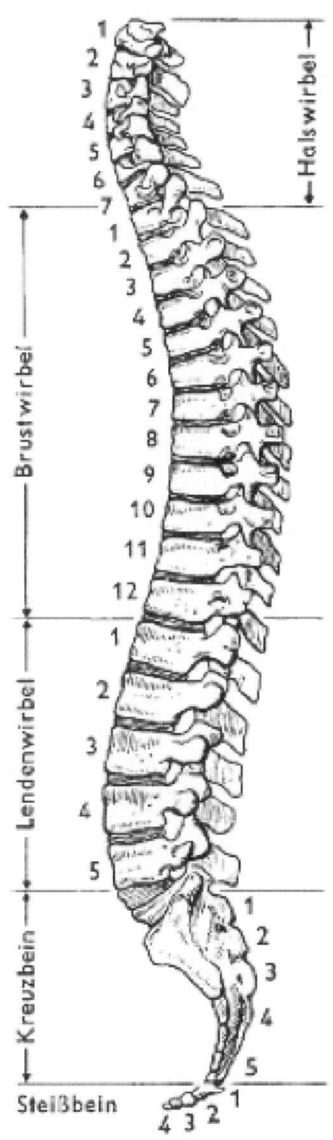

**Abb. 20:** Die Wirbelsäule

| *Halswirbel* | **Körperliche Entsprechung** | **körperliche Symptome** |
|---|---|---|
| C 1 | Kopf, Gehirn, Schädel, Kopfdurchblutung, Ohren, Erinnerung | Kopfschmerzen, Nervosität, Schlafstörungen, Gedächtnisschwund, Bluthochdruck, Schwindel, Migräne |
| C 2 | Ohren, Augen, Hör- und Sehnerven, Knochen, Nebenhöhle, Zunge, Stirn, Gelenke | Nebenhöhlenbeschwerden, Allergien, Augenprobleme, Schielen, Taubheit, Ohrenschmerzen, Ohnmachtsanfälle |
| C 3 | Augen, Zähne, Wangen, Ohrmuscheln, Schlafzentrum, Gesicht | Neuralgien, Akne, Ekzem, Tinnitus, |
| C 4 | Nase, Lippen, Mund, Nervenzentrum | Schnupfen, Heuschnupfen, Gehörverlust, Polypen, Blutdruckprobleme |
| C 5 | Gesicht, Stimmbänder, Nacken, Rachen, Sonnengeflecht | Halsprobleme, Erkältung, Kehlkopfentzündung, Heiserkeit |
| C 6 | Kehle, Halszentrum, Mandeln, | Nackenmuskulatur, Halszentrum, Mandeln, Schultern |
| C 7 | Hals, Schultern, Schilddrüse, Schulterschleimbeutel, Ellenbogen, Verdauungszentrum | Schulterbeschwerden, Erkältungen, Schilddrüsenerkrankungen, Kropf, Depressionen, Ängste |

| *Brustwirbel* | **körperliche Entsprechung** | **körperliche Symptome** |
|---|---|---|
| Th 1 | Arme, Bronchien, Unterarme, Hände, Finger, Speiseröhre, Luftröhre, Gleichgewichtszentrum | Atembeschwerden, Asthma, Husten, Schmerzen in Unterarmen und Händen |
| Th 2 | Herz, Herzumgebung, Empfindungszentrum | Herzbeschwerden, Brustleiden, Herzrhythmusbeschwerden, Ängste |
| Th 3 | Lunge, Brustkorb, Bronchien, Rippenfell, Herzzentrum | Husten, Atemprobleme, Asthma, Bronchitis, Lungenentzündung, Grippe |
| Th 4 | Leber, Gallenblase, Gallengänge, Bewegungszentrum | Gallenleiden, Gallensteine, Gelbsucht, Gürtelrose, Kopfschmerzen |
| Th 5 | Kreislauf, Leber, Blutversorgung | Leberleiden, Fieber Arthritis, niedriger Blutdruck, Anämie, Kreislaufschwäche |
| Th 6 | Magen, Sexualzentrum | Magenbeschwerden, Verdauungsstörungen, Sodbrennen |
| Th 7 | Galle, Bauchspeicheldrüse, Zwölffingerdarm, Hörzentrum | Magen- und Verdauungsbeschwerden/-geschwüre, Schluckauf |
| Th 8 | Bauchspeicheldrüse, Milz | Abwehrschwäche, Milzprobleme, Schwächegefühl |
| Th 9 | Zwölffingerdarm, Nebennieren, Sehzentrum | Allergien, Nesselausschläge, Schuppenflechte |
| Th 10 | Nieren, Atmungsorgane | Nierenerkrankungen, chronische Müdigkeit |
| Th 11 | Dünndarm, Nieren, Harnleiter, Konzentration | Hautkrankheiten wie Akne, Ekzeme, Furunkel, Schuppenflechte |
| Th 12 | Blinddarm, Dünndarm, Lymphsystem | Rheumatismus, Blähungen, Unfruchtbarkeit, Wachstumsstörungen |

| *Lenden-wirbel* | **körperliche Entsprechung** | **körperliche Symptome** |
|---|---|---|
| L 1 | Eierstöcke, Dickdarm, Haut- und Bindegewebe | Verstopfung, Kolitis, Durchfall |
| L 2 | Gebärmutter, Blinddarm, Bauch, Oberschenkel, Erinnerungsvermögen | Bauchkrämpfe, Blinddarmbeschwerden, Übersäuerung, Krampfadern |
| L 3 | Dickdarm, Geschlechtsorgane, Gebärmutter, Blase, Knie | Blasenleiden, Menstruationsbeschwerden, Fehlgeburten, Bettnässen, Impotenz, Beschwerden in den Wechseljahren, Kniebeschwerden |
| L 4 | Beine, Prostata, Rückenmuskeln, Ischias, Schlafzentrum | Ischiasbeschwerden, Hexenschuss, Harndrang, Rückenbeschwerden |
| L 5 | Mastdarm, Unterschenkel, Sprunggelenke, Füße, Nervenzentrum, Verdauung | Durchblutungsstörungen- und Schwäche der Beine, Knöchelödeme, Kalte Füße, Wadenkrämpfe |
| Kreuzbein | Ischias, Unterleib, Beine, Füße | Unterleibsbeschwerden, Verstopfung, Bein- und Fußschmerzen |
| Steißbein | After | Schmerzen beim Sitzen(9) |

Nach vier Wochen musste ich jedoch leider feststellen, dass sich der gerade Rücken immer mehr verabschiedete und ich in alte Verhaltensmuster fiel – leider. Ich hatte zwar keine Schmerzen mehr, aber die wunderschöne Körperhaltung ließ leider wieder nach, deshalb fuhren wir noch einmal zu einer Nachbehandlung dorthin. Doch auch diesmal verabschiedete sich nach einer gewissen Zeit diese leichte, aufrechte Körperhaltung wieder – dennoch blieb mein Rücken schmerzfrei, wofür ich sehr dankbar war. Dieser Geistheiler hatte mich aber absolut und nachhaltig davon überzeugt, dass so viel mehr möglich ist, als wir uns erklären können. Dieses leichte und von Altlasten befreite Gefühl, das ich nach der geistigen Begradigung hatte, wollte ich für immer in Erinnerung behalten. Und dass nun meine hartnäckigen Rückenschmerzen weg waren, sprach natürlich auch für diese geistige Methode. Mir wurde erst später klar, dass ich durch die lange Zeit des Liegens und der Unbeweglichkeit viel mehr Aufbautraining für meine Muskeln hätte machen müssen, denn dann hätte ich diese aufrechte Haltung auch länger halten können.

Ich las auch mit großem Interesse das Buch, das ich mir bei ihm gekauft hatte. Es handelte von Reiki und beschrieb, woher diese alternative geistige Heilmethode kommt, und dass man sie durch bestimmte Einweihungen erlernen kann. Katharina hatte schon einmal mir gegenüber angedeutet, dass ich mir mal überlegen solle, mich „in Reiki einweihen zu lassen". Zu diesem Zeitpunkt ging ich nicht darauf ein, weil ich mir einfach nichts darunter vorstellen konnte, doch jetzt, nachdem ich das Buch gelesen hatte und mehr über diese Methode wusste, wollte ich es unbedingt lernen. Ich erhoffte, mir selbst damit helfen zu können. Gemäß dem Buch konnte man sich nach der Einweihung in den ersten Grad selbst die Hände auflegen und die positiven Energien in sich selbst einströmen lassen, was einen Ausgleich an Körper, Seele und Geist bewirken solle.

► *Reiki ist eine uralte Heilmethode, die ihren Ursprung in Japan hat, wo sie von Dr. Mikao Usui um 1900 entdeckt und weitergegeben wurde. Bei einer Reiki-Einweihung wird man zum Kanal für diese Energien und kann diese an sich selbst oder andere sowie an Tiere, Pflanzen, Orte und Situationen weitergeben.*
*Während einer Reiki-Anwendung werden die Hände auf bestimmte Körperstellen gelegt oder man hält sie darüber, wodurch die Reiki-Energie in Körper, Seele und Geist des Klienten einfließen.*
*Eine Reiki-Anwendung entspannt, gleicht Körper, Seele und Geist aus, aktiviert die Selbstheilungskräfte und kann Blockaden und somit die Ursachen von Beschwerden erreichen und auflösen.*
*Es gibt drei verschiedene Einweihungs-Stufen: Den ersten und zweiten Grad und die Einweihung in die Meister-Energie, wonach man dann auch noch eine Ausbildung zum Reiki-Lehrer machen kann.*
*Mit der Einweihung zum ersten Grad arbeitet man auf Körperebene und mit der Einweihung in den zweiten Grad kann man auf geistiger Ebene energetisch arbeiten. Man ist nun in der Lage, Raum und Zeit zu überwinden und kann Reiki-Energie nun auch in die Ferne übertragen. Mit dem Meistergrad wird der Kanal zur Seelenebene geöffnet und man ist mit der göttlichen Quelle verbunden.*

Mein Interesse war riesengroß und so meldete ich mich bei Henning zum Reiki-Seminar an, das im Januar 2001 stattfand.

Hierzu möchte ich gerne erwähnen, dass ich zum Glück noch Geld gespart hatte, um mir die zahlreichen alternativen Behandlungsmethoden, homöopathischen Medikamente und Seminare überhaupt leisten zu können. Allerdings war auch dieses Geld irgendwann aufgebraucht und ich steckte in vielen anderen Bereichen zurück, um mir meine Gesundheit sowie Weiterbildungen finanzieren zu können. Es war ein großes Glück, dass ich mir das alles irgendwie leisten konnte, auch wenn es nicht immer einfach war und ich schauen musste, wie ich „über die Runden kam". So freute ich mich sehr und war dankbar, dass ich mir nun das Reiki-Seminar leisten konnte.

Henning erklärte mir nicht nur viel über die Möglichkeiten, die man mit dem ersten Grad hat, sondern erzählte mir über die Entstehung von Reiki in Japan und wie diese geistige Behandlungsmethode allmählich auch in westliche Länder kam. Bei dem ersten Reiki-Grad bekam ich mehrere Einweihungen, die sich alle sehr harmonisch und gut anfühlten und währenddessen ich eine unglaubliche Wärme in mir spürte, welche noch stärker war als damals bei der Behandlung durch Henning. Zum Abschluss des Seminars sollte ich einen Reiki-Schüler behandeln, der bei ihm gerade die Ausbildung zum Reiki-Lehrer machte. Das war für mich aufregend und spannend, denn jetzt sollte ja ich diese Energie zum ersten Mal weitergeben. Ich freute mich, dass es funktionierte und ich die Energie tatsächlich durch meine Hände fließen spürte. Auch der Reiki-Schüler bestätigte mir, dass er spüren würde, dass ich gerade eine Reiki-Anwendung bei ihm mache, und dass es sehr angenehm sei. Überrascht und erfreut, dass diese Methode so gut funktionierte, behandelte ich mich die nachfolgende Zeit regelmäßig selbst, was sich auch absolut positiv auf meinen Gesundheitszustand auswirkte. Zwar war noch nicht alles weg und ich war längst noch nicht so fit, wie ich es gerne gewesen wäre, dennoch brachte ich durch die Selbstanwendungen mehr Stabilität in mein Leben. Meine Mutter und meine Schwester kamen ebenso regelmäßig in den Genuss meiner energetischen Anwendung und es half ihnen immer sehr.

Doch auch anderen über meine neuerworbenen Fähigkeiten zu erzählen oder eine Energieanwendung (Näheres dazu siehe Seite 185) anzubieten, wollte ich nicht – außer bei Sammy, die sich kurze Zeit später auch in den ersten Reiki-Grad einweihen ließ, und meiner engsten Familie. Ich dachte, alle hielten mich für verrückt – wer glaubt schon an Engel, Energiearbeit und Händeauflegen… So behielt ich noch viele Jahre für mich, was ich gelernt und erfahren hatte und ging weiter offen meinen (spirituellen) Weg.

## *Engelarbeit und Partnerschaft*

Nun hatten wir das Jahr 2001 und ich wurde 30 Jahre alt. Zu solchen runden Geburtstagen macht man sich automatisch Gedanken, wie weit man im Leben gekommen ist und welche Ziele man noch hat. Ich hatte vor allem ein Ziel: Endlich vollständig gesund zu sein und mein Leben frei zu leben, unabhängig von der Gunst der Ärzte und der Gutachten. Alle meine Bekannten, die ich früher einmal hatte, waren längst verheiratet, hatten Kinder bekommen und waren zum Teil schon wieder berufstätig. Sie hatten – wie ich meinte – einen festen Platz im Leben. Ich dagegen wusste immer noch nicht, wann ich wieder voll einsatzfähig sein würde, tat aber immer noch mein Bestes, um gesund zu werden.

Im Herbst besuchte ich wieder ein Seminar von Katharina bei Annegret. Anschließend hatten wir noch etwas Zeit zu reden, denn wir hatten uns schon länger nicht mehr gesehen. Irgendwann hielt sie mitten im Satz inne, schaute mich an und sagte: „*Sag mal, meinst Du nicht, dass mal wieder ein Mann in Deinem Leben Platz hätte? Ich bekomme gerade von Deinem Schutzengel die Information, dass nun das Thema ‚Partnerschaft' ansteht.*“ Ich antwortete lachend: „*Wer will denn so ein krankes Huhn? Und wo soll ich diesen Partner finden? Die Zeit des ‚Um-die-Häuser-Ziehens' ist vorbei.*“ Sie sagte dann, sie wolle mal meinen Schutzengel fragen, was er dazu meinte und fing ebenfalls zu lachen an. Und fuhr fort: „*Du möchtest bitte im Internet auf Partnersuche gehen, mir wird sogar gesagt, wo.*“ Sie nannte mir sogar eine Seite, auf der ich mal unverbindlich schauen sollte: die Hausfrauen-Seite. Wir lachten beide laut los. Was sollte ich auf dieser Seite? Rezepte austauschen? Fleckenmittel besprechen? Dazu fühlte ich mich nun wirklich nicht auserwählt. Und wen sollte man denn dort „treffen“? Hausmänner?

Ich sagte ihr, ich würde es mir überlegen, aber das käme mir doch etwas seltsam vor, vielleicht hätte sie sich ja verhört. Sie lächelte nur und meinte, ich solle es mal auf mich wirken lassen, das Thema „Partnerschaft“ wäre jedoch ganz offensichtlich aktuell. Es dauerte noch eine ganze Weile, bis ich mich wirklich damit auseinandersetzte. Ich hatte keine Lust, angestrengt und zwanghaft nach einem Partner zu suchen. Und so vertraute ich, dass sich sowieso diejenigen, die zusammengehörten, auch finden werden – egal wann, wo und wie. Hier vertraute ich wirklich, dass alles vorbestimmt ist und jeder Topf seinen passenden Deckel im Leben findet. Selbst wenn sich später herausstellt, dass der Deckel nicht optimal zum Topf passen sollte, so haben diese Paare hier ihren vorbestimmten Lernprozess und finden somit halt im zweiten, dritten oder vierten Anlauf ihren passenden Partner.

Ich überlegte mir eines Abends folgendes Gebet bzw. folgende Bitte an die Engel: *„Ich bitte meine Engel und die Engel des Partners, der optimal zu mir passt und für mich bestimmt ist, uns zusammenzuführen. Lasst mich und ihn die nötigen Schritte erkennen, damit wir uns begegnen. Danke.“*

Das war alles, mehr machte ich nicht – außer zu vertrauen. Als ich einige Zeit später an meinem Computer saß und etwas im Internet suchte, sah ich Werbung für die „hausfrauenseite.de“. Ich hielt inne und erinnerte mich an Katharinas Worte, dort mal zu schauen. Wenn mir das jetzt so offensichtlich durch diese Werbung in Erinnerung gebracht wurde, sollte ich den Hinweisen meines Engels doch mal nachgehen. Also schaute ich mir die Seite an. Dort gab es tatsächlich einen regen Austausch an Rezepten und Haushaltstipps, aber auch eine Seite mit Partnerschaftsanzeigen. *„Ne – oder?“* Partnerschaftssuche im Internet? Das war mir jetzt irgendwie zu blöd und zu banal. Aber die Neugier siegte und so schaute ich mir die Kontaktanzeigen an. Es waren gerade mal drei Männer, die dort etwas geschrieben hatten. Eine Anzeige mit wenig Text fiel mir direkt auf, weil der Mann in meinem Alter war. *„So ein Quatsch“*, dachte ich und machte den Computer wieder aus. Dennoch ließ mich das Thema nicht in Ruhe und ich hatte Angst, den Hinweisen meiner geistigen Führung nicht zu folgen und am Ende etwas Wichtiges – nämlich einen Partner an meiner Seite – zu verpassen.

Am nächsten Tag schrieb ich diesem Mann deshalb kurz eine Email, mit der Frage, was ein dreißigjähriger Mann auf der Hausfrauen-Seite mache. Er antwortete am nächsten Tag, dass ihm das auch irgendwie peinlich wäre, ihm aber eine Arbeitskollegin empfohlen hätte, dort mal sein Glück nach seiner gescheiterten Beziehung und längerem Single-Dasein zu probieren. Ich schrieb ihm zurück, dass auch mir diese Seite empfohlen wurde (von wem, verschwieg ich dabei erst einmal ☺). Und so schrieben wir uns immer länger werdende Emails über einen Zeitraum von mehreren Wochen, bis Weihnachten vor der Tür stand. Er fragte mich, ob wir jetzt nicht das Stadium erreicht hätten, in dem man miteinander telefonieren könne und bat mich um meine Telefonnummer. Wir vereinbarten daraufhin eine Zeit, zu der er mich anrufen wollte. Was war ich aufgeregt…

Wir verstanden uns über den Email-Wechsel sehr gut und ich hoffte, dass es auch am Telefon so sein würde. Und ja, es war so. Wir telefonierten von da an stundenlang, wenn es unsere Zeit und die Telefonrechnung zuließen, denn zu dieser Zeit gab es noch keine „Telefonflat“, bei der alle Festnetzgespräche zu einem gleichbleibenden Monatspreis abgerechnet werden. So waren unsere langen Ferngespräche nicht wirklich billig, denn er wohnte zwar in Deutschland, aber fast 700 Kilometer entfernt von mir – leider. Doch wir verstanden uns so gut und waren auch schon verliebt ineinander (ohne es uns eingestehen zu wollen), sodass wir beschlossen, uns nun persönlich kennenzulernen. Er reiste dazu zu mir und wir verbrachten zehn wunderbare Tage zusammen mit einem tränenreichen Abschied am Flughafen. Doch auch der zweite Besuch war schon geplant und sollte bald stattfinden.

Schneller als von uns beiden vorher gedacht, hatten wir „unseren“ Partner gefunden. Alles ging sehr schnell und genauso schnell wurde ich schwanger. Um es etwas abzukürzen: Wir freuten uns beide sehr auf das Kind und wollten zusammenbleiben. Dafür zog er auch schnellstmöglich zu mir. Er lebte in einer großen Stadt in Brandenburg, wo die

Arbeitslosenquote sowie der Altersdurchschnitt sehr hoch waren. Viele Betriebe hatten nach der Wende schließen müssen und er selbst hatte zwar Arbeit gefunden, diese füllte ihn jedoch nicht aus und war schlichtweg unterbezahlt. Viele im Umfeld meiner Familie sagten ihm, hier würde er schon einen Job bekommen, wenn er nur arbeiten wolle und jeder wollte jemanden kennen, der ihm da schon weiterhelfen würde. Weil das Kind unterwegs war, brach er alle Zelte in seiner Heimat ab und zog tatsächlich relativ schnell zu mir. Doch es dauerte noch eine ganze Weile, bis er nach vielen, vielen Bemühungen einen festen Arbeitsplatz bekam, wo er noch heute beschäftigt ist.

Nun hatte sich mein Leben von Grund auf geändert. Ich hatte einen Mann an meiner Seite und bald schon würden wir ein Kind bekommen, worauf wir uns sehr freuten. Damals zäumten wir einfach das Pferd von hinten auf: Erstmal ein Kind, dann eine längere Beziehung und wenn alles gut laufen würde, wollten wir natürlich heiraten. Doch das war erst einmal kein Thema, wir liebten uns, waren auch ohne Trauschein glücklich und wollten alles in Ruhe angehen. Ich machte mir dennoch viele Gedanken, ob ich das alles schaffen würde, doch während der Schwangerschaft ging es mir immer besser und besser. So hoffte ich, nicht mehr allzu viele Schwermetalle in meinem Körper zu haben, die ich an mein Kind übertragen könnte, da ich ja wusste, dass der Körper der Mutter über das Kind entgiftet.

Trotz aller Bedenken kam im Herbst 2002 unsere Tochter gesund zur Welt und entwickelte sich absolut normal. Erst viele Jahre später hatte sie ein gesundheitliches Problem – nicht gravierend, aber dennoch machte sie daraufhin eine Schwermetallausleitung. Dies dauerte nicht lange und war deutlich weniger umfangreich als bei mir, aber so sind wir jetzt sicher, dass sie nicht durch mich mit Giften belastet ist.

## *Nächtliche Ruhestörung*

Als mein Partner zu mir zog, spürte ich vom ersten Tag an, dass etwas nicht stimmte. Ich hatte das Gefühl, dass er jemanden an sich hängen hatte, der noch etwas von ihm wollte. Es machte mir keine Angst und sonst schien niemand außer mir etwas zu bemerken, weshalb ich das Thema erst einmal nicht ansprach. Robert wusste natürlich, dass ich spirituell interessiert und auch, dass ich in Reiki eingeweiht war. Er akzeptierte das, doch er selbst hatte allerdings bis dahin nichts mit Übersinnlichem zu tun gehabt. Nur einmal kam er in den Genuss einer energetischen Anwendung von mir, weshalb er von diesem Zeitpunkt an offen gegenüber meiner „Arbeit" war und dies so akzeptierte. Er wohnte damals noch in Brandenburg und wir telefonierten an einem Abend. Es war in der Weihnachtszeit und er aß nebenher Walnüsse. Irgendwann fing seine Stimme an zu kratzen und er meinte, alles im Mund und im Rachen würde brennen sowie seine Atmung schwerer werden. Ich sagte, er solle sofort die Nüsse weglassen und einen Notarzt rufen, falls es schlimmer werden würde. Daraufhin bat ich ihn für kurze Zeit aufzulegen und machte eine energetische Reiki-Anwendung über die Ferne, was mir mit dem im Herbst gemachten Seminar und die damit verbundene Einweihung in zweiten Reiki-Grad möglich war. Als ich fertig war, rief ich ihn sofort an und fragte, ob er etwas gespürt habe. Er meinte, dass er eine wohltuenden Wärme wahrgenommen und entspannt hätte. Seine Stimme war auch wieder normal und das Brennen im Mund war weg, was ihn sehr beeindruckte. Ich freute mich einfach, dass ich ihm so schnell helfen konnte und bat ihn, die Nüsse wirklich erst einmal nicht mehr zu essen, was er mir versprach.

Als er nun bei mir wohnte, weckte er mich eines Nachts und fragte, was ich denn da machen würde. *„Nichts"*, nuschelte ich müde. *„Ich schlafe"*, sagte ich zu ihm und wollte mich umdrehen. Er rüttelte aber an mir und sagte, ich würde wie eine Irre am Bett wackeln, ob ich schlecht geträumt hätte. *„Ich schlafe einfach nur. Hier wackelt doch nichts"*, antwortete ich ihm. Er gab sich damit erst einmal zufrieden und wir schliefen wieder ein. So ging das aber noch an mehreren Nächten. Immer wieder weckte er mich und behauptete, das Bett hätte gewackelt, das könne doch nur ich gewesen sein. Ich aber merkte nichts vom angeblichen Bettwackeln und wollte einfach nur schlafen. Irgendwann stritten wir uns sogar darüber, weil er sich das Phänomen nicht anders erklären konnte, als dass ich nachts am Bett rütteln würde oder mich mit meinem hochschwangeren Revue-Körper hin und her wälzte.

Und so ging das munter weiter. Fast jede Nacht wurde ich von ihm geweckt, weil angeblich das Bett wackelte. Ich jedoch merkte davon überhaupt nichts und wunderte mich nur. Außerdem war ich froh, wenn ich schlafen konnte. Doch bald darauf wurde auch ich einmal wach, weil das Bett unter mir wackelte wie zuletzt 1992, als tatsächlich nachts ein leichtes Erdbeben meinen damaligen Freund und mich aus dem Schlaf rissen. Damals wackelte das Bett genauso und die Bilder fielen von den Wänden. Im ersten Moment dachte ich deshalb, es wäre wieder ein Erdbeben und rief ganz laut: *„Robert, wach auf!“* Bis er endlich wach wurde, war das vermeintliche Beben längst vorbei. Ich wusste, dass er nicht am Bett gewackelt, sondern fest geschlafen hatte und sagte ihm, ich wisse jetzt, was er meine. Zutiefst zufrieden sagte er: *„Siehste, das bilde ich mir nicht ein. Jetzt weißt Du, was ich die ganze Zeit schon ertragen muss.“*

Ich hatte jetzt eine Ahnung, was bzw. wer es sein könnte, der sich so massiv bemerkbar machte: Roberts Vater war vor ein paar Jahren sehr plötzlich an Herzversagen verstorben. Das Verhältnis der beiden war nicht das beste und kurz vor seinem Tod hatten sie nochmals einen ordentlichen Streit, worauf der Kontakt abbrach. Nach dessen Tod wurden die persönlichen Sachen von ihm unter den Geschwistern aufgeteilt. Sein Bruder bekam unter anderem eine Uhr, die er aber nie tragen konnte. Sobald er sie anzog, so berichtete er mehrfach, wurde ihm schlecht und schwindlig. Robert hatte eine Lampe aus Glas bekommen – in Form einer Eule und ein Erinnerungsstück aus seiner Kindheit. Diese Eule, so hatte er mir erzählt, hatte zwei Glasaugen, wovon eines ständig raus fiel. Die Eule stand im Regal in seinem Wohnzimmer und immer nur dann, wenn er es sich abends vor dem Fernseher gemütlich gemacht hatte, fiel das Auge mit einem Klirren zu Boden. Mehrmals klebte er es wieder fest, mit verschiedenen Klebern. Doch immer wieder fiel das Auge relativ laut auf den Boden, sodass Robert jedes Mal einen ordentlichen Schrecken bekam und auch immer eine Gänsehaut dabei hatte. Irgendwann wurde es ihm zu unheimlich und er entsorgte das gute Stück letztendlich im Müll.

Ich sprach ihn in dieser Nacht vorsichtig auf das Thema an und erzählte ihm, dass ich das Gefühl hätte, sein verstorbener Vater möchte ihn um Verzeihung bitten und hätte deshalb zuvor über die Eule und jetzt mit dem Wackeln des Bettes auf sich aufmerksam gemacht. Robert schaute mich völlig verdutzt an und sagte nur: *„So ein Quatsch. So etwas gibt es doch nicht.“* Er meinte, das würde sich alles wie in einem schlechten Gruselfilm anhören. Kurze Zeit später war Sammy bei uns und berichtete uns über ein Seminar, das sie besucht hatte. In diesem Seminar wurden unter anderem Übungen zur Kontaktaufnahme mit der geistigen Welt gemacht. Sofort bat ich sie, doch bei uns zu üben und zu schauen, wer oder was unser Bett zum Wackeln brachte. Sie brauchte einen Moment, kehrte in sich und schloss die Augen. Nach einer Weile sagte sie, sie wäre sich nicht sicher, sie sehe nur einen Mann mit einem braunen, sehr markanten Ledermantel. In dem Moment schoss Robert vom Stuhl hoch und sagte: *„Das ist mein Vater!“* Und setzte sich wieder mit weit aufgerissen Augen hin. *„Jetzt glaube ich, dass er hier ist. Solch einen Mantel trug er ganz früher immer. Es war sein Lieblings-Kleidungsstück. Er hat ihn zwar nicht mehr angezogen, aber auch nie weggegeben.“* Zum Glück hatte Sammy das sehen können, denn nun war nicht nur mir bewusst, dass ich mir das nicht einbildete. Auch Robert war klar, dass keiner von uns etwas von diesem Mantel wissen konnte und somit der Hinweis auf seinen Vater ehrlich war. Dennoch wollte er ihm nicht vergeben und sich ab sofort auch nicht mehr einschüchtern lassen.

Was sollte ich machen? Ich wollte nachts meine Ruhe. Also bat ich einfach mal seinen verstorbenen Vater, doch bitte mit dem Bettgewackel aufzuhören und uns in Ruhe das Kind bekommen zu lassen. Anschließend würde ich ihm gerne helfen, dass Robert genauer hinschaut und ihm letztendlich verzeihen würde. Ich bat noch Henning um Hilfe, der ebenfalls etwas machte, damit wir erst einmal Ruhe hatten. Und tatsächlich – von da an hörten die nächtlichen Störungen komplett auf und schon bald war das Bettgewackel vergessen, zumal jetzt die Geburt unseres Kindes bevorstand.

Nachdem unsere Tochter geboren und schon einige Monate alt war (sie konnte gerade Papa, Mama, Oma, Opa sagen), ging es nachts wieder los. Diesmal jedoch war es so stark, dass sowohl Robert als auch ich wach wurden und das Bett noch eine kurze Weile weiterwackelte, als wir längst wach waren. Ich legte ihm nahe, jetzt endlich hinzuschauen, das wäre bestimmt wieder sein Vater, doch er war einfach nicht bereit, ihm zu vergeben bzw. zu glauben, dass so etwas möglich sei.

Unsere Tochter konnte abends oft nicht einschlafen oder wachte nachts auf und wir holten sie zu uns ins Bett. So war es auch in dieser Nacht. Sie wurde wach und rief nach uns, worauf Robert sie holte und zu uns ins Bett legte. Wir machten daraufhin schnell wieder das Licht aus, um einzuschlafen. Auch sie kuschelte sich in die Decke, als plötzlich das Bett wieder heftig anfing zu wackeln. Unsere Tochter setzte sich mit einem Ruck auf, zeigte auf das Bettende und sagte: „*Da Opa!*“ Uns lief es eiskalt den Rücken runter. Sie konnte ihn also sehen und gab uns den endgültigen Beweis, dass tatsächlich Roberts Vater bei uns war und auf sich aufmerksam machte. Robert sagte nur: „*Jetzt reicht es. Ich möchte nicht auch noch unsere Tochter mit in den Konflikt ziehen. Das muss ein Ende haben.*“

Damals traute ich mir noch nicht zu, dies alles aufzulösen und seinen Vater ins Licht zu schicken, aber Robert war bereit, jemanden aufzusuchen, der sich damit auskannte. Sammy schlug hierfür ihre Reiki-Lehrerin vor, denn sie wusste, dass sie so etwas schon öfter gemacht hatte. Robert stimmte zu und vereinbarte einen Termin mit ihr. Während einer energetischen Anwendung sah Robert vor seinem geistigen Auge seinen Vater und sagte ihm in Gedanken, dass er ihm alles verzeihen würde, er könne jetzt in Frieden ins Licht gehen. Anschließend sah er, dass sein Vater von einem hellen Licht umgeben wurde und darin verschwand – mit einem liebevollen Lächeln für Robert.

Nach diesem Erlebnis war ihm klar, dass es mehr gibt zwischen Himmel und Erde, was wir jedoch – mit Ausnahmen von wenigen Menschen – nicht sehen können. Und auch ich musste verarbeiten, was alles möglich war und wie Verstorbene auf sich aufmerksam machen können. Das Wackeln am Bett hörte danach zum Glück für immer auf und wir hatten wieder ruhige Nächte. Robert hatte Frieden mit seinem Vater geschlossen, sodass dieser ins Licht gehen konnte.

► *Wenn mit einem Verstorbenen noch ein Konflikt besteht oder man aus der Vergangenheit mit jemandem im Streit auseinandergegangen ist, einem Unrecht oder Schlimmes angetan wurde, dann gibt es die Möglichkeit, dies alles auf geistiger Ebene zu verzeihen und somit die alten Angelegenheiten zu bereinigen. Ansonsten schleppt man zeit seines Lebens diese alten und ungeklärten Lasten mit sich herum. Dann brodelt ein ständiger Zorn in uns, Wut auf bestimmte Personen oder Ereignisse, Enttäuschungen oder Ängste. Man kann sich mit diesen Altlasten sein Leben unnötig schwer machen oder in schweren Fällen sogar krank werden.*
*Verzeihen heißt nicht, dass man die Tat oder das Ereignis im Nachhinein für gut befindet. Auch kann man zum Beispiel Streit oder Konflikte nicht ungeschehen machen, und muss die Person, die es betrifft, nicht ab sofort lieben und im wirklichen Leben umarmen. Dennoch kann man mit sich, mit den Energien rund um den Konflikt und den dazugehörigen Emotionen ins Reine kommen, wenn man von Herzen verzeiht. Dies kann man ganz individuell gestalten, wie sich zum Beispiel im Geiste einen Raum kreieren, in den man ebenfalls geistig die betreffende Person einlädt. Man kann eine Kerze anzünden und diese Person bitten, gegenüber Platz zu nehmen. Wenn man möchte, kann man dieser Person alles sagen, was sie oder ihn belastet, das Thema, um welches es geht oder die Ungerechtigkeit, der man meint, zum Opfer gefallen zu sein.*
*Wenn alles gesagt und einmal raus ist, verzeiht man der Person und bittet die Engel, alles zu bereinigen, was dieses Thema bzw. den Konflikt angeht. Danach entlässt man diese Person geistig in Frie-*

*den. Meist reicht es, dies einmal zu machen, doch bei tiefergehenden Konflikten oder bei Problemen mit sehr nahestehenden Menschen kann diese Übung auch von Zeit zu Zeit wiederholt werden, bis man in sich den Frieden mit diesem Thema spürt und keine Wut mehr hochkommt.*

Man kann aber auch die folgende Übung machen, um alles zu verzeihen, was man als Belastung mit sich herumträgt:

*Ich verzeihe mir von ganzem und aus tiefstem Herzen,*
*was ich mir und anderen jemals angetan habe.*
*(Dreimal in Gedanken sprechen)*

*Ich verzeihe allen anderen von ganzem und aus tiefstem Herzen,*
*was sie mir jemals angetan haben.*
*(Dreimal in Gedanken sprechen)*

*Ich verzeihe allen Situationen und Ereignissen,*
*die mich in meine heutige Lage und Zustand geführt haben.*
*(Dreimal in Gedanken sprechen)*

*Ich bitte Erzengel Michael,*
*alle negativen Bänder und Energien*
*zu den Personen und Ereignissen zu trennen,*
*die jetzt bereinigt sind.*
*Danke*

## *Erste Schritte als Schreibmedium*

Annegret fragte mich, ob ich Interesse an einem Wünschelruten-Seminar hätte, welches sie leiten würde. Sie würde das für eine kleine, überschaubare Teilnehmerzahl anbieten und fände es schön, wenn ich kommen könnte. Schon etwas länger spielte ich mit dem Gedanken, das Rutengehen selbst zu lernen und sagte ihr zu. Das Seminar fand an einem Wochenende statt und nach dem ausführlichen theoretischen Teil konnten wir viel üben. Wir vermaßen eine komplette Wohnung und markierten sowohl Störfelder wie auch freie Felder, was Annegret dann überprüfte. Ich arbeitete zusammen mit Maria, einer sehr sympathischen Frau, die etwas älter als ich war. Sie hatte eine lichtvolle und ruhige Ausstrahlung und wir verstanden uns sofort sehr gut. Irgendwann sprach sie mich auf meinen Rücken an und fragte, ob ich Schmerzen hätte. Nebenbei erzählte ich ihr dann über meine Erkrankung und welche „Wehwehchen“ noch immer bestehen würden. Ich hatte zwar seit der energetischen Wirbelsäulenbegradigung keine schlimmen Schmerzen mehr, aber von Zeit zu Zeit eben doch meine Zipperlein – so wie auch an diesem Tag. Sie kannte diese Symptome, auch der Schwindel war ihr wohlbekannt und sie verstand sehr gut, wie es mir ging und dass es nicht immer einfach für mich war. Anschließend fragte sie mich, ob sie etwas für meinen Rücken tun könne, damit sich dort mehr Stabilität aufbaue. Ich stimmte zu und sie machte ein paar kinesiologische Übungen mit mir, die mich ausbalancieren sollten und mir sehr gut taten, worauf ich meinen Rücken gut und viel entspannter aufrichten konnte.

Am nächsten Tag gingen wir in die Natur, um dort sowohl Kraftplätze als auch Störfelder aufzusuchen. Dabei schauten wir uns Bäume mit tumorähnlichen Gewächsen an und solche, die durch ihren Wuchs versuchten, den Negativ-Feldern auszuweichen. Zwischendurch hatten wir immer wieder etwas Zeit, in der mir Maria die Kinesiologie beschrieb. Ich fand das sehr interessant und informierte mich weiter darüber:

► *In der Medizin steht „Kinesiologie" für Bewegungslehre und Untersuchung der Muskeln. Die Entdeckung dieser Methode geht zurück auf Erfahrungen und Untersuchungen des amerikanischen Chiropraktikers Dr. George Goodheart. Dieser beobachtete, dass sich physische und psychische Vorgänge im Menschen auch im Funktionszustand seiner Muskeln spiegeln. Daraufhin entwickelte er 1964 ein einfaches Testverfahren, das diese Muskelfunktion ohne Zuhilfenahme von Apparaten erfasst: den Muskeltest. Dabei wird die getestete Person aufgefordert, den zum Testen benutzten Körperteil (meist ein Arm oder ein Bein) gegen den Druck der testenden Person an seinem Platz zu halten.*
*Die Testergebnisse (Muskel kann gehalten werden oder nicht) lassen Rückschlüsse auf eventuelle Energieblockaden bzw. auf Einflüsse, zu denen die getestete Person gerade ausgesetzt ist.*
*Die Kinesiologie macht sich unter anderem auch das Energiemodell der chinesischen Akupunktur zunutze. Dieses beruht auf den Beziehungen zwischen den Energiebahnen im Körper (Meridianen) und bestimmten Organen. Goodheart erkannte, dass Meridiane und Organe darüber hinaus auch mit jeweils ganz bestimmten Muskeln in Verbindung stehen. Letztlich geht es darum, energetische Ungleichgewichte oder Störungen zu identifizieren und auszugleichen – zu balancieren.*
*Die Kinesiologie geht von der Annahme aus, dass der menschliche Organismus selbst am besten weiß, was ihm gut tut, was ihm hilft, was ihm fehlt oder was ihn stört. Über das Feedbacksystem des Muskeltestens kann man den Körper auf einfache Art direkt befragen. Solche Fragen können etwa sein: „Soll ein bestimmter Akupunktur- oder Reflexpunkt ausgeglichen werden? Ist ein bestimmtes Heilkraut, eine Blütenessenz, ein homöopathisches Mittel hilfreich für den Betroffenen? Ist ein bestimmtes Nahrungsmittel, eine (vorgestellte) soziale Situation für ihn ungünstig oder stressbesetzt?"*[(10)]
*Ein großer Vorteil der Kinesiologie ist, dass sie dem Körper erlaubt, unmittelbar mitzuteilen, was zur Behebung eines bestimmten Problems oder zur Erreichung eines bestimmten Ziels getan werden kann.*

*So wird sichergestellt, dass nur jeweils die angemessenen, vom Körper geforderten und akzeptierten Maßnahmen ergriffen werden. Die körpereigene Intelligenz gibt vor, was, wann, wo und in welcher Reihenfolge etwas getan werden soll. Bezüglich der Zahnmedizin bietet die Kinesiologie die Möglichkeit, Materialverträglichkeiten zu testen und die Kaumuskeln zu balancieren. Masseure, Physiotherapeuten und Chiropraktiker können sich ebenso die zahlreichen Muskelaktivierungstechniken zunutze machen.*
*Zusammengefasst bedeutet dies, dass die Kinesiologie sehr umfangreich ist. Mit ihrer Hilfe kann man nicht nur Blockaden aufspüren, sondern diese auch lösen. Man kann Lebensmittel, Kosmetik und auch Medikamente austesten und hierbei die für sich optimalen Mittel und Dosierungen herausfinden.*

Bis heute haben Maria und ich regelmäßigen Kontakt und eine Freundschaft aufgebaut. Ich habe sehr viel von ihr lernen können und auch ihre energetischen Anwendungen taten mir sehr, sehr gut. Mittlerweile unterstützen wir uns gegenseitig, wenn auch wir unsere Lernprozesse durchlaufen. Auch sie sagte mir, ich solle energetisch arbeiten und meine erworbenen und auch angelegten Fähigkeiten nutzen. Außerdem sehe sie mich schreiben, womit ich vor allem Kindern helfen würde.

Da war er wieder… der Hinweis auf das mediale Schreiben. Aber wie nur sollte ich das machen? Ich hörte keine Engelwesen, die mir Texte diktierten. Wie also sollte ich Botschaften aus der geistigen Welt empfangen und aufschreiben? Eines Nachts konnte unsere Tochter wieder nicht schlafen. Ich war alleine mit ihr zu Hause, da Robert zu diesem Zeitpunkt seine Heimat besuchte. In der Hoffnung, schnell wieder schlafen zu können, trug ich sie in unser Bett und machte das Licht aus. *„Ich kann aber nicht schlafen, Mama“*, sagte sie und setzte sich auf. *„Probiere es doch einfach. Kuschel Dich zu mir und dann kannst Du sicher gleich einschlafen.“* Sie kam ganz nah zu mir gerückt und kuschelte sich an mich.

Nach kurzer Zeit jedoch fing sie an, sich hin und her zu drehen. *„Mama, ich kann nicht schlafen. Maaamaaa!"*, sagte sie und rüttelte an mir. Es half nicht, mich schlafend zu stellen, das Kind war hellwach. *„Erzähl mir eine Geschichte, bitte."* Es war nachts um zwei Uhr, ich war hundemüde und auf Geschichtenerzählen hatte ich nun wirklich keine Lust. *„Mama bitte, bitte. Erzähl mir jetzt eine Geschichte."* Sie war ein eher ruhiges und sehr liebes Kind, so fordernd hatte ich sie in ihren fast drei Lebensjahren selten erlebt. *„Okay"*, sagte ich, *„dann erzähle ich Dir eine Geschichte."* Sie liebte die Geschichte von der Raupe Nimmersatt, also begann ich, ihr genau diese Geschichte zu erzählen. Wieder setzte sie sich auf. *„Nein Mama. Eine andere Geschichte!"* Nun durchforstete ich völlig übernächtigt mein Gehirn auf Kindergeschichten. Mir fiel ein anderes Kinderbuch von ihr ein, das sie mochte und begann nun, diese Geschichte zu erzählen. *„Nein, nein, nein Mama. Eine andere Geschichte!"* So ging das ein paar Mal, immer wieder erzählte ich ihr Geschichten aus ihren Kinderbüchern und immer wieder unterbrach sie mich und forderte eine andere Geschichte. Immer sagte sie: *„Eine Geschichte für mich."* Irgendwann kapitulierte ich und sagte in Gedanken zu den Engeln: *„Sagt ihr mir doch bitte, was ich ihr erzählen kann, damit sie endlich einschläft."* In Sekundenschnelle sah ich eine komplette Geschichte vor mir, anders kann ich es nicht beschreiben. Ich wusste mit einem Schlag eine Einschlafgeschichte – vom ersten bis zum letzten Wort und mit Bildern.

Und so begann ich, sie ihr zu erzählen. Die Geschichte handelte von einem kleinen Kind, das nicht einschlafen konnte. Nacheinander kamen eine Elfe, eine Fee, ein Zauberer, ein Engel usw. zu ihr und halfen ihr auf liebevolle Weise, einzuschlafen. Es gab immer wieder eine Zeile, die sich wiederholte und die meine Tochter dann begeistert mitsprach. Nachdem ich die Geschichte fertig erzählt hatte, drehte sie sich um und schlief auf der Stelle ein. Ich war so verblüfft, dass ich ihren Namen leise rief, aber sie atmete längst völlig tief und entspannt und schlief ganz fest.

Im Gegensatz zu meiner Tochter war *ich* jetzt hellwach! Ich ließ noch einmal Revue passieren, was da gerade geschehen war und kam aus dem Staunen kaum heraus. Die Geschichte war ganz einfach so plötzlich dagewesen und ich wusste in nur einem winzigen Moment genau, wie die Handlung sein sollte. „*Wenn ich sowieso schon wach bin*", dachte ich, „*kann ich die Einschlafgeschichte auch gleich aufschreiben*", da ich Angst hatte, sie zu vergessen. Nachdem ich sie sorgfältig zu Papier gebracht hatte, schlief auch ich ein. Am nächsten Tag las ich die Geschichte gleich morgens noch einmal durch und staunte wieder über die Handlung. Ich war mir hundertprozentig sicher, dass ich mir nicht eine Zeile davon selbst ausgedacht hatte. Meine Tochter schlief noch selig neben mir und ich war ihr für ihre Sturheit und ihr Drängen unendlich dankbar. Ich probierte diese Geschichte auch bei anderen Kindern in meinem Umfeld und Erwachsenen aus, um zu sehen, welche Wirkung sie hatte. Die meisten Kinder wurden sehr ruhig und entspannter nach dem Vorlesen und schliefen tatsächlich, wenn es am Abend geschah, wunderbar sanft ein. Manche Eltern berichteten mir, dass die Kinder sogar am nächsten Tag viel ruhiger und ausgeglichener waren.

Ein Ergebnis fand ich besonders schön: Maria bat mich um eine Kopie der Einschlafgeschichte für einen ihrer Klienten. Dieser war über achtzig Jahr alt und konnte nur sehr schlecht einschlafen. Seine Frau las ihm die Geschichte vor und er hatte seinen Spaß mit den verschiedenen geistigen Wesen – und schlief immer entspannt ein. ☺

Ich wusste, dass diese Geschichte kein Allheilmittel für jede Schlafstörung war, doch ich war mir sicher, dass während dem Lesen Energien transformiert wurden, die man tagsüber aufgenommen hatte und die nicht zu einem selbst gehörten. Dazu zählten bei Kindern ebenso Reizüberflutungen, die sie nicht zur Ruhe kommen ließen.

Eine junge Frau, die von meiner Geschichte gehört hatte, kam auf mich zu und fragte mich, ob ich denn auch für ihr Patenkind eine Geschichte schreiben könne, ganz individuell nur für sie. Ich traute mir nicht zu, dass ich quasi auf Knopfdruck eine Kinder-Geschichte schreiben könnte. Dennoch stimmte ich zu, sagte aber, dies wäre nur ein Versuch und sie solle keine hohen Erwartungen daran haben.

Als ich Ruhe hatte, setzte ich mich hin, nahm Block und Stift und verband mich, wie ich es in Seminaren gelernt hatte, mit der geistigen Welt. Ich kannte nur den Namen und das Alter des Kindes, das Aussehen hatte mir ihre Patentante lediglich kurz beschrieben. Es dauerte nur einen Moment, bis ich Worte und Sätze durch mein geistiges Gehör vernahm und fing an zu schreiben. Auf diese Art beschrieb ich ungefähr zehn DIN-A4-Seiten. Während ich schrieb, kam ich überhaupt nicht zum Nachdenken, weil alles so schnell ging und ich alles genau aufschreiben wollte. Als ich fertig war, konnte ich mich nicht mehr erinnern, was ich geschrieben hatte, alles schien wie gelöscht. Deshalb las ich den Text und staunte, was ich da alles zu Papier gebracht hatte. Es war eine in sich abgeschlossene Handlung und bezog sich auf das Kind, für welches die Geschichte war. Darin wurde das Umfeld sowie das Wesen des Kindes beschrieben und auf liebevolle Weise das Problem bzw. die Hauptblockade verpackt. Zum Schluss hin beinhaltete der Text die Lösung in Form einer leichten Übung und der Beschreibung einer anderen Sichtweise auf das Problem.

Nach meiner anfänglichen Freude, dass das Übermitteln der Geschichte so gut geklappt hatte, kamen die altbekannten Zweifel wieder, und ich fragte mich, ob das denn auch so stimmen würde, denn es waren schon sehr markante Wesenszüge beschrieben und ziemlich genau das Umfeld des Kindes. Ich griff zum Telefonhörer und rief die Auftraggeberin an, um ihr den Text vorzulesen. Sie war total begeistert und sagte, das wäre die genaue Beschreibung ihres Patenkindes und sie würde sich schon freuen, ihr die Geschichte vorzulesen.

Einmal mehr war ich baff, was alles möglich war und machte aus den handschriftlichen Seiten eine getippte, schön verpackte Geschichte mit Bildern. Nach ein paar Wochen kontaktierte mich die Frau erneut und erzählte, dass das Kind sich nach dem Lesen der Geschichte absolut zum Vorteil verändert hätte und nun viel freier durch das Leben gehen würde. Durch die Geschichte wusste ich, dass das Kind sehr viel spirituelles Wissen in sich trug und freute mich umso mehr, als mir erzählt wurde, dass es extra für die Geschichte eine Schublade in ihrer Kommode frei geräumt hatte, worin es diese wie ein Heiligtum aufbewahrte.

Noch heute denke ich gerne an diese erste Geschichte zurück, die ich von der geistigen Welt vermittelt bekam und die so viel Gutes bewirken konnte. Doch es blieb vorerst bei diesen beiden Geschichten, die mich auf so wunderbare Weise erreichten. Erst als ich einige Zeit später wieder vor einem, wie mir schien, unlösbaren Problem stand, bekam ich die nächste Geschichte von der geistigen Welt vermittelt.

## *Hochzeit und Vampirbiss*

Wir hatten das Jahr 2005. Mir ging es wesentlich besser und viele Dinge des alltäglichen Lebens konnte ich nun wieder alleine bewältigen, worüber ich mehr als glücklich war. Allerdings hatte sich während der Schwangerschaft eine große Zyste in der Schilddrüse gebildet – neben den bereits vorhandenen Knoten. Alle Gewächse waren gutartig, störten jedoch meinen Stoffwechsel enorm. Ich hatte wieder Herzrasen und die anderen gewohnten Symptome, die ich von früher kannte. Ich erinnerte mich an die Aussage von Roland, der mir schon vorausgesagt hatte, dass ich sicherlich noch einmal operiert werden müsste, weil ich wieder Knoten in der Schilddrüse hätte. Dies bewahrheitete sich jetzt und so ließ ich mich Anfang des Jahres operieren, wonach Herzrasen und die ständige Unruhe sofort verschwanden, worüber ich sehr erleichtert war.

Jedoch hatten wir es tatsächlich nicht immer leicht. Neben meinem angeschlagenen Gesundheitszustand hatte Robert für unser Kind und mich seine Heimat, Verwandte und Freunde verlassen und musste sich erst einmal ganz neu eingewöhnen, Arbeit suchen usw. Außerdem hatte er nun eine Frau an seiner Seite, die hochsensibel, spirituell und gesundheitlich immer noch beeinträchtigt war. Er musste mich schon sehr lieben, denn er fragte mich nach der Operation, ob ich ihn heiraten wolle. Natürlich wollte ich, denn auch ich liebte ihn und wollte diesen Mann, der so viel für mich getan hatte und geduldig meine „Wehwehchen“ ertrug, auch weiter an meiner Seite wissen. Und so planten wir voller Vorfreude eine nicht allzu große Hochzeit mit den engsten Verwandten, Bekannten und Freunden.

Ungefähr zwei Wochen vor der Hochzeit träumte ich nachts, dass mir ein Vampir in die linke Seite meines Halses biss. Das tat im Traum sehr weh und ich weiß noch, dass ich bereits während des Traumes das Gefühl hatte, diesen „Vampir" zu kennen. Als ich morgens aufwachte, konnte ich meinen Kopf nicht mehr nach links drehen und hatte starke Schmerzen. Sofort erinnerte ich mich an den nächtlichen Traum, dachte aber, ich hätte mich sicher im Schlaf verrenkt und im Traum den Schmerz als Vampir-Biss verarbeitet.

Vorerst unternahm ich nichts und hoffte, dass der steife Hals von alleine weggehen würde, wenn ich ihn nur warm halte. Doch auch nach einigen Tagen tat sich nichts und der steife Hals schmerzte sehr, weshalb ich zum Arzt ging. Unsere Hochzeit wollte ich ganz sicher nicht so eingeschränkt und mit Schmerzen erleben. In der Woche vor der Hochzeit war ich fast täglich bei meinem Arzt, der alles versuchte. Spritzen, Akupunktur, Salben, Wärmebehandlungen... nichts half – es blieb gleichbleibend schlimm. Maria behandelte mich in dieser Zeit oft energetisch, denn auch sie wollte, dass ich meine Hochzeit genießen konnte. Ihre Mühen lohnten sich, denn mir ging es nach den energetischen Anwendungen immer schnell besser, aber leider nur kurzfristig. Am jeweils nächsten Tag war alles wieder beim Alten. Und so kam der Tag der Hochzeit und ich hatte mich zumindest während der letzten zwei Wochen an den Schmerz und die Steifheit gewöhnt, weshalb ich mir keine Hoffnungen mehr machte, dass es mir an unserem Hochzeitstag besser gehen würde. Dennoch betete ich abends, dass mir der Schmerz und die Steifheit doch bitte geheilt werden, und wenn nicht ganz, dann bitte für diesen einen Tag.

Es war ein Wunder! Ich wachte tatsächlich morgens auf und konnte meinen Hals komplett schmerzfrei bewegen. Als erstes spürte ich beim Aufwachen, dass der Schmerz weg war und setzte mich gewohnt vorsichtig auf und bewegte leicht meinen Kopf. Immer weiter versuchte ich den Kopf zu drehen und stellte fest, dass tatsächlich keine Bewegungseinschränkung mehr da war. Es war ganz ungewohnt, dass der Schmerz plötzlich weg war, und ich freute mich und schickte ein Dankesgebet nach oben. Es war wie ein Geschenk des Himmels, dass ich an diesem Tag schmerzfrei war und ich genoss unsere Hochzeit sehr, denn wir hatten eine wirklich schöne und harmonische Feier, bei der viel getanzt und gelacht wurde.

Am nächsten Tag wachte ich auf und bemerkte sofort den gewohnten Schmerz im Hals. *„Nein, das kann jetzt nicht sein"*, dachte ich und setzte mich auf. Alles war wie zuvor, ich hatte Schmerzen und einen steifen Hals, den ich nicht ein bisschen nach links drehen konnte. Ich verstand die Welt nicht mehr und fragte mich, ob das vielleicht etwas energetisches sein könnte, dem ich dringend nachgehen sollte. Maria half mir und linderte meine Schmerzen, die Unbeweglichkeit blieb jedoch. Außerdem konnte sie noch nicht die Ursache erkennen, die hinter diesen Schmerzen steckte. Wir hatten an diesem Tag noch eine kleine „Reste-essen-und-trinken-Nachfeier" und ich versuchte, den leidigen Hals so gut es ging zu ignorieren.

In der Woche darauf ging ich wieder zum Arzt und er ordnete eine MRT-Untersuchung an, die ein paar Tage darauf im Krankenhaus stattfinden sollte. Ich machte mir nicht wirklich Sorgen und hoffte einfach, dass man anhand der Aufnahmen erkennen konnte, was mich so massiv beeinträchtigte. Nach der Untersuchung fand direkt die Besprechung des Befundes im Krankenhaus statt. Ein junger, hektischer Arzt schaute mich an und meinte: *„Wir haben da etwas in ihren Wirbeln gefunden. Dort sind zwei helle Flecke. Das könnte etwas Harmloses sein, aber auch eine bösartige Veränderung. Um Sicherheit zu bekommen, müssen wir morgen noch eine Aufnahme ihrer Brustwirbel machen. Aber rechnen Sie mal mit einer negativen Diagnose."* Das war wie ein Schlag mit der Bratpfanne mitten ins Gesicht. Krebs? Mir zitterten die Knie und ich wusste in meinem Schock nicht, was ich sagen sollte. Den Rest des Tages verbrachte ich mit Weinen und schlimmen Ängsten.

Am nächsten Tag wurden die Aufnahmen von den Brustwirbeln gemacht. Und auch dort sah man deutlich zwei Wirbel mit hellen Flecken. *„Frau Kutza, das sieht aus wie Metastasen. Sie müssen dringend zur Mammographie (Brustuntersuchung zur Früherkennung von Brustkrebs), um zu schauen, ob Sie einen Tumor in der Brust haben, der bereits in den Rücken gestreut hat."*

Unter Schock ging ich zu Robert und wollte nur noch raus aus dem Krankenhaus. Im Auto weinte ich bitterlich und schluchzte: *„Ich wollte doch noch so viel erleben, wir wollten doch noch ein Kind und jetzt soll alles vorbei sein? So kurz nach der Hochzeit? Ich werde unsere süße Tochter nicht aufwachsen sehen können. Warum das alles?“* Robert nahm mich in den Arm und tröstete mich nach dieser Aussage des Arztes. Doch irgendwann sagte er: *„Ich glaube das nicht. Dir geht es doch soweit gut. Das kann einfach nicht sein. Lass uns die Untersuchung abwarten.“*

Bis zur nächsten Untersuchung musste ich drei schlimme und angsterfüllte Tage durchstehen. Ich wollte mir vor meinem Kind nichts anmerken lassen, aber ich konnte sie kaum ansehen, ohne zu weinen, da ich nicht wusste, wie lange ich sie überhaupt noch ansehen konnte. In meiner Verzweiflung und Trostlosigkeit bat ich meinen Mann, mir Zigaretten zu holen. Wenn ich schon voller Metastasen war, war mir das jetzt auch egal. Ich brauchte ein Ventil, irgendetwas, woran ich mich festhalten konnte. Natürlich half rauchen jetzt auch nicht weiter und es war sicher kompletter Schwachsinn, nach so ewig langer Zeit der Abstinenz wieder damit anzufangen, aber das war seltsamerweise wie ein Anker für mich – und ich bin ja auch nur ein Mensch.

Der Termin zur Mammographie war gleich morgens. Unmittelbar davor sollte aber nochmals eine Aufnahme mittels Computer-Tomographie von den Flecken in den Brustwirbeln gemacht werden. Ich lag angsterfüllt in diesem Gerät und rechnete mit allem. Direkt nach der Untersuchung sollte ich zu einem Arzt, der den Befund mit mir besprechen wollte. Er schaute mich an und fragte mich, wer mich denn geschickt hätte. Ich erzählte kurz, warum ich genau dort war und welcher Verdacht im Raum stand. Er schüttelte nur den Kopf und sagte:

> *„Sie haben völlig harmlose Blutschwämmchen in den Wirbeln. Das hat ungefähr jeder dritte Mensch, doch bleibt es ohne solche Untersuchungen unentdeckt. Diese Blutschwämmchen sind völlig harmlos und können auch keine Beschwerden machen. Das hätte der andere Arzt aber sofort erkennen müssen und Sie nicht mit solch einem schlimmen Verdacht belasten dürfen. Ich werde ihn kontaktieren und mit ihm reden, das war wirklich unnötig. Die Mammographie können Sie sich sparen.*

*Sie sind gesund, gehen Sie nach Hause und genießen Sie das tolle Wetter heute.“*

In diesem Moment fiel natürlich alles von mir ab. Die Aufregung, die Angst und die Befürchtungen und ich war unendlich dankbar. Ich umarmte meine Mutter, die mich begleitet hatte und wollte schnellstens nach Hause. Dort drückte und knutschte ich meine Tochter und meinen Mann. Wir schauten uns an und sagten beide, dass wohl jetzt der richtige Zeitpunkt für ein zweites Kind wäre.

Ich hatte noch Zigaretten in den Päckchen übrig, damit ich „Munition“ hatte, wenn die Diagnose schlecht ausgefallen wäre. Ich lachte und versprach, dass ich sofort wieder aufhören würde zu rauchen, wenn ich schwanger wäre. Viel rauchte ich sowieso nicht, nicht mehr als dieses eine Päckchen, denn dann musste ich sowieso wieder aufhören, weil sich manche Wünsche schneller erfüllen, als man glaubt... Eines blieb mir jedoch noch: Der steife Hals und die Schmerzen. Die Beschwerden waren zwar nach dem Krebs-Verdacht komplett in ihrer Priorität nach hinten gerutscht, aber immer noch massiv vorhanden. An den Halswirbeln konnte es nicht liegen, das war deutlich zu sehen. Was quälte mich also?

Meine Schwester hatte bei einer Feier eine Frau kennengelernt, die genau wie Maria kinesiologisch arbeitet und außerdem die Aura eines Menschen sehen kann. Dies nahm ich natürlich sofort als Hinweis auf und machte bei ihr einen Termin. Vielleicht könnte sie ja sehen, was mit mir los ist, denn nach den vielen Wochen Dauerschmerz wollte ich jetzt alles versuchen, Abhilfe zu schaffen. Sie hieß Britta und war eine sehr schöne, sportliche Frau. Wir sprachen kurz und machten uns bekannt, dann sollte ich mich ihr gegenüberstellen. Sie sagte, es wäre kein Wunder, dass ich mit dem Hals Probleme hätte. Dort wäre die Energie eines Mannes verhaftet, der die Hochzeit verhindern wollte. Sie beschrieb mir genau das Aussehen des Mannes, der mir diese Energie anhing und ich wusste sofort, wen sie meinte. Es war ein von mir abgewiesener Mann, der sich in mich verliebt hatte. Damals sagte ich ihm, dass ich seine Gefühle nicht erwidere und ließ ihn traurig, aber auch etwas zornig zurück. Ich fragte sie, wie so etwas geschehen könne, das läge doch alles schon so lange zurück. Er könne eigentlich gar nicht wissen, dass ich heiraten wollte. Sie erklärte mir, dass auf geistiger bzw. energetischer Ebene so einiges möglich wäre, das wir noch nicht einmal erahnen könnten.

Anschließend löste sie diese Energie von mir und sagte ohne den geringsten Zweifel, dass es mir schnell besser gehen würde, sie hätte alles bereinigt. Wie immer war ich sehr skeptisch, denn ich hatte schon seit Wochen diesen steifen Hals und bisher hatte nichts geholfen. Jetzt sollte diese unglaubliche Geschichte hinter meinen Beschwerden stecken? Ich wollte offen sein für diese Möglichkeit, war aber auch wie immer erst einmal recht skeptisch. Tags darauf wachte ich auf und war tatsächlich schmerzfrei und konnte sogar meinen Hals wieder gut bewegen. Ich blieb aber noch eine Weile liegen, um über das Geschehene nachzudenken. Natürlich hatte ich schon viel erlebt und wusste, dass es so vieles gab, das wir uns nicht erklären bzw. nicht sehen können. Aber dass ein noch lebender Mensch solch heftige Energien aussenden konnte, war mir neu. Ich musste dankbar feststellen, dass Britta mir mit ihrer Gabe, die Aura sehen zu können, bestens geholfen hatte, denn die Schmerzen waren komplett weg und auch der steife Hals blieb Vergangenheit.

Ich war so fasziniert von ihr, dass ich nochmals einen Termin bei ihr machte, weil ich wissen wollte, woher die Flecken auf meiner Haut kamen, die seit der ersten Schilddrüsenoperation nicht weggehen wollten. Sie meinte, dies wäre eine Vergiftungserscheinung und am besten wäre es für mich, nochmals eine geeignete Entgiftung zu machen, doch das hätte noch etwas Zeit, jetzt hätte ich ja erst einmal eine andere Aufgabe. Dabei grinste sie übers ganze Gesicht... Doch ich wusste genau, was Britta meinte, da ich sowieso schon den Verdacht hatte, wieder schwanger zu sein. Noch bevor meine Periode ausblieb, war ich mir sicher, dass sich unser zweites Wunschkind nun ankündigen würde und machte noch am gleichen Tag einen Früherkennungstest. Ich ging zu meinem Mann und sagte, dass das Zigarettenpäckchen zwar noch nicht ganz leer wäre, ich aber ab sofort nicht mehr rauchen würde. Er wusste, was ich meinte und freute sich riesig...

Bald darauf machte ich einen Termin bei meinem Frauenarzt, um nachsehen zu lassen, ob alles in Ordnung war. Er hatte Urlaub, weshalb ich zu seiner Vertretung ging. Es war eine Ärztin und sie machte die übliche Ultraschall-Untersuchung und sagte, alles wäre soweit gut, sie hätte nur keine Zeit, mir meinen Mutterpass auszufüllen, das würde sie das nächste Mal machen – und schwupps war sie weg. Ich fand diese Abfertigung sehr merkwürdig, war aber froh, dass alles in Ordnung war. Erst in etwa zwei Wochen sollte ich wiederkommen, um dann das komplette Vorsorge-Programm zu durchlaufen und mit Mutterpass die Praxis zu verlassen. Im Vergleich zur ersten Schwangerschaft ging es mir diesmal überhaupt nicht gut. Ich war so unendlich müde und die Übelkeit war viel extremer als bei meiner Tochter. *„Hoffentlich ist wirklich alles in Ordnung"*, dachte ich vor dem nächsten Arztbesuch.

Weil ich unruhig war und die Übelkeit mir wirklich zusetzte, bat ich meinen Engel, mir Hinweise zu geben, ob wirklich alles gut wäre mit dem Kind, zumal die Ärztin keinen Mutterpass ausgestellt hatte. Nachdem ich die Bitte formuliert und „abgeschickt" hatte, schaltete ich unser Fernsehgerät an. Dort waren zwei sehr gesunde Babys zu sehen, die Zwillinge waren. *„Wie schön"*, dachte ich, *„das sind ganz gesunde Kinder, also ist alles in Ordnung"*. Ich schaltete um und sah – wieder Zwillinge. *„So ein Quatsch"*, dachte ich und schaute nach oben, *„das kann doch nicht sein."* Doch es stimmte mich erst einmal sehr nachdenklich. Wieder war beim nächsten Termin nur die Vertretungs-Ärztin meines Gynäkologen da. Und wieder machte sie eine Ultraschalluntersuchung. Sie sagte lange Zeit nichts und mir wurde noch schlechter, als mir schon war. Sie schaute noch mal und noch mal, bis sie endlich den Bildschirm zu mir drehte und sagte: *„Schauen Sie mal, dort schlägt das kleine Herzchen. Und schauen Sie mal hier – da schlägt noch ein kleines Herzchen. Sie bekommen Zwillinge."*

Ich war überwältigt und starrte auf den Bildschirm. Zwei Kinder unter meinem Herzen – unglaublich. Mein erster Gedanke war, dass dies ein Segen Gottes ist und wir reich beschenkt werden, und unendlich viel Liebe floss bereits jetzt zu diesen Kindern – genauso, wie das bei meiner Tochter zuvor der Fall war. Die Ärztin fragte vorsichtig, ob ich damit klar käme und ich nickte, immer noch auf den Bildschirm schauend. Sie meinte, das hätte sie schon das letzte Mal gesehen, wollte aber nichts sagen, weil oft ein Embryo in der Anfangsphase absterben würde.

Die Kinder, zwei Jungs, entwickelten sich prächtig, die Schwangerschaft verlief normal und entgegen aller Prognosen einer verfrühten Geburt bekam ich die Zwillinge völlig normal am errechneten Termin. Unterstützt wurde ich während dieser Zeit von meiner Familie und einer wunderbaren Hebamme. Natürlich war die Schwangerschaft zeitweise, vor allem am Schluss, sehr beschwerlich. Doch mit viel Unterstützung und Entlastung durch meine Familie konnte ich auch diese Zeit sehr gut meistern. Hier gilt mein tiefster Dank meiner Mutter und meinem Mann, die mich enorm unterstützt haben.

## *Ein trauriger Jenseits-Kontakt mit positiven Folgen*

Unsere beiden Jungs waren nun ein Jahr alt und unsere Tochter vier, als ich ein Erlebnis hatte, das sehr traurig war, mich aber auf einen guten Weg brachte: Die Freundin einer Bekannten verstarb ganz plötzlich und hinterließ zwei kleine Kinder. Ich hatte sie nur flüchtig gekannt, wusste jedoch, wie sie hieß und aussah, weil wir uns einige Male unterhalten hatten.

Es war eines Abends – unsere Kinder schliefen bereits und ich hatte es mir vor dem Fernseher gemütlich gemacht –, als ich diese Frau in unserem Wohnzimmer wahrnahm. Ich konnte sie nicht körperlich sehen, doch vor meinem geistigen Auge sah ich, wie sie vor mir stand und mich traurig anblickte. Nach dem ersten Schrecken fragte ich sie, was sie denn von mir wolle und sie sagte, sie möchte ihren Kindern noch etwas ganz Wichtiges sagen, vorher könne sie nicht ins Licht gehen. Ich war zwar geschockt über meine Wahrnehmung, hatte aber überhaupt keine Angst, was mich selbst wunderte. So nahm ich mir meinen Block und Stift und fragte, was sie noch zu sagen hätte. Die Frau diktierte mir daraufhin einen Brief an ihre hinterbliebenen Kinder. Ich selbst musste beim Schreiben weinen, sodass die eine oder andere Träne die Schrift verwischte. Die familiären Umstände, in denen die Kinder nun groß werden sollten, ließen der Frau keine Ruhe und sie fand sehr liebevolle Worte an ihre Kinder, die ihnen zu gegebener Zeit helfen sollten, vieles zu verstehen. Sie wies mich an, den Brief meiner Bekannten zu überreichen und sie zu bitten, ihn an ihre Kinder weiterzugeben, wenn die Zeit dafür gekommen wäre. Wahrscheinlich, so sagte sie, wäre dies erst im Erwachsenenalter der Fall. Nachdem ich ihr das versprochen hatte, ging sie, und ich konnte sie nicht mehr wahrnehmen. Ins Licht ist sie nicht gegangen, das konnte ich „sehen" bzw. spüren. Sie wollte wohl noch eine ganze Weile ihre Kinder begleiten.

Puh, das war ein Erlebnis, mit dem ich so nie gerechnet hätte. Robert, der meine Gefühlsausbrüche mitbekommen hatte, wunderte sich über meine Ergriffenheit. Während ich schrieb, vertröstete ich ihn, dass ich ihm alles später erzählen würde und bat ihn, ruhig zu sein und abzuwarten. So berichtete ich ihm jetzt erst, was ich gerade erlebt hatte und er hörte aufmerksam zu. Er war die ganze Zeit, während ich schrieb, damit beschäftigt gewesen, beim Amadeus-Verlag nach neuem Lesestoff von Jan van Helsing zu stöbern und sagte: *„Ich habe da ein Buch entdeckt, das könnte Dich interessieren. Es handelt über eine Frau, die mit Toten sprechen kann – so wie Du eben. Das bestelle ich Dir jetzt."*

Solche Eingebungen hat Robert öfters und so kaufte er mir schon mehrmals ganz spontan ein Buch oder zum Beispiel ein Engel-Kartenset. Immer war es genau passend zu einem Lernprozess, den ich gerade machte, oder zu einer geistigen Ausbildung, die ich machte usw. Darin ist er wirklich toll und lässt sich dabei leiten, ohne viel darüber nachzudenken. Und auch wenn er selbst nicht spirituell arbeitet oder tiefgründig spirituell interessiert ist, lässt er mich doch immer gewähren und erkennt meine Arbeit an, worüber ich sehr dankbar bin. Er ist der absolut geerdete Part unserer Beziehung, was sehr wichtig ist. Und auch dieses Mal lag er mit seiner Intuition genau richtig: Ein paar Tage später kam das Buch an und ich begann zu lesen. Schon nach ein paar Seiten war klar, dass ich es nicht mehr aus den Händen legen würde. Und nicht nur das, ich las es gleich zweimal hintereinander. Die Autorin war Martina Heise und erzählte über ihr Leben als Medium, was mich sehr fesselte. Aus diesem Grund wollte ich unbedingt Kontakt mit ihr aufnehmen und kurze Zeit später vereinbarte ich auch einen telefonischen Termin mit ihr. Das Gespräch dauerte ungefähr eine Stunde und sie erzählte mir fast mein ganzes Leben und wies mich auf Blockierungen usw. Sie sagte unter anderem, dass ich viele Fremdenergien bei mir hätte und mich regelmäßig energetisch reinigen müsse. Das hatte bereits Maria immer gesagt und mich regelmäßig energetisch davon gereinigt. Nun wollte ich den Rat von Martina ausprobieren und in Meersalz baden.

► *Fremdenergien sind Energien, die man von außen bzw. von anderen aufnimmt, ähnlich der Zeichnung auf Seite 14 (Abb. 4). Es sind meist negative Energien, die andere loswerden wollen und man selbst sie diesen Menschen abnimmt. Manchmal nimmt man auch Energien von energetisch negativ belasteten Orten auf und trägt diese mit sich herum. Dies passiert, wenn man energetisch nicht genügend geschützt ist, körperlich geschwächt bzw. das dafür so typische Helfersyndrom hat oder in eine Opferhaltung geht.*

Mir selbst wird es zum Beispiel in bestimmten Geschäften oder an manchen Plätzen sehr übel und mir geht es dann in diesen Momenten nicht besonders gut, sodass ich mich beeile, dort schnell wieder wegzukommen. Genauso verhält es sich mit ganz bestimmten Supermärkten, sodass ich beschlossen habe, diese nicht mehr aufzusuchen.

Ich hatte eine Klientin, der es körperlich und seelisch sehr schlecht ging. Sie hatte viele körperliche Beschwerden und wusste keinen Rat mehr, denn kein Arzt oder Therapeut fand die Ursachen. Auch Medikamente und diverse verordnete Therapien schlugen bei ihr nur bedingt an. Ich machte bei ihr eine energetische Anwendung und sie fühlte sich schon direkt danach viel frischer und freier. In den folgenden Tagen verschwanden einige ihrer Beschwerden sofort und für andere brauchte es noch ein paar energetische Reinigungen. Sie war selbst überhaupt nicht krank, nur durch die vielen Beschwerden gestresst und energielos. Allein das Lösen und Reinigen von Fremdenergien und das „Auffüllen“

dieser Frau mit Reiki- bzw. Lebensenergie bewirkte bei ihr einen kompletten Umschwung.

- *Wenn man körperliche, geistige oder seelische Beschwerden durch Fremdenergien hat, nutzen meist die besten Therapien nur wenig und man sucht jahrelang nach der Ursache seiner Beschwerden. Vor allem helfen die besten Medikamente nicht viel, weil diese Schmerzen zum Beispiel ja nicht wirklich unsere eigenen sind, sondern von anderen übernommen wurden. Helfen können hierbei energetische Reinigungen, durch welche Fremdenergien und negative Energien abgelöst werden. Vorab kann eine erste Hilfe ein Meersalzbad sein. Reines Meersalz kann man fast überall für wenig Geld kaufen. Man löst sich eine ganze Packung (meistens 1 kg) im warmen Wasser in der Badewanne auf (ohne andere Badezusätze) und badet für etwa 20 Minuten darin. Wenn man es kann, sollte man auch mit dem Kopf untertauchen. Anschließend duscht man sich mit Wasser ab und trocknet vorsichtig die Haut (nicht fest rubbeln).*

Ich war erstaunt über die Gabe von Martina, befolgte ihre Tipps und – was am wichtigsten war – buchte bei ihr eine Energie-Umstellung für unser Haus, die sie bald darauf ausführte. Dazu schickte ich ihr per Post ein Bild vom Haus, eine Kopie des Grundrisses und die vollständige Adresse. Kurz darauf meldete sie sich bei mir und erklärte, wie sie weiter vorgehen möchte und versicherte, dass diese Energie-Umstellung dann von Dauer sei. Sie nannte mir den von ihr ausgerechneten optimalen Termin für die Energie-Umstellung, auf den ich mich schon sehr freute. Und ich kann an dieser Stelle der lieben Martina herzlich danken, denn ihre Energie-Umstellung war und ist tatsächlich dauerhaft und wirkt bis heute…

Unsere Tochter hatte zuvor jeden Abend Schwierigkeiten, in ihrem Zimmer einzuschlafen. Sie war zwar sehr müde, weinte aber oft und hatte viel Angst oder wachte nachts schluchzend auf, außerdem mied sie auch tagsüber ihr Zimmer und spielte darin nie. Selbst die Einschlaf-Geschichte konnte hier nicht helfen, weil ihr Problem nichts mit innerer Unruhe zu tun hatte, sondern tatsächlich eine Angst zugrunde lag.

In einem anderen Raum, den wir als Büro nutzten (mein ehemaliges Schlafzimmer), wurde es trotz zweier voll aufgedrehter Heizkörper nicht warm. Wenn ich den Raum betrat, lief mir direkt eine Gänsehaut über den Körper und ich fühlte mich sehr unwohl. Meiner Schwester ging es dort genauso, auch sie meinte immer, irgendwie wäre es in dem Raum gruselig. Einmal saßen wir beide vor dem Computer, um etwas im Internet nachzuschauen, als wir hinter uns laut und deutlich einen Pfiff hörten. Es hörte sich an wie der typische „Bauarbeiter-Pfiff". Wir drehten uns beide um, aber dort war niemand. Uns war es außerdem, als hörten wir noch ein hämisches Lachen. So schnell wie möglich verließen wir den Raum und ich selbst betrat ihn nur noch äußerst ungern.

Direkt nach der Energie-Umstellung aber war auch dieser Raum wieder in Ordnung und ich fühlte mich dort einfach wohl, und selbst ohne Heizung spürte man in dem Raum nicht mehr diese Eiseskälte. Auch unsere Tochter ging jetzt wieder gerne in ihr Zimmer, machte sich ihre geliebte ABBA-CD an, sang laut mit und spielte vergnügt. Abends lag sie völlig entspannt in ihrem Bett und sagte einmal zu mir: *„Mama, Du musst rausgehen. Hier waren eben ganz viele bunte Flattermänner* (sie meinte damit Engel), *aber jetzt sind nur noch zwei da. Guck mal, da ist ein grüner und dort ein orangener.*", und zeigte mit ihrem Zeigefinger auf zwei verschiedene Stellen in ihrem Zimmer. Ich sah nichts, aber das Kind sah so glücklich aus, dass ich ihrer Bitte nachkam und den Raum verließ. Von diesem Tag an malte sie viele Bilder mit bunten „Flattermännern" und erzählte noch oft von ihnen – und schlief von da an völlig angstfrei und entspannt in ihrem Bett.

## *Und noch einmal nahte der Abgrund*

2007 verbrachten wir Fünf unseren ersten gemeinsamen Familienurlaub an der Ostsee. Wir hatten eine sehr schöne Ferienwohnung, die für die Kinder bestens ausgestattet war. Der Urlaub war auch wirklich sehr schön und mir ging es schon viel, viel besser. Vor allem, wenn wir am Strand waren und ich im Meer gebadet hatte, ging es mir sehr gut, da mich das Meerwasser enorm energetisch und auch körperlich reinigte.

Die Kinder waren sehr lieb und wir genossen diese Zeit. Nur eines war seltsam: Wir konnten in dem für die Erwachsenen vorgesehenen Zimmer nicht schlafen. Das Zimmer war zwar schön eingerichtet und war an sich hell, dennoch fühlte es sich dunkel und kalt an. Wir schliefen genau zwei Nächte in diesem Raum, danach zogen wir die zum Glück bequeme Schlafcouch im Wohnzimmer vor. Denn Folgendes geschah: Jedes Mal, wenn ich in diesem Zimmer einschlafen wollte, sah ich vor meinem geistigen Auge eine Frau an meinem Bett. Sie hatte Kleidung aus einer anderen Zeit an, trug ein langes, weißes Kleid und eine lange, mit Rüschen verzierte und hellblau gestreifte Schürze. Ihre Haare waren dunkel und zu einem strengen Knoten zurückgebunden. Wie in einer Dauerschleife sagte sie: *„Pass auf Deine Kinder auf. Pass auf Deine Kinder auf. Pass auf Deine Kinder auf.“*

Dabei konnte ich natürlich nicht schlafen. Robert bekam davon nichts mit, aber auch er konnte nicht gut schlafen, hatte wirre Alpträume und meinte: *„In dem Zimmer stimmt etwas nicht. Da ist etwas oder jemand, der uns beobachtet.“* Daraufhin schliefen wir, wie schon erwähnt, auf der erstaunlicherweise großen und bequemen Schlafcouch im Wohnzimmer und hatten dort zum Glück unsere Ruhe. Ich vermute, dass diese Frau ihre Kinder verloren hatte. Vielleicht waren sie von der recht nah gelegenen Steilküste in das Meer gestürzt und ertrunken. Diese Bilder hatte ich zumindest im Kopf, wenn ich an sie dachte.

Ein paar Jahre später hatten wir nochmals eine Ferienwohnung, in der keines der Kinder im Kinderzimmer schlafen wollte. Auch Robert und ich betraten diesen Raum nicht und ich wollte unbedingt herausfinden, woran das lag. Robert und ich saßen an einem Abend noch draußen, als der Vermieter vorbeikam. Er wollte wissen, ob alles in Ordnung wäre und setzte sich zu uns. Wir kamen ins Plaudern und er erzählte, dass dies sein Elternhaus sei. Ich nutzte die Chance und fragte ihn direkt, wofür denn früher „unsere“ Wohnung genutzt wurde. Er antwortete: *„Dort, wo jetzt das Kinderzimmer ist, war früher ein Raum, in dem geschlachtet wurde.“ „Na bravo“*, dachte ich, *„das erklärt ja einiges“*. Ihm erzählte ich nichts von unseren negativen Empfindungen in diesem Raum, wusste jetzt aber, warum sich keiner in diesem Zimmer aufhalten wollte. Dort steckten noch zu viele alte und negative Energien. Und wer möchte schon in einem ehemaligen Schlachthaus schlafen?

Doch noch einmal zurück zu unserem ersten Urlaub... Am Ende des wirklich wunderschönen Urlaubes bekam ich plötzlich schlimme Rückenschmerzen, die nur weggingen, wenn ich mindestens die Füße in der Ostsee hatte, was mich auch schon wieder wunderte. Ich konnte mir nicht erklären, woher diese Schmerzen kamen, vermutete aber, dass es etwas Energetisches sein musste. Auf der Rückfahrt wurde es richtig schlimm und die nächsten Tage konnte ich nur halb sitzend, halb liegend auf der Couch verbringen, was mit drei kleinen Kindern eine wirklich schlimme Situation war. Ich konnte meinen Kopf nicht drehen und auch mein restlicher Rücken fühlte sich sehr steif an.

Nichts half – keine Tabletten, keine Salbe und letztendlich auch keine Spritzen vom Arzt. Also rief ich Martina an und sprach ihr auf die Mailbox, ob sie mal „schauen“ könnte, was mit mir los wäre.

Sie sagte: *„Du hast drei Besetzungen in Deinem Rücken. Das scheint etwas ganz altes zu sein, was jetzt hochkommt und abgelöst werden möchte.“* Weil sie wusste, dass auch ich energetisch arbeitete, erklärte sie mir, wie ich mich mit der violetten Flamme reinigen könne, damit ich vorab eine schnelle erste Hilfe bekam. Martina hatte mich nämlich nur in einer Seminarpause kurz zurückgerufen und versprochen, abends auch noch energetisch mit mir aus der Ferne zu arbeiten, damit die Besetzungen komplett gelöst werden konnten.

Sofort machte ich alles wie besprochen und fühlte mich gleich erleichtert. Und wie immer, wenn es mir so schrecklich ging, war ich umso skeptischer, was Energiearbeit anbelangte. Und wie zuvor wurde ich wieder eines Besseren belehrt, denn am nächsten Morgen wachte ich auf und die Schmerzen waren vollständig verschwunden. Das war wieder wie ein Wunder und ich fing an, mich vorsichtig zu bewegen. Doch da war tatsächlich kein Schmerz mehr, nicht mal ein klitzekleiner. Ich fühlte mich vollkommen frei und leicht. Nicht alle energetischen Anwendungen bringen gleich beim ersten Durchlauf eine so schlagartige Verbesserung. Doch durfte ich selbst viel später bei meinen Klienten erfahren, dass eben solche „Wunder" tatsächlich möglich sind und man nichts unversucht lassen sollte, um wieder an Körper, Seele und Geist gesund zu werden…

Im Sommer 2008 fuhren wir erneut an die Ostsee, diesmal jedoch in einen anderen Ort, wo wir ein kleines Häuschen für uns alleine gemietet hatten. Ich freute mich sehr darauf, weil es mir das Jahr zuvor am Meer so gut getan hat. Diesmal jedoch war alles anders, obwohl ich mich dort sehr wohl fühlte. Mir ging es von Tag zu Tag schlechter. Mir war extrem schwindlig und ich hatte oft schlimme Kopfschmerzen. Ich versuchte mich zwar gegenüber meiner Familie zusammenzureißen, aber das erforderte viel Kraft. In den letzten Tagen dort wurde mir, wenn ich den Kopf bewegte, oft extrem schwindelig und schwarz vor Augen, sodass ich mich immer ganz schnell setzen musste, bevor ich komplett umfiel – auch wenn es auf die Straße war. Mit dem Vertuschen war es bald vorbei und ich erzählte meinem Mann, wie schlecht es mir wirklich ging. Er wusste auch keinen Rat, nur dass ich mich noch mal nach einem neuen Therapeuten umsehen solle, der vielleicht andere Behandlungsmethoden habe. Er wunderte sich, weil ich mich ja auch gesund ernährte. Gerade in diesem Urlaubsort gab es viele Fischer und wir kauften oft frischen Fisch, den wir uns zubereiteten. Außerdem achtete ich darauf, keine Fertiggerichte zu essen, denn Geschmacksverstärker (Glutamat) vertrug ich nicht. Wir achteten ebenso darauf, dass keine künstlichen Zusatzstoffe wie E-Nummern in den gekauften Lebensmitteln waren usw. Dennoch ging es mir wieder richtig schlecht, was zwar zuhause etwas besser wurde, aber immer noch heftig war. Es war zum Verzweifeln, zumal meine Kinder älter und mobiler wurden und ich für sie genügend da sein wollte.

Der Schwindel und die Gleichgewichtsstörungen hatten massiv zugenommen und mindestens zweimal im Monat hatte ich schlimme Migräne. Robert oder meine Eltern kümmerten sich währenddessen um die Kinder und ich lag schmerzgeplagt und frustriert im Bett, bis es wieder besser war. Oft machte ich mir Gedanken, wie ich meinen Kindern und ihren Bedürfnissen gerecht werden sollte. Ich wollte mit ihnen so gerne ins Schwimmbad gehen oder Fahrrad fahren und alles das machen, was man mit kleinen Kindern so unternimmt. Aber wie sollte das mit dem Schwindel funktionieren? Konnte ich nicht einfach einmal ganz normal sein? Recht verzweifelt stand ich mal wieder vor einem Abgrund...

Wie es der „Zufall" wollte, hatte ich kurz darauf einen Termin bei meinem Gynäkologen. Er kannte ja meine Situation, weshalb ich ihm schilderte, wie schlecht es mir wieder ginge. Daraufhin empfahl er mir dringend, eine grundlegende Entgiftung und Darmsanierung vorzunehmen, damit ich wieder auf die Füße kommen würde. Er nannte eine Heilpraktikerin, mit welcher er in der letzten Zeit schon oft zusammengearbeitet hätte. Ich meldete mich bei ihr an und Robert begleitete mich zu dem Termin, ging jedoch in der Zeit einkaufen und wartete anschließend im Auto auf mich. Die Heilpraktikerin, Frau Baumgarten, hatte ihre Behandlungsräume im zweiten Stock und ich schleppte mich Stufe für Stufe zu ihr hoch. Sie nahm mich oben in Empfang und sagte, mich hätte es ja ordentlich erwischt. Von Beginn an fand ich sie sehr sympathisch und vor allem absolut kompetent auf dem Gebiet der Schwermetallentgiftung, was man bei jedem Satz von ihr merkte. Sie stellte mir zahlreiche Fragen zum Verlauf meiner Vergiftung, zu Essengewohnheiten usw. Nachdem sie sich ein Bild von meiner Situation gemacht hatte, schlug sie mir einen schlüssigen Therapieplan vor, der auch etwa zehn Colon-Hydro-Anwendungen (Darmspülungen) beinhaltete. Alles in allem – mit den Kosten für sie und die Mittel aus der Apotheke – käme ich auf einen Betrag zwischen sechs- und zehntausend Euro. Ich riss die Augen auf, sagte geschockt: *„Upps, soviel..., das kann ich mir nicht leisten."* Sie meinte, dass ich dadurch aber eine reelle Chance hätte, endlich die Gifte loszuwerden und vor allem meine Ernährung noch zu verbessern. Außerdem würden die Kosten nach und nach anfallen und nicht auf einmal. Vielleicht gebe es ja doch eine Möglichkeit für mich, diese Entgiftung durchzuziehen.

Ich verabschiedete mich von ihr mit dem Versprechen, mich auf jeden Fall wieder bei ihr zu melden und ihr meine Entscheidung mitzuteilen. Zurück im Auto sagte ich erst einmal nicht viel, nur, dass es ganz gut gewesen wäre und mir mein Gefühl sagen würde, dass mir dort tatsächlich geholfen werden könne. Robert fragte, warum ich denn so niedergeschlagen sei und ich antwortete mit Tränen in den Augen: „*Weil die Behandlung so teuer ist. Das kann ich mir nicht leisten.*" Ich berichtete ihm, welche Kosten wodurch entstehen würden und auch er sagte, das wäre zwar sehr teuer, höre sich aber schlüssig an und ich solle das auf jeden Fall probieren.

So war ich sehr glücklich über diese Chance und meldete mich schnellstens bei ihr an. Doch ich machte mir auch viele Gedanken. Was wäre, wenn wir das viele Geld umsonst investieren würden und es mir nicht besser ginge bzw. die Therapie nicht anschlagen würde? Und was blieben dann noch für Möglichkeiten für mich? Trotz meines anfänglich guten Gefühls war mir ganz schön mulmig beim Gedanken daran…

▶ *Bei einer Colon-Hydro-Therapie wird der Dickdarm von Stuhlblockaden befreit. Dies sind alte Stuhlablagerungen, in welchen noch Gifte und andere schädliche Substanzen wie krankmachende Bakterien oder Pilze lagern können, die unser Immunsystem empfindlich stören. Diese Darmspülung ist sauber und absolut geruchsfrei, da durch ein Kunststoffröhrchen temperiertes Wasser ohne Druck in den Darm eingeleitet und durch dieses in sich geschlossene System und einen anderen Schlauch der gelöste Stuhl abgeleitet wird.*
*Mögliche Anwendungsgebiete in der Naturheilkunde sind unter anderem Allergien, Akne, allgemeine Darmreinigung, Entgiftung, Rheuma, Migräne, Pilzbefall, Vitalitätsverlust, Verstopfung, Verdauungsprobleme, Divertikulose, Reizdarmsyndrom. Die Therapie wird in der Naturheilkunde am häufigsten bei Verstopfung sowie einem gestörten Stoffwechsel angewendet. Ein gestörter Stoffwechsel kann unter anderem durch eine überhöhte Anzahl krankheitsfördernder Darmbakterien, falsche Ernährung bzw. Lebensweise, denaturierte Lebensmittel, Gifte sowie schädliche Umwelteinflüsse hervorgerufen werden. Dies kann die Hauptaufgaben des Darms, nämlich die Nähr- und Mineralstoffe zu verwerten, beeinträchtigen.*(11) *Außerdem stehen der Darm und das Immunsystem in enger Verbindung miteinander. Ist der Darm geschwächt, verliert das gesamte Immunsystem an Stärke. Und umgekehrt kann es bei einer Abwehrschwäche zu Störungen im Magen-Darm-Trakt kommen. In beiden Fällen ge-*

*rät die Darmflora (die Gesamtheit aller Mikroorganismen, die im Darm leben) durcheinander. Milliarden kleinster Lebewesen, überwiegend Bakterien, tummeln sich dort, und man unterscheidet etwa 500 verschiedene Arten. Es sind fleißige Helfer des Immunsystems, die letztendlich sogar beeinflussen, ob der Mensch sich wohl fühlt oder kränkelt.*

***Die gesundheitsfördernden Darmbewohner erfüllen viele Aufgaben:***

- *Sie sorgen dafür, dass bestimmte Nährstoffe ordentlich verdaut und auch verwertet werden können.*
- *Sie bilden Vitamine, z.B. Vitamin K, das wichtig für die Blutgerinnung ist.*
- *Sie schützen den Darm vor aggressiven Schadstoffen.*
- *Sie verhindern, dass krankheitserregende Viren, Bakterien oder Pilze sich in der Darmschleimhaut einnisten und Infektionen auslösen.*
- *Sie versorgen die Immunzellen, die im Darm sitzen, mit wichtigen Informationen. Erreger können dadurch gezielt bekämpft werden.*
- *Sie fördern den Aufbau und die Ernährung der Darmschleimhaut.*

*Alle diese Aufgaben können jedoch nur bewältigt werden, wenn die Darmbesiedelung ausgewogen ist. Die Mikroorganismen müssen dafür in einem ganz bestimmten Verhältnis zueinander stehen. Der Darm kann kleine oder kurzfristige Belastungen in der Regel gut ausgleichen. Ernste Störungen und Erkrankungen entstehen erst dann, wenn die Angriffe sehr massiv oder von Dauer sind. Falsche Ernährung, eine ungesunde Lebensführung, aggressive Krankheitserreger oder die Einnahme bestimmter Arzneistoffe wie Antibiotika oder Kortison sind Beispiele dafür. Die guten Keime werden durch solche Einflüsse geschädigt und die schlechten können sich ausbreiten. Giftige Stoffwechselprodukte entstehen und belasten den Darm. Fremd- und Schadstoffe können nicht mehr ausreichend abgewehrt werden und sogar entzündliche Prozesse können folgen. Immer mehr krankmachende Keime nehmen den Platz der guten, gesundheitsfördernden Bakterien ein. Bald ist die gute*

*Darmflora „unterbesetzt“ und überlastet. Erste Anzeichen dafür sind Blähungen, Aufstoßen und Krämpfe im Darm oder auch Koliken sowie Durchfälle oder Verstopfungen. Auch das Immunsystem beginnt dann zu „schwächeln“. Die Immunzellen im Darm können nicht mehr optimal arbeiten, die Abwehrkräfte schwinden. Dann haben die Krankheitserreger leichtes Spiel, gesundheitliche Störungen auszulösen. Zahlreiche Krankheiten können folgen. Die Betroffenen reagieren empfindlicher, nicht nur mit Infektionskrankheiten. Manchmal entwickeln sich auch Allergien, rheumatische Erkrankungen oder bestimmte Hautleiden. Das sind alles Krankheiten, die man zunächst nicht mit einer gestörten Darmfunktion in Verbindung bringt.*

*Glücklicherweise nimmt der Darm auch Hilfe von außen an und man kann einiges dafür tun, um seine Funktion wieder zu normalisieren. Diese Maßnahmen werden unter dem Schlagwort „Darmsanierung“ zusammengefasst, wofür mittlerweile viele Mittel zur Verfügung stehen und es verschiedene Vorgehensweisen gibt, welche man natürlich auch individuell austesten kann.*

*Wie wichtig ein funktionierender Darm ist, sieht man auch daran, dass Wissenschaftler längst festgestellt haben, dass der Darm eigenständig denkt: Der Darm enthält mehr Neuronen als das Rückenmark, und dieses „Bauchgehirn“ liegt als Nervengeflecht, bestehend aus etwa 100-200 Millionen Nervenzellen, zwischen den Muskelschichten der Darmwand. Wissenschaftler nennen es auch „das zweite Gehirn“, weil die Zelltypen, Wirkstoffe und Rezeptoren mit dem Kopfhirn identisch sind und somit der Darm ganz stark die Stimmung und Laune des Menschen beeinflussen kann. Das Kopfhirn und das Darmhirn kommunizieren sogar miteinander über die Darm-Hirn-Achse. Dabei fließen mehr Informationen vom Darm zum Kopfhirn, zum Beispiel solche, die wir ganz bewusst erleben, wie Brechreiz oder Durchfall, wenn das Darmhirn Gifte oder Infekte meldet. Aber auch unbewusst beeinflusst das Darmhirn das Kopfhirn. Wenn die Darmflora gestört ist, können zum Beispiel Depressionen entstehen. Viele suchen dann die Ursache für ihre Traurigkeit im Kopfhirn (was natürlich auch sein kann), aber sehr oft sitzt die körperliche Ursache viel tiefer – nämlich im Darm.*

*Und diese Ursache und somit die Depression können auch dort durch eine gezielte Darmsanierung und/oder Ernährungsumstellung behandelt werden, wie mir später ein Heilpraktiker erzählte und auch sehr informativ auf einigen Internetseiten zu lesen ist (www1.wdr.de, www.focus.de).*
*Wichtig! bei einer Colon-Hydro-Therapie ist, dass man währenddessen über einen längeren Zeitraum diese wichtigen Bakterien wieder zuführt, die ja auch teilweise mit ausgespült werden.*[12]

Frau Baumgarten sagte mir noch, dass diese Methode der Darmreinigung schon sehr alt wäre. Natürlich ist heute das Gerät zur Durchführung und die Art und Weise der Therapie viel moderner und hygienischer, doch schon früher hätte man gewusst, wie gesundheitsfördernd diese Maßnahme sei. Dazu erzählte sie mir ein Beispiel: Früher, wenn der Mann oder das Bäuerlein Samstagabend zu tief ins Glas geschaut, sprich zu viel Alkohol getrunken hätte, bekam ihn die Bäuerin oder Frau wieder fit, indem sie ihm am nächsten Morgen einen Darmeinlauf mit Kaffee machte. Das entlastete sofort die Leber und man(n) war zum damals wichtigen sonntäglichen Kirchgang wieder fit...

Bevor ich mit den Darmspülungen beginnen konnte, wurde eine Stuhlprobe an ein dafür spezialisiertes Labor geschickt. Diese Untersuchung war sehr viel intensiver als die normale Stuhluntersuchung, die ein Arzt veranlassen kann und deren Kosten die Krankenkassen übernehmen. Außerdem wurde mir Blut abgenommen, anhand dessen man bestimmen konnte, welche Lebensmittel man überhaupt nicht und welche man nur selten essen durfte. Diese Untersuchung ging über den normalen Allergie-Befund hinaus, denn hierbei konnten ebenso Unverträglichkeiten festgestellt werden.

► *Im Gegensatz zu Allergien, die eine direkte Abwehrreaktion des Körpers sind und unmittelbar nach Verzehr eines Lebensmittels oder Getränkes bzw. nach Kontakt mit einem Auslöser einsetzen, gibt es auch die Reaktion von Unverträglichkeiten, die erst später einsetzt – meist erst, wenn die Nahrung bereits im Dickdarm ist, was bei einigen Menschen bis zu drei Tagen dauern kann. Und wer sieht dann schon einen Zusammenhang zwischen seinen Kopfschmerzen und dem z.B. Stück Kuchen, das vor drei Tagen verspeist wurde?*

Es dauerte ungefähr eine Woche, bis alle Ergebnisse aus dem Labor vorlagen und ich war schon sehr gespannt darauf. Frau Baumgarten hatte mir anhand der Werte bereits eine Liste mit für mich wichtigen Darmmitteln zusammengestellt, die sie zusätzlich noch austestete. Mit der Einnahme sollte ich noch vor der ersten Darmspülung beginnen. Außerdem bekam ich ein Mittel, um den Hefepilz „Candida albicans" wieder loszuwerden, der für den aufgeschwemmten Bauch, die Blähungen und meinen Heißhunger auf Süßes verantwortlich war und meine Darmflora enorm störte, sodass ich recht hohe Werte hatte. Dies spiegelte sich unter anderem auf meiner Zunge wider, die seit vielen Jahren oft mit einem dicken weißen Belag überzogen war.

Ich erfuhr von ihr, dass sich in einem mit Schwermetallen belasteten Körper auch immer Pilze stark ausbreiten würden. *„Amalgam und der Candida-Pilz sind gewissermaßen verheiratet, Frau Kutza"*, erklärte sie mir. Der Körper kann mit Hilfe von Pilzen Schwermetalle loswerden bzw. dem Pilz zuschieben. Damit versucht er sich zu helfen, die Schadstoffe auszuscheiden, was sich aber ab einem bestimmten Ausmaß schädlich auf die Gesundheit auswirkt, deshalb müsse man auch etwas gegen die Pilze im Darm tun. Ich fragte sie, warum man das nicht schon längst bei vergangenen Stuhlproben festgestellt hätte und sie erklärte mir: *„Die Stuhlproben, deren Kosten von den Krankenkassen übernommen werden, sind zu klein und die Untersuchungen zu ungenau, um eine gute Aussage über die Darmflora zu machen. Pilze wachsen im Darm nicht gleichmäßig verteilt. Man kann sich das wie im Wald vorstellen, an manchen Stellen findet man überhaupt keine Pilze, an anderen Stellen sehr viele. Man muss also eine größere Menge Stuhl von unterschiedlichen Stellen untersuchen, um eine fundierte Aussage über die Darmflora machen zu können."* Ich lernte wirklich viel an diesem Tag und wunderte mich nicht mehr, dass man mir immer erklärt hatte, meine Darmflora sei völlig in Ordnung... Durch die Blutuntersuchungen im Labor stellte sich heraus, dass es sechs Lebensmittel gab, die ich überhaupt nicht essen dürfte, womit ich jedoch gut leben konnte. Zusätzlich gab es noch einige Lebensmittel, die ich nur selten essen sollte. Würde ich diese regelmäßig zu mir nehmen, könne der Körper unangenehm auf das Zuviel reagieren. Bei den Untersuchungen kam außerdem heraus, dass ich eine Fructose-Intoleranz hatte. Ich hatte schon seit langem bemerkt, dass ich kein Obst vertrug. Ich bekam immer starke Bauchschmerzen bis hin zur Kolik und Durchfälle. Dass dies einen Namen hatte, war mir bis zu diesem Tag nicht bekannt. Frau Baumgarten meinte allerdings, dem könne eine Störung des Darmes zugrunde liegen und nach erfolgreicher Entgiftung und Darmsanierung wieder zurückgehen, sodass ich dann auch wieder Obst essen könne. Ich sollte aber jeglichen Fruchtzucker für eine längere Zeit weglassen, damit sich der Darm vollständig erholen könne.

Auch wusste ich, dass ich seit Kindertagen keinen Kakao und Käse vertrug. Wenn ich dies zu mir nahm, waren die Migräne-Anfälle noch schlimmer. Meine Oma erzählte mir damals, dass mein Urgroßvater das auch nicht vertragen hatte. Später kam noch die Erfahrung dazu, dass ich keinen Rotwein und kein Sauerkraut vertrug. Beides löste heftigste Kopfschmerzen bei mir aus – teilweise mit Erbrechen. Doch damals handelte ich nur nach meinen Erfahrungen und ließ dies alles einfach weg.

► *Jetzt saß ich Frau Baumgarten gegenüber und sie hatte einen Namen dafür:* ***Histamin-Intoleranz.*** *Sie erklärte mir sehr viel darüber und auch auf verschiedenen Internetseiten (z.B. www.histaminintoleranz.ch und www.nahrungsmittelintoleranz.de) las ich viel darüber: Histamin kommt ganz natürlich in Lebensmitteln vor und ist an sich ungefährlich. Von einer Histamin-Intoleranz spricht man, wenn der Körper zu wenig Enzyme produziert, um dieses Histamin abbauen zu können. Hat man jedoch zu wenig dieser Enzyme im Körper, kommt es zu einem Histamin-Überschuss. Dieser Histamin-Überschuss führt dann zu unerwünschten Symptomen wie Kopfschmerzen bis hin zur Migräne, Schwindel, Durchfall, Herzrasen, Müdigkeit, Kreislaufprobleme, Schweißausbrüche, Juckreiz, Hautausschlag, Hautrötungen, Blähungen, Sodbrennen, anschwellende Nasenschleimhaut, Husten, Atembeschwerden oder auch schlimme allergische Reaktionen wie das Quin-*

*cke-Ödem mit Quaddeln und Schwellungen, vor allem des Gesichts. Diese Reaktionen im Körper können direkt nach der Nahrungsaufnahme erfolgen, aber auch erst Stunden später auftreten oder am Tag danach. Dann bringt man die Beschwerden oft nicht mit einer Reaktion auf ein oder mehrere Lebensmittel in Zusammenhang und rätselt über die Ursachen der Symptome.*

*Es gibt sowohl histaminhaltige Lebensmittel (manche haben sehr viel, manche weniger Histamin) als auch Lebensmittel, die die Produktion der wichtigen Enzymen zum Abbau des Histamins blockieren. Bei einer Histamin-Intoleranz sollte man auf folgende Lebensmittel verzichten: Lang gereifter Käse (besser ist Frischkäse, Butterkäse, junger Gouda), geräucherte Wurst- und Fischprodukte, Kakao, also auch Schokolade, Nüsse, Hefe, Tomaten, Ketchup, Erdbeeren, Soja-Produkte, fermentierte Produkte, schwarzer und grüner Tee, Kaffee, alkoholische Getränke (vor allem Rotwein und Schaumweine haben viel Histamin), Zitrusfrüchte, Essig, eingelegtes Gemüse, und noch viele mehr. Lebensmittel, die lange reifen wie Käse, Rotwein oder Sauerkraut haben generell viel Histamin und sollten gemieden werden.*

*Es gibt mittlerweile viele gute Bücher über Histamin-Intoleranz mit zahlreichen Rezepten oder auch Internetseiten mit sehr ausführlichen Tabellen über histaminhaltige Lebensmittel und Tipps zum Umgang mit einer Histamin-Intoleranz. Außerdem gibt es sehr gute Apps für Smartphones oder Tablets, bei denen man sofort nachschauen kann, wie viel Histamin ein Lebensmittel hat oder ob es ein enzym-blockierenden Lebensmittel ist.*

*Wichtig zu wissen ist zudem, dass jeder Mensch mit einer Histamin-Intoleranz unterschiedlich stark reagiert. So kann eine Tasse Kaffee am Tag gut verträglich oder auch schon viel zu viel sein. Manche vertragen ein paar Erdbeeren ohne Reaktionen, andere können noch nicht mal eine essen. Es dauert eine Weile, bis man seinen individuellen Speiseplan und die eigenen Histamin-Grenzen herausgefunden hat. Wenn ich Zweifel hatte, ob ich etwas vertrage, habe ich mir immer die Lebensmittel selbst ausgependelt bzw. testen lassen.*

*Des Weiteren schüttet der Körper beim Sport oder unter Anstrengung sowie Aufregung sehr viel Histamin aus, was ein natürlicher Prozess ist, jedoch im Falle einer Histamin-Intoleranz ebenso schlecht vom Körper abgebaut werden kann.*

Aha! Dann gab mir mein Körper schon seit meiner Kindheit vor, was er verträgt und was nicht, und jetzt hatte das Ganze auch endlich einen Namen. Frau Baumgarten empfahl mir, mich mit Hilfe des Internets schlau zu machen, welche Nahrungsmittel viel Histamin hätten, um diese dann konsequent zu meiden. Ich las unter anderem, dass Fisch sehr viel Histamin hätte und nur fangfrischer Fisch, der quasi aus dem Wasser direkt in der Pfanne landet, verträglich wäre oder auch Fisch, der sofort nach dem Fang tiefgefroren wird. Außerdem wäre der geräucherte Fisch, vor allem die Makrele, eine Histaminbombe.

Jetzt wurde mir im Nachhinein einiges klar… Denn den vergangenen Urlaub, in dem es mir so schlecht ging, verbrachten wir in einem schönen Fischerort – in dem es an jeder Ecke Fisch gab. Und da wir alle sehr gerne Fisch essen, taten wir das dort auch in größerem Ausmaß. Ich aß so gerne Matjes oder andere Heringe und konnte kaum an einem Stand oder Geschäft ohne mein fast tägliches Fischbrötchen vorbeigehen. Zusätzlich gab es viel geräucherten Fisch oder wir kauften ihn „fangfrisch" direkt vom Kutter und bereiteten ihn dann meist abends zu – viel zu spät für den Fisch und mich. Bis dahin hatte er dann wohl ordentlich Histamin gebildet, was mir dementsprechend zusetzte. Jetzt wusste ich endlich, warum es mir in dem Urlaub so furchtbar schlecht ging und ich ständig umkippte. Dazu kam noch, dass ich laut des Bluttestes überhaupt keine Zitronen vertrug, deren Saft wir natürlich auch über den Fisch träufelten.

Weiterhin aß und trank ich schon länger keine Produkte mehr aus Kuhmilch, was eine Empfehlung und Austestung von Maria ergeben hatte. Wegen der **Kuhmilch-Unverträglichkeit** reagierte ich – wie die meisten Menschen – auf das darin enthaltene Milcheiweiß, die Laktose (Milchzucker) dagegen war für mich kein Problem. Heute gibt es viele Kuhmilchprodukte, die laktosefrei sind. Dies bedeutet aber nicht, dass diese Milch von allen vertragen wird, weil eben für immer mehr Menschen das Milcheiweiß unverträglich ist und (nicht nur) die Darmflora empfindlich stört. Wenn man natürlich tatsächlich eine **Laktose-Intoleranz** hat, kann man allein aus diesem Grund weder Kuhmilch noch beispielsweise Tabletten oder Globuli aus Milchzucker vertragen.

► *Das Eiweiß in der Milch der Kuh ist meist das erste fremde Eiweiß, mit dem sich unser Körper auseinandersetzen muss, denn nach dem Stillen ersetzt man oft die Muttermilch durch Kuhmilch – und dies täglich. Die Folgen sind Hautreaktionen wie z.B. Neurodermitis, Akne oder Ekzeme. Weiterhin können Verdauungsprobleme auch die Folge einer Kuhmilchunverträglichkeit sein, die sich in Form von Durchfällen, aber auch Verstopfungen sowie Blähungen und Koliken äußern können. Vielen sog. „Schreikindern" wäre schon geholfen, wenn man alle Produkte aus Kuhmilch (auch Quark und Joghurt) konsequent weglassen würde. Dies gilt natürlich auch für stillende Mütter, auch sie sollten keine Kuhmilch-Produkte während der Stillzeit zu sich nehmen, wenn die beschriebenen Probleme bei ihrem Kind auftauchen.*
*Meine frühere Heilpraktikerin empfahl sogar dringend, in den ersten drei bis vier Lebensjahren generell auf Kuhmilchprodukte zu verzichten, damit sich die Darmflora gut und gesund aufbauen kann. Die gleichen Probleme können natürlich auch bei Erwachsenen auftauchen, die keine Kuhmilch vertragen, was meist der Fall ist, denn das Eiweiß dieser Milch ist und bleibt nun mal Fremdeiweiß. Außerdem sollte man, wenn man oft verschleimt ist und viel Husten und Schnupfen hat, Kuhmilch komplett weglassen. Heutzutage gibt es zum Glück viele gute Alternativen, auf die man ausweichen kann. Vor allem bei Kindern sollte man vorsichtig sein und zumindest so wenig wie möglich Milchprodukte geben, damit sie eine gute Darmflora aufbauen können. Auch das Nervensystem reagiert bei einer Kuhmilch-Unverträglichkeit mit Unruhezuständen und Schlafstörungen – gerade bei Kindern.*
*Eine Ärztin, die sehr überzeugt war von der chinesischen Medizin, sagte mir einmal, dass Kuhmilch „den Kopf verschleimt", also die Konzentration negativ beeinflusst.*[(13)] *Es gibt mittlerweile sehr viele*

*Ausweichprodukte, mit denen man die Kuhmilch sehr gut ersetzen kann. Die meisten von diesen Produkten werden sogar mit Kalzium angereichert, weil viele Menschen Angst haben, sie oder ihre Kinder würden ohne Milchprodukte zu wenig Kalzium zu sich nehmen.*

Ich schaute Frau Baumgarten entsetzt an und fragte sie, was ich denn noch essen könne, es bliebe ja kaum noch etwas übrig. Sie beruhigte mich jedoch und meinte, dass viele „Verbote" nur vorübergehend bestehen würden, bis ich meinen Darm gereinigt und saniert hätte, sowie die Schwermetalle ausgeleitet wären. Denn ist der Darm erst einmal aus dem Gleichgewicht, können erst diese Intoleranzen bzw. Nahrungsmittelunverträglichkeiten und Allergien entstehen. In den seltensten Fällen sind solche Unverträglichkeiten tatsächlich angeboren, sondern die Folge eines „kaputten" Darmes. Das heißt, niemand muss für ewig mit einem stark eingeschränkten Speiseplan leben, denn mit fortschreitender Darmsanierung kann auch wieder die Toleranz für bestimmte Lebensmittel steigen und der Speiseplan erweitert werden.

Sie legte mir aber außerdem noch sehr nahe, kein Schweinefleisch mehr zu essen und sagte:

▶ *„Die Zellen des Schweins sind unseren sehr ähnlich, weshalb unser Körper auch die im Schweinefleisch negativ gespeicherten Energien wahrnimmt und darauf reagieren kann. Einen sensiblen Menschen wie Sie kann dies extrem belasten. Wird ein Schwein geschlachtet, schüttet es wie kein anderes Tier sofort vor Todesangst Stresshormone aus, die direkt im Fleisch gespeichert werden. War es dann noch ein Tier, das in Massenhaltung aufwuchs, isst man zusätzlich Wachstumshormone, Antibiotika und andere Medikamente mit."*

Dies hatte ich schon oft gehört, aber noch immer aß ich, wenn auch nicht mehr so oft, Schweinefleisch. Nach ihren Ausführungen hörte ich dann ganz damit auf. Wie zum Beweis hatte ich ein paar Jahre später eine Klientin, die mir erzählte, sie könne absolut kein Schweinefleisch vertragen. Selbst kleinste Stückchen Speck im Essen würden bei ihr heftige Panikattacken auslösen. Sie hätte auch andere Unverträglichkeiten gehabt, die sie weitestgehend energetisch bzw. durch eine Darmsanierung auflösen konnte. Aber auf Schweinefleisch würde sie ganz extrem reagieren, das müsse sie rigoros meiden.

Für mich sind solche Geschichten immer wieder interessant, denn daran sieht man wieder, wie lebenseinschränkend ein scheinbar harmloses Lebensmittel für jemanden, der es nicht verträgt, sein kann. Oft sind es kleine Auslöser, die weitreichende Folgen haben können. Die Ernährungsumstellung dauerte ein wenig Zeit, denn ich musste trotz guter Informationen erst einmal herausfinden, was ich alles essen durfte und mir gleichzeitig auch schmeckte. Ich stellte dabei fest, dass sich meine anfängliche „Oh-nein-das-wird-superschwer-und-schaffe-ich-nie“-Ein-stellung in Neugier verwandelte, denn nun wurde mein Speiseplan und zwangsläufig der meiner Familie anders und ich probierte oft neue Gerichte aus. Das Einkaufen erledigte zum größten Teil Robert, der auch mit der Zeit eine Liste im Kopf hatte, was ich essen durfte und was nicht. Er selbst wurde dabei ebenfalls immer sensibler, was Inhaltsstoffe betrifft, und achtete darauf, dass zum Beispiel keine Geschmacksverstärker in den Nahrungsmitteln enthalten waren. Bis heute macht es ihm richtig Freude, wenn er etwas entdeckt, das ich bedenkenlos essen kann und ich mich über eine Erweiterung des Speiseplans freue. Ich bin ihm wirklich von Herzen dankbar und muss ihn hier einmal für seine Forschungsarbeit in Supermärkten und Naturkostläden, die er für seine Kinder und mich betrieben hat, sehr loben.

Zu Beginn der Ernährungsumstellung war es schon ungewohnt und müßig, jede Packung und jedes Glas umzudrehen, um die winzigklein gedruckte Zutatenliste zu studieren. Aber es lohnte sich, denn schon bald merkte ich, dass es mir besser ging und ich mehr Energie hatte. Dazu kamen die Mittel zur Darmsanierung und die Colon-Hydro-Therapie. Vor der ersten Anwendung hatte ich ordentlich Respekt und es war mir unangenehm. Außerdem hatte ich Angst, dass es bei mir entweder nicht helfen würde oder es am Ende durch den damit losgetretenen Ausleitungsprozess wieder schlimmer werde. Doch ich hatte Vertrauen zu Frau Baumgarten und schritt mutig zur Tat…

Die Anwendung an sich war völlig hygienisch und überhaupt nicht schlimm, nur etwas anstrengend. Danach konnte ich keinen großen Unterschied feststellen, mir ging es wie zuvor. Doch auch darüber hatte mich Frau Baumgarten aufgeklärt, denn die Verbesserung spürte man je nach Schwere der Erkrankung frühestens nach der dritten Darmspülung, wenn der Darm schon einigermaßen „aufgeräumt" wäre.

Und so war es auch. Nach der vierten Spülung fühlte ich mich fast schon wie neu geboren. Die Schlappheit war weg; die schweren Beine, die ich immer hatte, fühlten sich leichter an; mein Zungenbelag war fast völlig verschwunden und ich war einfach wacher und viel besser drauf – auch seelisch. Was mir enorm auffiel und woran ich mich in all den Jahren schon fast gewöhnt hatte, ging langsam weg: Mein hart verspannter Nacken wurde beweglich. Ich konnte vorher kaum den Kopf drehen, ohne dass mir schwindlig wurde und ich, wenn es schlimm war, aufpassen musste, nicht ohnmächtig zu werden. Jetzt konnte ich teilweise – vor allem direkt nach den Spülungen – meinen Kopf drehen.

Ich glaube, wer dieses eingeschränkte Gefühl nicht kennt, kann nicht nachvollziehen, wie genial es ist, wenn man sich frei bewegen kann – schmerz- und schwindelfrei. Was für gesunde Menschen völlig normal ist, wurde jetzt für mich jeden Tag mit Demut und Dankbarkeit begrüßt und wahrgenommen. Jeden Tag schickte ich Dankesgebete nach oben – ganz, ganz himmelhoch…

Nach ungefähr zehn Spülungen, der Darmsanierung und der Ernährungsumstellung war ich ein anderer Mensch. Ich konnte mich frei bewegen, hatte keine(!) Kopfschmerzen mehr und auch der Rücken fühlte sich völlig frei an. Zum ersten Mal in meinem Leben waren die Migräne-Anfälle über einen sehr, sehr langen Zeitraum völlig verschwunden. Ich konnte wieder mehr mit den Kindern unternehmen, sie spontan auf den Arm nehmen, ohne umzufallen, mit ihnen ins Schwimmbad gehen und vieles, vieles mehr. Ich hatte plötzlich mein Leben wieder und genoss es mehr, als ich hier in Worten ausdrücken kann. In dieser Zeit wurde auch mein Kopf freier. Ich hatte zuvor öfter ein vernebeltes Gefühl im Kopf – so, als müsste ich durch den Nebel hindurch denken und mich konzentrieren, was mir oft sehr schwer fiel. Jetzt war alles so frei und der komplette „Nebel“ war verschwunden. Ich hatte mich auch daran schon so gewöhnt, dass ich erst jetzt bemerkte, wie „dicht“ mein Kopf vorher immer war. Was ebenso freier wurde, war meine Haut: Die rot-braunen Flecken waren fast alle verschwunden! Von Spülung zu Spülung wurden sie weniger, was mich sehr glücklich machte.

Damals nahm ich plötzlich auch die geistige Welt, also die Engel um mich herum, viel deutlicher wahr – wahrscheinlich weil mein Kopf klarer war. Ich sah sie zwar nicht im Außen, sondern über mein inneres „drittes Auge“, aber diese intensivere Wahrnehmung war mir neu. Ich „hörte“ auch besser ihre Botschaften und fühlte mich damit so wohl, wie nie zuvor. Alles schien endlich rundum perfekt und hielt auch sehr lange an. Erst ein Jahr nach der letzten Darmspülung bekam ich einmal Kopfweh. Und dabei fiel mir auf, wie lange ich schon kein Schmerzmittel mehr gebraucht hatte und war wieder einmal mehr als dankbar.

In dieser Zeit fing meine Tochter plötzlich an, Fingernägel zu kauen und hörte auch nach allem guten Zureden nicht mehr damit auf, im Gegenteil – es wurde immer schlimmer und eine Lösung musste her. Ich bekam die Botschaft, dass es eine übernommene nervöse Angewohnheit aus der Ahnenreihe war und sie eine Kindergeschichte von mir bräuchte, damit diese Energie transformiert werden könne. Ich setzte mich also nach so langer Zeit mal wieder mit Block und Stift hin und lauschte in mich, was da wohl kommen würde. Es entstand eine schöne Prinzessinnen-Geschichte, bei der es um das Fingernägelkauen von ihr ging und wie diese Prinzessin ihre Angewohnheit auf ganz leichte Art wieder loswurde. (Diese Geschichte können Sie am Ende dieses Kapitels lesen, um einen Eindruck zu bekommen, in welcher Art die geistige Welt ihre Hilfe durch eine Kindergeschichte anbietet.) Skeptisch wie immer, tippte ich diese Geschichte ordentlich ab, druckte sie aus und malte noch ein Bild dazu. Abends dann las ich ihr die Geschichte vor und sie lauschte ganz neugierig. Ihr gefiel die Geschichte so gut, dass sie sofort anfing, die mit in die Geschichte eingebaute Übung selbst durchzuführen. Auch an den nächsten beiden Tagen wollte sie die Geschichte vorgelesen bekommen und machte die Übung.

In den Tagen darauf vergaßen wir das Vorlesen dieser Geschichte (ich denke, die Energie hatte bereits ihre Wirkung getan) und beachteten die Fingernägel nicht mehr. Nach mehr als einer Woche kam meine Tochter zu mir und meinte, ich solle ihr mal die Fingernägel schneiden, manche Nägel wären ihr zu lang. Ich schaute mir ihre Finger an und konnte es selbst kaum glauben: Die Nägel waren alle gewachsen und vier waren tatsächlich so lang, dass man sie schon etwas schneiden musste. Hierbei kann man erkennen, wie wichtig es manchmal ist, sich von alten, längst überflüssigen Energien zu befreien.

Obwohl diese medial empfangene Geschichte eine so große positive Wirkung hatte, beließ ich es vorerst dabei und kümmerte mich weiter um meine Familie, lebte meine wiedergewonnene Freiheit und blieb noch eine Weile bei Frau Baumgarten in Behandlung. Ich konnte mir zum damaligen Zeitpunkt einfach noch nicht vorstellen, dass auch andere Menschen von meinen gemachten Erfahrungen und meiner energetischen Arbeit sowie den Geschichten profitieren könnten...

**Eine Fingernagel-Geschichte**

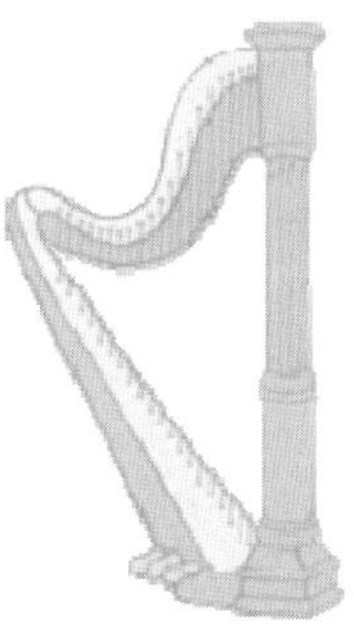

Es waren einmal ein König und eine Königin, die in einem wunderschönen Schloss in ihrem Königreich Muselich lebten. Ganz besonders stolz waren sie auf ihre Tochter Museline, denn sie war eine schöne und ganz liebe Prinzessin mit wunderschönen Händen. Ihre Fingernägel waren etwas länger, damit sie damit Harfe spielen konnte. Um dieses Instrument zu spielen, brauchte sie längere Fingernägel, damit sie damit die Saiten gut zupfen konnte. Sie spielte die schönsten Melodien und Lieder auf ihrer Harfe und abends kamen immer die Menschen aus dem Königreich, um ihrem Harfenspiel zu lauschen. Sogar die Tiere kamen ganz nah an das Schloss heran, weil auch sie die wunderschöne Musik hören wollten.

Eines Tages jedoch begann Prinzessin Museline damit, ihre Fingernägel abzukauen. Erst nur einen Fingernagel – und auch nur ein klitzekleines bisschen. Am nächsten Tag knabberte sie schon etwas mehr an diesem Nagel und konnte fast nicht mehr damit aufhören. Wiederum am nächsten Tag knabberte sie an einem anderen Nagel, bis er ganz klein war. Und so ging das Tag für Tag weiter...

Die Menschen im Königreich Muselich wunderten sich schon sehr. Warum nur spielte die Prinzessin Museline in letzter Zeit nicht mehr so schön? Die Töne, die sie spielte, hörten sich oft furchtbar an. Was vorher immer so schön klang, war jetzt nur noch eine Mischung aus ganz schrecklichen Tönen. Alle wurden sehr traurig darüber und vermissten die wunderschönen Melodien von früher sehr. Schon sehr bald kamen die Menschen nicht mehr zum Schloss und auch die Tiere blieben weg. Museline jedoch war das alles egal. Sie knabberte fleißig weiter an ihren Fingernägeln! Bald hatte sie alle zehn Nägel völlig abgeknabbert. Darüber war die Prinzessin dann doch sehr traurig. Jeden Abend spielte sie nun ganz alleine auf ihrer Harfe und niemand wollte mehr zuhören. Es klang ja auch wirklich viel zu schrecklich! Aber es war so schwer für Museline, mit dem Knabbern aufzuhören. Sie knabberte immerzu... und knabberte... und knabberte... und knabberte. Der König und die Königin waren auch sehr traurig, denn sie liebten ihre Tochter und ihre wunderbare Musik. Außerdem vermissten sie die Musikabende mit den vielen Menschen und Tieren aus ihrem Königreich. Der König bat jeden Tag seine Tochter, doch endlich mit dem Abknabbern der Fingernägel aufzuhören und die Nägel wieder wachsen zu lassen. Es half nicht, sie knabberte immer weiter und weiter. Manchmal schimpften ihre Eltern sie sogar sehr heftig, aber auch das half nichts. Sie knabberte... und knabberte... und knabberte.

Eines Tages aber hatte der verzweifelte König eine Idee und sprach: *„Wer meiner Tochter hilft und endlich ihre Knabberei stoppt, damit ihre Nägel wieder wachsen können, darf für immer hier in unserem schönen Schloss leben."* Natürlich wollten alle Menschen im Königreich Muselich in dem Schloss leben und endlich wieder die wunderschöne Harfenmusik hören und überlegten, wie sie der Prinzessin am besten helfen könnten. So brachten sie Museline Medizin, Nagellack, Kräuter, sogar eine neue Harfe und Geschenke. Aber nichts, aber auch gar nichts konnte ihr helfen. Und sie knabberte... und knabberte... und knabberte.

Ein Engel, der sich auch immer über die schöne Musik von Museline gefreut hatte, wollte ihre nun endlich helfen. Es war ein wunderschöner Engel mit einem lilafarbenen Kleid, das glitzerte und funkelte. Die Prinzessin schaute ihn staunend an, denn noch nie zuvor hatte sie einen so wunderbaren Engel gesehen, als dieser sprach: *„Ich glaube, ich kann Dir helfen. Schau mal, ich habe Dir Zauber-Nagellack mitgebracht. Er ist lila und glitzert wunderschön. Damit male ich jetzt Deine kurzen Nägel an und Du wirst sehen, dass Du nicht länger knabbern wirst. Außerdem gebe ich Dir diese lila Handschuhe und einen lila Mantel mit Kapuze. Immer, wenn Du wieder knabbern möchtest, ziehe den lila Mantel an und die lila Handschuhe. Danach stelle Dir vor, Du wärst in eine ganz, ganz große lila Wolke gehüllt. Wenn Du dies machst, bin ich sofort da und helfe Dir. Du wirst nach einer Weile gar nicht mehr an Deine Fingernägel denken und mit dem Knabbern aufhören. Und wieder nach einer Weile wirst du feststellen, dass Deine Fingernägel wieder schön gewachsen sind.“*

Oh, die Prinzessin wollte so gerne wieder Musik machen. Sie wünschte es sich so sehr, dass sie den Rat des Engels annahm und sich in den Mantel hüllte, die lila Handschuhe anzog, die nur sie ganz alleine sehen konnte. Für alle anderen waren sie völlig unsichtbar, genauso wie der Mantel. Auch den Nagellack und die lila Wolke konnte keiner sehen, denn auch sie waren vollkommen unsichtbar.

Nach kurzer Zeit staunte die Prinzessin, denn es half wirklich! Immer dann, wenn sie diese unsichtbaren Handschuhe und den Mantel anzog und sich dann noch diese schöne lila Wolke um sich herum vorstellte, hatte sie überhaupt keine Lust mehr, an ihren Fingernägeln zu knabbern.

Es dauerte zwar ein Weilchen, aber nach ein paar Tagen waren ihre Fingernägel schon etwas länger und sie konnte jetzt schon wieder viel schönere Musik machen, was sie sehr freute. Sie machte die Übung jeden Tag und bald war es tatsächlich geschafft. Ihre Nägel waren wieder wunderschön und sie konnte ihre Harfe spielen. Von nun an spielte sie wieder jeden Abend ihre Melodien und die Menschen und Tiere kamen bald alle wieder und lauschten ihr mit großer Freude.

Und der Engel? Ja, er durfte für immer im Schloss wohnen. Doch wollte er das überhaupt nicht, denn er möchte immer und überall allen Prinzessinnen, Prinzen und Kindern helfen, die Fingernägel anknabbern, damit sie schnell wieder damit aufhören können und wunderschöne Fingernägel haben...

## *Schneckenhäuser und Outing*

Wir hatten mittlerweile Anfang 2012 und die Welt war zum Glück trotz der dunkelsten Prognosen durch den endenden Maya-Kalender nicht untergegangen… Mir ging es weiterhin viel besser und hin und wieder gönnte ich mir eine Colon-Hydro-Anwendung, damit das auch so blieb. Die Zwillinge waren im Jahr zuvor in die Schule gekommen und ich hatte jetzt tatsächlich mehr Zeit für mich. Uns allen ging es gut, bis auf die Rückenschmerzen von meiner Tochter. Seit einiger Zeit klagte sie nämlich manchmal über Schmerzen im unteren Rücken, weshalb ihr ein Arzt Krankengymnastik empfohlen hatte. Die Übungen machten wir auch regelmäßig, doch blieb der gewünschte Erfolg aus.

An einem Sonntag im Januar machten wir alle zusammen einen längeren Spaziergang in der Wintersonne. Mit Robert besprach ich, ob wir mit unserer Tochter vielleicht zu dem Geistheiler gehen sollten, der die Wirbelsäule begradigen kann. Er sagte, wenn sonst nichts helfen würde, käme es auf einen Versuch an. Währenddessen fand unsere Tochter genau sieben große Schneckenhäuser, wahrscheinlich solche von Weinbergschnecken. Sie waren makellos und sehr schön und unsere Tochter sehr stolz auf ihren Fund. Zu Hause machte sie die Schneckenhäuser schön sauber und legte sie in eine Schale, die sie auf die Fensterbank stellte. Sie ging mit ihnen so sorgfältig und schon fast liebevoll um, als wären sie ein Heiligtum und von immenser Bedeutung. Auch ich hatte das Gefühl, dass irgendetwas sehr Bedeutungsvolles passieren würde. Ich konnte dieses Gefühl nicht greifen oder benennen, aber es war, als käme etwas Besonderes auf mich zu – so, als hätten diese Schneckenhäuser die Botschaft für mich, aufmerksam und offen zu sein. Es fühlte sich ähnlich wichtig an wie damals, als ich über die Erzählungen der Schwägerin meines damaligen Freundes endlich meinen Wunschberuf fand und ich schon vorher das unbestimmte Gefühl hatte, dass an diesem Abend etwas sehr Entscheidendes auf mich zukommen würde.

Abends setzte ich mich an den Computer und suchte im Internet nach dem Wirbelsäulen-Begradiger. Doch seine Homepage konnte ich nicht öffnen. Immer wieder wurde ich auf die Seite eines Heilpraktikers geleitet. Nach mehreren Versuchen schaute ich nach, was denn dieser Heilpraktiker so anbot. Ich las von Familienstellen, energetischer Arbeit, dass er Reiki-Meister und -Lehrer wäre usw. Irgendwann stieß ich auf ein Seminar von ihm, in dem man die „energetische Wirbelsäulenaufrichtung“ erlernen könnte und darin eine Einweihung bekäme. Das klang sehr interessant, ich konnte mir in diesem Moment aber nicht erklären, was das jetzt mit mir zu tun hatte. Irgendwie sah ich noch nicht den offensichtlichen Hinweis.

Also suchte ich weiter nach dem Geistheiler von damals. Und siehe da – die Seite öffnete sich. Ich las die Informationen durch und schaute mir an, was eine Begradigung bei ihm kosten würde. Der Preis war okay, aber wir konnten doch nicht nur meiner Tochter diese Möglichkeit bieten. Das fand ich den Zwillingen gegenüber unfair. Wenn ich aber alle drei dort anmeldete, kam ich auf eine ordentlich hohe Geldsumme.

So wahr ich hier schreibe, sah ich plötzlich wieder die Seite von dem Seminar. Vielleicht hatte ich auch irgendwelche Tasten gedrückt – aber da war es wieder: Das Seminar zur energetischen Wirbelsäulenaufrichtung. Ich las die Informationen dazu nochmals genau durch und musste feststellen, dass das Seminar zum einen ganz in meiner Nähe stattfand und ich zum anderen die Vorraussetzung hatte – nämlich die Einweihung in den zweiten Reiki-Grad. Dann schaute ich mir die Kosten dafür an und staunte nicht schlecht. Die waren genauso hoch, wie die Kosten für die drei Begradigungen der Kinder bei dem Geistheiler. Ich rief vor lauter Aufregung Maria an und erzählte ihr davon. Sie war absolut begeistert und wollte auch an diesem Seminar teilnehmen. Der Veranstalter nahm jedoch pro Seminar nur drei Personen an, damit er intensiver auf die Teilnehmer eingehen konnte. Dennoch versuchte ich mein Glück und fragte ihn in einer Email, ob er für den nächsten Kurs noch zwei Plätze frei hätte. Und wie es der „Zufall“ wollte, war genau das der Fall. Wir waren nun also angemeldet und freuten uns sehr auf das Seminar, welches bereits in drei Wochen Ende Januar stattfand. So schnell können sich manchmal Lebenspläne erfüllen…

Außer uns war noch eine sehr nette Frau auf dem Seminar und wir hatten alle an diesem Tag viel Spaß und lernten viel. Als der theoretische Teil beendet war, gingen wir jeder einzeln mit dem Heilpraktiker, der auch Geistheiler war, in einen Nebenraum. Dort wurden wir in diese Begradigungs-Energie eingeweiht, was überwältigend war. Ich fühlte mich so wohl dabei und spürte die starken Energien, die durch mich flossen. Stundenlang hätte ich darin verweilen können, so wunderbar fühlte sich dieser Prozess an. Als wir alle eingeweiht waren, richteten wir uns gegenseitig auf und genossen diese geistigen Anwendungen. Außerdem waren wir alle erstaunt und ergriffen, dass wir jetzt auch diese Anwendung bei anderen machen konnten. Nachdem wir fertig waren, saßen wir noch einige Zeit zusammen und sprachen miteinander. Ich war plötzlich mit meinen Gedanken ganz abwesend und wusste auf einmal ganz genau, was ich wollte: Mich selbständig machen und meine Energie-Arbeit anbieten. Das alles war zu wertvoll, um es ausschließlich für den Hausgebrauch zu nutzen.

Damals hatte ich immer noch Bedenken, laut über Energiearbeit und meine spirituellen Erkenntnisse zu reden. Doch jetzt, nach dieser Wirbelsäulenaufrichtung, war es mir egal, was andere denken würden, ich wollte endlich meine Berufung leben und meine energetischen Dienste anbieten. Ich wusste zwar noch nicht wie, war mir aber absolut sicher, dass mir mein Engel auch hierbei helfen würde. Nachdem ich zuhause war, wollte ich sofort meine neu erworbene Fähigkeit ausprobieren und alle Kinder wurden der Reihe nach energetisch aufgerichtet. Auch sie genossen diese Energie sehr und wären am liebsten liegen geblieben, um die Energie noch weiter zu spüren. Am nächsten Tag sagte uns unsere Tochter, dass ihre Rückenschmerzen völlig verschwunden seien, was mich natürlich sehr freute.

Als nächstes kam meine Mutter an die Reihe, denn auch sie hatte Beschwerden mit dem Rücken. Nachdem ich fertig war – Robert schaute zu –, sah er seine Schwiegermutter an und meinte: *„Du hast jetzt viel glattere Haut!“* Wir lachten herzlich und ich schlug vor, dass ich jetzt noch zusätzlich „Face-Lifting“ anbieten könne. Doch es stimmte, meine Mutter hatte tatsächlich eine viel glattere Haut und ihre Augen waren strahlender, was ihr sofort ein jüngeres Aussehen verlieh. Dieser positive Nebeneffekt kommt von der Entspannung, die mit einer Wirbelsäulenbegradigung einhergeht sowie durch das Transformieren von alten, belastenden Mustern, Programmen und Energien. Alles, was gehen darf, wird bei einer Wirbelsäulen-Aufrichtung transformiert bzw. aufgelöst, wie bereits beschrieben (ab Seite 123). Nachdem auch meine Schwester und mein Schwager in den Genuss dieser Aufrichtung gekommen waren, sagten sie, ich solle das unbedingt anbieten und nicht länger meine Fähigkeiten zuhause in der Schublade verstecken.

Eines Tages schlugen sie mir vor, ich könne mir doch bei ihnen den kleinen Raum im Anbau, der ungenutzt war, renovieren und für mein energetisches Arbeiten einrichten. Das wäre die kostengünstigste Variante, um auszuprobieren, ob meine Arbeit angenommen wird. Ich bin meiner lieben Schwester und ihrem Mann bis heute noch sehr dankbar, dass sie mir damals diese Möglichkeit gaben und mich dadurch auf diese wunderbare Weise unterstützten.

Und so renovierten Robert und mein Schwager den kleinen Raum, der direkt an das Haus angrenzte und einen separaten Eingang hatte, und im Sommer 2012 konnte ich somit meine Selbständigkeit starten. Bald schon hatte sich wohl herumgesprochen, was ich machte, denn die Menschen, denen ich helfen durfte, machten fleißig Werbung für mich. Auch ein junger Mann, der schon sehr viele Therapien hinter sich hatte, um seinen Bandscheibenvorfall und die damit verbundenen Schmerzen wieder loszuwerden – bisher ohne Erfolg –, kam zu mir. Was ihm etwas Linderung verschaffte, war seine Rückengymnastik, die er regelmäßig praktizierte. Auch ansonsten war er ein sehr durchtrainierter junger Mann. Ich bot ihm eine Reiki-Anwendung mit anschließender energetischer Wirbelsäulenaufrichtung an. Er war sehr offen für meine Arbeit und außerdem von seinen Schmerzen so geplagt, dass er sofort zustimmte.

Während der Anwendung spürte ich in meinen Händen eine Muskelverhärtung bei ihm und bekam die Botschaft, dass hier ein alter Konflikt zugrunde lag, der sich jedoch während der energetischen Wirbelsäulenaufrichtung auflöste. Nach meiner Arbeit stand der Mann langsam auf und lief ein paar Schritte auf und ab. Seine Körperhaltung hatte sich nochmals verbessert und er konnte kaum glauben, dass seine chronischen Schmerzen nun endlich weg waren. Einige Monate später meldete er sich nochmals bei mir und erzählte mir dankbar, dass dies auch so geblieben war und sogar seine Knieschmerzen nun verschwunden wären. Mir war klar, dass er seine Rückenmuskeln bereits so gut trainiert hatte, dass es nur noch einen energetischen Anstoß brauchte, um auch den tiefer sitzenden Konflikt zu lösen, damit der Bandscheibenvorfall für immer Vergangenheit blieb. Es kommt auch sehr oft vor, dass Knieschmerzen durch eine Wirbelsäulenaufrichtung verschwinden.

Am meisten in Erinnerung ist mir jedoch eine Frau, die damals 86 Jahre alt war. Nachdem kurze Zeit zuvor ihr Mann verstorben war, hielt sie es kaum noch in ihrer Wohnung aus. Sie war eine sehr gepflegte ältere Dame und noch sehr selbständig, weshalb sie sich größtenteils zusammen mit ihrem Mann selbst versorgen konnte. Nach seinem Tod ging es ihr jedoch körperlich schlechter, denn sie hatte Schwierigkeiten aufzustehen und alleine zu laufen. Dazu brauchte sie zumindest einen stützenden Arm. Auch geistig schien sie etwas verwirrt zu sein. Ihre Tochter meinte, dass ihre Mutter in der Wohnung Panikattacken bekommen würde und oft sogar schreiend aus der Wohnung liefe – ohne sagen zu können, warum. Die ältere Dame meinte, sie könne auch nicht mehr in der Wohnung schlafen, selbst tagsüber käme sie darin nicht zur Ruhe.

Nachdem ihre Tochter und ich sie mit etwas Mühe auf der Behandlungsliege hatten, machte ich bei ihr eine Energie-Anwendung mit anschließender Wirbelsäulenbegradigung. Nach schon etwa fünf Minuten war die Frau sehr entspannt und schlief tief und fest. Als ich fertig war, weckte ich sie vorsichtig und ließ ihr die nötige Zeit, um richtig wach zu werden. Sie sagte: *„So gut habe ich schon lange nicht mehr geschlafen. Ich fühle mich richtig ausgeschlafen."* Ihre Tochter, die auf sie gewartet hatte, kam hinzu und wollte mit mir zusammen ihrer Mutter beim Aufstehen helfen. Sie staunte nicht schlecht, als ihre Mutter fast schon leichtfüßig alleine aufstand und erstaunlich schnell von der Liege runterkam. Während der Anwendung hatte ich außerdem vor meinem geistigen Auge gesehen, dass eine verstorbene Seele in ihrer Aura war. Es war ein alter, griesgrämiger Mann, der sich von ihrer Energie nährte und sie nicht zur Ruhe kommen ließ. Aus diesem Grund hatte sie solche massiven Angstzustände in ihrer Wohnung, wenn sie alleine war. Nach Ablösung dieser Besetzung ging es ihrem Alter entsprechend wieder gut und die merkwürdigen Zustände in ihrer Wohnung waren verschwunden.

- ► *Während einer Energie-Anwendung steht man als Kanal für die geistige Welt und den lichten, helfenden Energien zur Verfügung. Durch bestimmte Einweihungen oder Techniken ist man als Anwender dazu in der Lage, sich diesen lichtvollen Lebensenergien zu öffnen, diese zu bündeln bzw. zu kanalisieren und an die hilfesuchende Person weiterzugeben. Natürlich funktioniert das auch bei Tieren, Pflanzen und anderem mehr.*
  *Manche bezeichnen diese Art der Anwendung auch als Geistheilung oder Handauflegen, weil die gebündelte Energie durch die Hände des Anwenders in das System der hilfesuchenden Person fließt. Dort regt diese Energie die Selbstheilungskräfte an – in dem Maße, in dem sie benötigt wird und es der Lebensplan zulässt. Hat jemand an diesem Punkt seinen Lernprozess beendet, können tatsächlich so etwas wie Wunder geschehen und Schmerzen zum Beispiel bereits nach einer einzigen Energie-Anwendung verschwinden. Manchmal braucht man aber auch mehrere Anwendungen, um von seinen Blockaden befreit zu werden. Hierfür gibt es mehrere Gründe: Manchmal besteht ein Problem schon sehr lange und hat sich über Jahre manifestiert oder der Mensch soll noch etwas lernen, loslassen oder verzeihen, bevor die Blockaden gelöst werden dürfen. In jedem Fall aber erfährt der Hilfesuchende Linderung durch eine Energie-Anwendung, seine Selbstheilungskräfte werden angeregt und das System geistig gereinigt.*

  - *Schon während der Anwendung entspannen sich die Menschen enorm und können in diesem Zustand sehr gut loslassen, was ihnen nicht mehr dienlich ist oder was sie stört.*

- *Der Anwender spürt den Energiefluss über die Hände und der Hilfesuchende nimmt die Energie oftmals als Wärme, Kribbeln oder manchmal auch kühlende Energie war.*
- *Durch eine Energie-Anwendung steigt wieder die Hoffnung und Lebensfreude im Menschen und Kräfte zur Selbstheilung werden aktiviert.*

Dazu erklärte mir mein Engel:
*„Liebe Menschenkinder, Ihr seid gesegnet mit so vielen Methoden zur Selbstheilung. Unsere unendliche Liebe zu Euch fließt immerzu. Ihr könnt niemals zu viel von dieser Liebe haben und sie wird niemals aufhören zu fließen. Doch ihr müsst sie auch annehmen. Wisst dazu, dass jeder Mensch das Geburtsrecht auf Gesundheit und Wohlergehen hat. Manchmal jedoch sprechen wir über Euren Körper zu Euch, denn wenn Ihr Schmerzen habt und oder anderweitig zur Ruhe gezwungen werdet, können wir mit Euch arbeiten und Eurer Blick richtet sich auf die Ursachen dahinter. Das können Blockaden sein, die gelöst werden wollen und deren Zeit reif ist, zu gehen. Es kann aber auch sein, dass es Zeit wird, Euer Leben zu ändern und eine andere Richtung einzuschlagen. Wir helfen Euch – auch durch unsere Lichtarbeiter – Euren optimalen Weg zu finden und auch zu gehen. Wir lieben Euch. Bittet uns um Hilfe und wir werden alles Erforderliche tun, um Euch zu unterstützen und zu führen."*

Für mich ist jede Energie-Anwendung anders und ganz individuell. Die geistige Welt passt die Energien immer dem Hilfesuchenden an und führt mich bzw. meine Hände quasi zu den Stellen, die am meisten Energie benötigen oder wo die Ursache sitzt. Wenn es sein soll, bekomme ich Bilder von den ursächlichen Auslösern. Jedoch bekomme ich nur das gezeigt, was ich sehen und was aufgelöst werden darf. Und so geschieht es weltweit. Es gibt überall auf der Welt sehr bekannte Heiler, zum Beispiel die philippinischen Heiler – auch aus Südamerika, Russland, Tibet usw. hört man immer wieder von Wunderheilern oder sehr guten Geistheilern. Dazu gibt es noch die vielen Unbekannten, die über den gesamten Erdball verstreut als Lichtarbeiter den Menschen mit verschiedenster Energie-Arbeit dienen.

Hier möchte ich noch ausdrücklich erwähnen, dass ich kein Medium bin, das Zukunftsprognosen gibt oder orakelt. Doch manchmal erkenne ich bei einem Menschen eine Tendenz, eine Richtung, seine Lebensaufgabe und besonderen Fähigkeiten, denn diese trägt jeder von uns *in sich*. Vom Gesetzgeber bin ich dazu verpflichtet, darauf hinzuweisen, dass es sich bei den „Energie-Anwendungen" um alternative Methoden handelt, die rein wissenschaftlich noch nicht anerkannt sind. Alle meine Angaben über Eigenschaften, Wirkungen und Indikationen beruhen auf Erkenntnissen und Erfahrungen innerhalb meiner geistigen Methode selbst. Außerdem weise ich darauf hin, dass ich durch meine Tätigkeit Selbstheilungskräfte aktiviere und weder Diagnosen noch Behandlungen von Ärzten oder Heilpraktikern ersetze. Wie weit mir meine Erklärungen, dass es sich hierbei lediglich stets um göttliche Kräfte und Energien handelt, ernsthaft abgenommen werden, lasse ich dahingestellt. Denn Heilung geschieht immer durch die göttliche Energie des inneren Heilers im Menschen.

Meine Arbeit machte mir nun also riesigen Spaß und ich war sehr dankbar für die Möglichkeit, diesen kleinen Raum bei meiner Schwester und meinem Schwager nutzen zu dürfen. Je öfter ich aber Termine dort hatte und je mehr Menschen mich aufsuchten, desto bewusster wurde mir, dass ich nicht ewig dort arbeiten konnte. Der Raum hatte keine Heizung und so musste ich ab Herbst eine Standheizung benutzen. Außerdem war die Nutzung von fließendem Wasser und Toilette umständlich, weil man dann über mehrere Treppen in die Wohnung meiner Schwester und ihrer Familie musste. Nun kamen natürlich Klienten, die auch mal zur Toilette gingen und ich selbst wusch mir auch immer vor und nach jeder Anwendung aus energetischen sowie hygienischen Gründen die Hände, was zwar möglich, aber eben umständlich war. Es war mir auch sehr unangenehm, wenn meine Klienten durch das Haus in die Wohnung meiner Schwester und meines Schwagers gingen. Für die beiden waren es ja immerhin Fremde… Im Winter wurde mir dann noch einmal mehr als bewusst, dass der Raum an sich zwar sehr schön, aber auf Dauer nicht zweckmäßig war, denn er ließ sich alleine mit der Standheizung nicht richtig aufheizen. Diese Kälte konnte ich weder meinen Klienten noch mir selbst weiter zumuten. Außerdem war der Raum ja auch nur als eine Art Starthilfe gedacht gewesen.

Ich war also wieder an einem Punkt angekommen, an dem ich nicht wusste, wie es weitergehen sollte. Natürlich wollte ich diese Arbeit weitermachen, aber wo? Ich hielt Augen und Ohren offen, ob sich irgendwo eine Möglichkeit für mich auftat, einen Raum anzumieten. Es tat sich jedoch nichts und ich war ganz traurig, dass ich nicht weiterarbeiten konnte. Im Moment war es nicht weiter schlimm, ich hatte wegen Weihnachten und Silvester sowie geschlossen, doch im neuen Jahr sollte es unbedingt weitergehen, denn ich hatte auch weitere Terminanfragen. Die Klienten konnte ich ja nicht auf die ersten warmen Tage im Frühling vertrösten, da musste schon früher eine gute Lösung her. Doch alles Bangen und Hoffen half nichts: Ich wusste nicht, wie es weitergehen sollte, es gab einfach keinen geeigneten Raum, den ich hätte mieten können…

In der Zwischenzeit machte ich noch – was ich mir schon lange gewünscht und wofür ich eisern gespart hatte – meinen Reiki-Meister und die Ausbildung zum Reiki-Lehrer. Danach fühlte ich noch mal mehr, dass ich diese Energie-Arbeit weiter anbieten wollte. Irgendwann (keine Ahnung, warum der Groschen erst so spät fiel), betete ich: *„Liebe Engel, lieber Gott und ihr lieben geistigen Helfer, wenn ich weiterhin für Euch und die Menschen energetisch arbeiten soll, dass verhelft mir zu einem Raum, in dem ich das tun kann.“* Mein Ton dabei war schon etwas genervt, deshalb schob ich schnell noch ein ganz liebevolles *„Dankeschön“* hinterher und hoffte, dass sich bald eine Möglichkeit für mich ergeben würde.

Mit dem, was direkt am nächsten Tag passierte, hatte ich nicht gerechnet: Meine Freundin Sandra (bei welcher ich damals in meiner noch schlimmen Krankheitsphase Familienanschluss hatte) wusste von meiner Suche, da auch sie ab und zu eine energetische Anwendung von mir bekam. Sie rief mich an und sagte, sie hätte gerade erfahren, dass in unserem Ort ein Raum zur Miete frei werden würde und nannte mir die

Daten, Adresse und Telefonnummer. Das gab es doch jetzt nicht! Das war die Praxis, die ich vor einem halben Jahr anlässlich eines „Tags der offenen Tür" aufgesucht hatte. Die Räume dort teilten sich eine Hypnose- und Ernährungsberaterin sowie eine Heilpraktikerin. Damals begleitete ich meine Mutter, die bei der Heilpraktikerin kurz in Behandlung war, um diese kennenzulernen und zu schauen, welche Schwerpunkte sie anbot. Die Räume waren schön geschnitten, Bodenbeläge und Wände waren neu renoviert und sehr schön eingerichtet. Damals, als ich in dem Raum der Heilpraktikerin war, sagte ich zu meiner Mutter: *„So ein Raum würde mir auch gefallen. Außerdem hat man hier ein Wartezimmer, eine kleine Teeküche und eine Toilette – was braucht man mehr?"* Und genau in dieser Gemeinschaftspraxis wurde ein Raum frei. Ich rief natürlich sofort bei der angegebenen Nummer an und fragte nach, ob der Raum noch zuhaben wäre. Die Frau am Telefon bestätigte, dass der Raum noch zu mieten sei und wir vereinbarten zur Besichtigung sofort einen Termin am nächsten Tag.

Ahnen Sie es schon? Es handelte sich um genau den Raum, den ich so schön gefunden hatte. Die Heilpraktikerin wollte ausziehen und suchte jetzt einen Nachmieter. Mit der Hypnosetherapeutin wurde ich schnell einig und so hatte ich, schneller als ich noch vor ein paar Tagen dachte, einen wunderschönen Raum in einer sehr schönen, schon bestehenden Praxis. Und nicht nur das – es war genau das Zimmer, das mir so gut gefallen hatte. Was ich besonders toll fand: Die Praxis war höchstens fünf Gehminuten von unserer Wohnung entfernt. Und wieder einmal staunte ich, wie passend es die geistige Welt machen kann und wie leicht alles geht, wenn die Zeit für unsere Ziele und Pläne reif ist.

Kurze Zeit später zog ich also in meinen Wunschraum und fühlte mich dort sehr wohl. Auch mit meiner „Praxiskollegin" verstand ich mich sehr gut und es war schön, zwar selbstständig zu arbeiten, mich aber dennoch mit ihr austauschen zu können. Zu den Räumen im Erdgeschoß gehörte noch ein größerer Raum, der separat und unabhängig von uns vermietet werden konnte. Diesen Raum konnte man sowohl durch unser Wartezimmer als auch separat betreten. In diesen Raum zog ein Jahr später eine andere Heilpraktikerin ein und wir drei bildeten ein gutes „Praxis-Team" und verstanden uns sehr gut. Ich mochte meine Arbeit und es war mir eine große Freude, dass ich anderen mit meinen Erfahrungen und der Energie-Arbeit jetzt helfen durfte, damit auch in deren Leben wieder das Licht der Hoffnung scheinen konnte…

## *Was ist jetzt schon wieder los?*

Nachdem ich meinen neuen Raum bezogen hatte und fleißig Energie-Anwendungen und sogar Seminare gab, bekam ich wieder vermehrt heftige Kopfschmerzen, die mich schon mal ein bis zwei, manchmal sogar wieder bis zu drei Tagen stilllegten. Es war zum Verzweifeln, denn ich wusste nicht, ob jetzt alles wieder von vorne losging und ob ich irgendetwas falsch gemacht hatte. Auch der Schwindel nahm manchmal wieder zu und schränkte mich ein. *„Was ist jetzt schon wieder los?"*, fragte ich mich und verstand die Welt nicht mehr…

Mit den energetischen Anwendungen konnte ich mir zwar oft selbst helfen, aber wenn man sich schmerzgeplagt wieder kurz vor dem Abgrund befindet, reicht auch dazu nicht mehr die Kraft. Geholfen hat mir in dieser Zeit immer wieder Maria mit ihrer Energie-Arbeit, und auch die Heilpraktikerin in unserer „Praxis-Gemeinschaft" war mir eine große Hilfe. Doch die Schmerz- und Schwindelzustände kamen immer wieder, was ich einfach nicht verstand. Wieder bat ich meinen Engel durch ein Gebet, mir doch bitte schnell zu helfen oder mich zu entsprechender Hilfe zu führen. Keine Woche später kam meine Schwester nach Feierabend zu mir und berichtete von einer Arbeitskollegin, die bei einer ganzheitlichen Zahnärztin war. Sie meinte: *„Das wäre doch was für Dich. Du suchst doch schon länger nach solch einer Ärztin oder Arzt. Meine Arbeitskollegin berichtet nur Gutes über sie."*

Auch wenn dies nichts mit meinen Kopfschmerzen, dem Schwindel und mittlerweile auch wieder Darmproblemen zu tun hatte, machte ich einen Termin bei ihr, da sowieso bei mir wieder eine zahnärztliche Kontrolle anstand. Eine Nacht vor dem Termin träumte ich Folgendes: Ich war bei dieser Ärztin und lag alleine in dem Zimmer auf dem Behandlungsstuhl – natürlich hatte ich wie immer Angst beim Zahnarzt. Die Tür ging auf und die Ärztin kam rein und sagte zu mir, dass ich mich gleich wieder hinsetzen könne, weil sie erstmal mit mir über meine Darmprobleme sprechen wolle. Da stimme etwas nicht, das würde sie mir ansehen. Danach erwachte ich aus diesem Traum.

Nun aber lag ich wirklich auf dem Behandlungsstuhl in einem Zimmer in der Zahnarztpraxis, von der ich allein optisch schon überrascht war. Alles war liebevoll dekoriert und eingerichtet und sah im ersten Moment nicht wirklich nach einer Zahnarztpraxis aus. Dennoch hatte ich Angst wie immer, zumal ich nicht wusste, was auf mich zukommen wird. Und wie so viele Menschen hatte ich auch Angst vor Zahnbehandlungen, denn ich hatte einfach schon zu viele schlechte Erfahrungen gemacht. Von einer besonderen möchte ich Ihnen nun berichten.

Warum auch immer, halfen bei mir nämlich plötzlich keine Betäubungsspritzen mehr. Viele Zahnbehandlungen in den letzten Jahren musste ich ohne wirksame Betäubung überstehen. Ich dachte, es würde an den Zahnärzten und ihrer mangelnden Fähigkeit zu betäuben liegen, deshalb wechselte ich auch ständig die Ärzte – immer in der Hoffnung, dass bei dem neuen Arzt oder Ärztin die Betäubung wirken würde. Bei zwei Ärzten war es so schlimm, dass mir zweimal der jeweils hintere, letzte Backenzahn (wegen der totalen Vergiftung mit Amalgam bis in die Wurzeln) ohne Betäubung gezogen wurde. Beide unabhängig voneinander arbeitende Ärzte konnten mir die entsprechenden Nerven nicht betäuben, trotz mehrfachen Einspritzens. Der eine Arzt sagte zu mir: *„Diese mehrfache Betäubung könnte normalerweise einen Elefanten lahm legen. Ich verstehe nicht, warum Sie noch alles spüren."* Doch er hatte bereits angefangen, den Zahn locker zu wackeln und konnte dann auch nicht einfach aufhören. Der Zahn musste raus – so oder so. Ich krampfte vor Schmerzen alles zusammen, mit liefen die Tränen runter und ich war anschließend fix und fertig. Er behauptete, das wäre nur durch meine Zahnarzt-Angst passiert. Dadurch würde mein Stoffwechsel auf Hochtouren laufen und das Betäubungsmittel so wahnsinnig schnell abbauen. Er riet mir eine dringende Behandlung wegen meiner

Angst, sonst wisse er auch nicht, wie er mich in Zukunft wirkungsvoll betäuben solle.

Das glaubte ich aber nicht. Ich hatte zwar schon immer Angst vor Zahnarztbesuchen, weil meine damalige Zahnärztin in meiner Kindheit alles andere als sensibel war, aber so schlimm war es nun auch wieder nicht. Es war einfach die normale Angst vor Zahnarztbesuchen. Ich glaubte vielmehr, dass manche Ärzte nicht richtig spritzen konnten und bei mir den Nerv nicht richtig trafen oder Ähnliches.

Weil nun auch auf der anderen Seite die hinteren, letzten Backenzähne raus mussten, hörte ich auf den Rat einer anderen Zahnärztin, die auch schon festgestellt hatte, dass selbst beim Wechseln einer Füllung (was damals oft der Fall war, da ich nur Füllungen aus verträglichem, jedoch nur kurz haltbarem Zement hatte) nicht zu betäuben war und meldete mich in der Praxisklinik vor Ort an. Allein das Wort „Klinik" war schon furchteinflößend und dementsprechend angsterfüllt schritt ich zum Termin. Diese Klinik war ganz neu und modern eingerichtet, das Praxisteam noch sehr jung, genauso wie die Ärzte. Mit dem Arzt, der mir die zwei hinteren Backenzähne oben und unten ziehen sollte, sprach ich zuerst über die Unwirksamkeit sämtlicher Betäubungen in den letzten Jahren und schaute ihn dabei ängstlich an. Ich sagte ihm auch, dass der letzte Zahnarzt vermutet hatte, dass ich durch meine Angst das Betäubungsmittel zu schnell abbauen würde. Er grinste nur und meinte: *„Richtige Angstpatienten sitzen anders auf dem Behandlungsstuhl, viel verkrampfter als Sie. Sie zittern, schlottern teilweise richtig und ihre Angst ist weitaus greifbarer als Ihre, dennoch kann man auch diese Patienten gut betäuben. Vertrauen Sie mir, wir bekommen die Stellen schon ordentlich taub. Ansonsten würde ich sowieso nichts machen."*

Anschließend schritt er zur Tat und spritzte mir das Betäubungsmittel oben und unten. Das war unschön wie immer, aber ich merkte nach kurzer Zeit, dass diese Stellen taub wurden, einschließlich Wangen und ein Stück vom Hals. So ein betäubtes Gefühl kannte ich gar nicht mehr. Dennoch hatte ich eine Höllenangst, dass ich doch wieder alles merken würde und kniff die Augen zu, als der Arzt begann. Er probierte vorsichtig, ob ich auch tatsächlich taub war und als ich dies überrascht bejahte, fing er sofort an. Er wandte eine ganz andere Technik als der vorherige Zahnarzt an, denn er wackelte nicht ewig an den Zähnen, bis sie locker waren, sondern er hebelte diese raus. Den oberen Zahn, das spürte ich, hatte er nach kurzer Zeit rausgezogen, doch der untere fehlte noch. Ich machte kurz die Augen auf und sah, dass er die obere Wunde zunähen wollte. Etwas entspannter schloss ich wieder die Augen und freute mich, dass zumindest die Betäubung oben gut funktioniert hatte, denn ich hatte tatsächlich keine Schmerzen und immer noch die Wange und den Hals taub. Nach meinen schlechten Erfahrungen hätte sich die Betäubung schon längst aufgelöst haben müssen.

„*Sie können die Augen wieder aufmachen, wir sind fertig*", sagte er kurz darauf und brachte den Behandlungsstuhl in eine sitzende Position. Ich schaute ihn fragend an und sagte nuschelnd: „*Was ist mit dem unteren Zahn? Der sollte doch auch raus.*" Er grinste und antwortete: „*Längst geschehen, haben Sie nichts gemerkt?*" Ich war baff und schaute ihn ungläubig mit großen Augen an. „*Wie ist das denn möglich? Warum können Sie so wirksame Betäubungen machen? Wieso habe ich unten nichts gemerkt?*" Er erklärte mir, dass er andere Mittel zum Betäuben nimmt, wenn er weiß, dass es zuvor Schwierigkeiten mit der Wirksamkeit einer Betäubung gegeben hatte. Außerdem müsse man manchmal „um die Ecke stechen", um den Nerv voll zu erwischen. Das wäre wohl der Unterschied. Des Weiteren, so erklärte er, nutze er eine andere Technik beim Ziehen eines Zahnes, das wäre heute so üblich.

Und wieder hatte ich etwas dazugelernt. Da wird man vom Arzt als Jammerlappen hingestellt und die Angst vor dem Zahnarzt muss herhalten für unfähiges Spritzen und die in dem Fall unwirksamen Mittel. Dieser Arzt hier sagte, er kenne dieses Problem, doch er hätte bisher alle seine Patienten betäubt bekommen, sonst könne er nicht arbeiten. Er fand es unmöglich, mir trotz unwirksamer Betäubung Zahnbehandlungen zu machen und damit letztendlich wirklich die Angst zu steigern. Ich bedankte mich herzlich bei diesem kompetenten Arzt und ging erleichtern aus der Praxis…

Jetzt aber saß ich hier auf dem Behandlungsstuhl der ganzheitlichen Ärztin, die ich schon vor der Tür lachen hörte. Sie öffnete die Tür, sah mich auf dem Behandlungsstuhl liegen und sagte: „*Kannst gleich wieder aufstehen, wir reden erstmal. Ich erzähle Dir erst einmal etwas über den Darm und die Darmflora. Außerdem vermute ich, dass Du Pilze im Darm hast, die ausgeleitet werden müssen. Komm, setzt Dich zu mir, ich erklär Dir alles und dann teste ich, was genau bei Dir los ist.*“ Ich schaute sie nur komplett verwundert an und sagte: „*Das habe ich nachts geträumt. Dass Sie genau das zu mir sagen. Das gibt es doch gar nicht.*“ Sie lachte nur und meinte: „*Da siehste mal, wie wichtig es ist, dass wir bei Dir mal gründlich den Darm von Pilzen und Schwermetallen befreien. Egal, was Du bisher gemacht hast – ich gucke anders auf den Darm. Das erkläre ich Dir jetzt, dann wird getestet, und erst dann schaue ich mir Deine Zähne an. Ach ja, kannst mich ruhig duzen, das mache ich ja auch. Ich heiße Susanne.*“

„*Na, das ist ja eine Marke*“, dachte ich und sie war mir vom ersten Augenblick an total sympathisch. Und dazu kam noch der Traum von letzter Nacht, der schon eher eine Vision war, denn genauso spielte es sich hier gerade ab – das gab mir wieder das Gefühl, genau zur richtigen Zeit am richtigen Ort zu sein.

Ich setzte mich zu ihr und sie erklärte mir ihre Vorgehensweise bei einer Schwermetall-Ausleitung und Darmsanierung: Als erstes müssen die Pilze aus dem Darm, die sich zum einen durch die Schwermetalle anlagern, zum anderen aber auch durch die Ernährung in unseren Körper kommen. Wenn diese Pilze weitestgehend ausgeleitet und gleichzeitig mit ausgetesteten Mitteln der Darm wieder aufgebaut wäre, kämen Mittel zur Ausleitung der Schwermetalle hinzu sowie Mittel, die diese Schwermetall binden und sicher ausscheiden könnten. Auch sie würde genau austesten, was ich bzw. mein Körper brauchen würde. Was meine Füllungen in den Zähnen anbelange, so würde sie ebenso austesten, welche Materialien ich vertrage, sie hätte ja alle in Frage kommenden Füllstoffe da. Auf gar keinen Fall dürfe ich wieder Metalle in den Mund bekommen, denn mein Körper würde erneut sensibel und mit einer Abwehrreaktion darauf reagieren.

Das klang plausibel, aber ich hatte doch bereits den Candida-Pilz behandelt, was ich ihr auch sagte. Doch das, was sie mir jetzt erklärte, war so einleuchtend und ich bekam endlich nach so langer Zeit eine für meine Gesundheit immens wichtige Erklärung. Zumal ich mal wieder vorab fühlen beziehungsweise am eigenen Leib erfahren durfte, wie schlimm die Reaktionen sein können:

- *Es ist nicht nur der Candida-Pilz, der eine Belastung darstellt, dieser Pilz ist sogar anderen Pilzen untergeordnet. Allen voran steht der Schimmelpilz, der den Darm besiedeln und große Schäden anrichten kann. Vorwiegend reichern sich rote und schwarze Schimmelpilze an, die man ohne Weiteres nicht mehr wegbekommt. Diese Schimmelpilze, so erklärte sie mir, nimmt man mit der Nahrung zu sich, was nicht heißen würde, dass wir verschimmelte Lebensmittel essen. Sie sagte, ich solle in Zukunft darauf achten, nichts zu essen, worin Zitronensäure enthalten wäre. Diese so harmlos klingende Zitronensäure wäre nichts anderes als* ***der Abfall vom schwarzen bzw. roten Schimmel****. Ich fragte sie, ob sie den Schimmel meinte, den man im Haus bekämpfen würde und der so gesundheitsschädlich wäre. Genau um diesen Schimmel würde es gehen, bestätigte sie meine Frage.*
  *Das klang so eklig und außerdem reagierte ich wie viele Menschen allergisch auf diesen Schimmel, damit hatte ich in Vergangenheit schon schlechte Erfahrungen gemacht. Ich reagierte auf diesen Schimmel mit Kopfschmerzen und Schwindel sowie mit Atemnot und einem geschwollenen, knallroten Gesicht, wenn ich nicht schnell Gegenmaßnahmen traf. Mittlerweile roch ich schon von weitem, wenn ein Haus, das ich betrat, ein Schimmelproblem hatte.*
  *Ist die Zitronensäure nicht rein, so erklärte sie weiter, enthalte sie Sporen von diesem Schimmelpilz, der sich dann in unserem Darm und Körper ausbreiten könne. Hat man, durch was auch immer, eine Immunschwäche, könne er sich umso mehr ausbreiten. Und umgekehrt schwäche dieser Pilz unser Immunsystem immens, wodurch Folgekrankheiten entstehen können. Grinsend erzählte sie mir, dass sie die Herstellung von Zitronensäure Kindern gerne so erklären würde: ‚Zitronensäure ist das Pippi vom Schimmelpilz.‘*

*Hinzu kommt, dass das Abfallprodukt aller Pilze Methylalkohol ist, der wirklich schlechteste und giftigste Alkohol für die Leber. Beim Abbau dieses Alkohols entsteht Formaldehyd und Ameisensäure, die wiederum andere Organe schädigen können. Aber hauptsächlich wird die Leber damit belastet. Das wirkt sich ähnlich eines Rausches bzw. des Katers nach zu viel Alkoholgenuss aus. Ohne Alkohol getrunken zu haben, ist einem schwindlig, man bekommt Kopfschmerzen, hat kein Gleichgewicht und man kann sich – obwohl nüchtern – richtig betrunken fühlen.*

So ging es mir ja! Wie oft hatte ich schon gesagt, ich fühle mich wie betrunken, obwohl ich stocknüchtern war. Auch hatte ich dann meine liebe Mühe, geradeaus zu gehen und torkelte, als hätte ich ordentlich einen sitzen. Jetzt ging mir ein Licht nach dem anderen auf! Als Frau Baumgarten mir sagte, ich solle komplett Zitrusfrüchte meiden, allen voran die Zitrone, mied ich alles, wo Zitrone darauf stand – auch Zitronensäure. Unwissend und naiv glaubte ich, dass Zitronensäure tatsächlich aus Zitronen gemacht wurde. Nachdem ich das alles wegließ – und man glaubt nicht, in wie vielen Lebensmitteln dieses Zeug enthalten ist –, ging es mir besser und die fürchterlichen Kopfschmerzen, die über mehrere Tage andauern konnten, waren verschwunden, genauso wie das ständige Sodbrennen, und auch mein Allgemeinzustand war enorm ins Positive gestiegen. Hinzu kam damals die Colon-Hydro-Therapie, durch die wohl effektiv diese Pilze aus dem Darm herausgespült wurden, ohne dass mir dies bewusst war. Doch irgendwann vor längerer Zeit sah ich fern und habe noch am Rande den Rest einer Reportage mitbekommen. Der letzte Satz war, dass ja gar nicht so viele Zitronen wachsen könnten, um daraus die Masse an Zitronensäure zu machen, die man heutzutage brauchen würde, um Lebensmittel haltbarer zu machen. Und deshalb würde man Zitronensäure aus einem bestimmten Stoff von Pilzen herstellen, was viel effektiver wäre und den hohen Bedarf decken würde.

Damals dachte ich: „*Wunderbar! Dann kann ich ab sofort wieder Marmelade mit Zitronensäure essen und alles andere auch. Es sind ja keine Zitronen.*“ Ich freute mich über die Erweiterung meines so eingeschränkten Ernährungsplanes und setzte das sofort in die Tat um – worauf diese schrecklichen Schmerzen wieder anfingen und auch dieses „betrunkene" Schwindelgefühl. Damals jedoch sah ich damit keinen Zusammenhang. Doch erst jetzt im Nachhinein wurde mir endlich klar: Damals hätte ich nie vermutet, dass es an der Zitronensäure lag, woher auch? Ich dachte ja, die stellt man aus Pilzen ähnlich wie Champignons her. Jetzt erst wurde mir klar, dass ich mir damit unbewusst sehr geschadet hatte.

Susanne erklärte mir weiterhin, dass sie vor kurzem eine Patientin mit sehr schlechten Leberwerten hatte, und dass bei ihr bisher keine Therapie anschlug. Jedoch allein durch das Ausleiten dieses Schimmelpilzes hätten sich bei ihr die Blutwerte wieder verbessert. Zitronensäure, so sagte sie weiter, stünde auch im Verdacht, krebserregend zu sein – vielleicht nicht als alleinige Ursache, sie könne aber das Immunsystem so schwächen, dass eben solche schlimmen Erkrankungen erst entstehen können oder deren Verlauf negativ beeinflusst würde.

Ich brauchte keine weiteren Beweise mehr, ich glaubte ihr sofort aufs Wort, denn den Beweis hatte ich mir selbst geliefert. Dennoch wollte ich noch mehr Informationen zu diesem Thema und machte mich schlau:

- *Bis zum Ende des 19. Jahrhunderts wurde Zitronensäure ausschließlich aus unreifen Zitronen gewonnen. Hierzu wurden die Früchte ausgepresst und die Zitronensäure in einem komplizierten Verfahren isoliert. Dieses Herstellungsverfahren war ebenso aufwendig wie kostspielig, daher wurde auch nur wenig Gebrauch davon gemacht. Als ein Wissenschaftler schließlich entdeckte, dass auch Schimmelpilze bedingt durch deren Stoffwechsel Säure herstellen, wurde die Gewinnung von Zitronensäure aus Früchten schnell bedeutungslos.*
  *Zitronensäure war der erste Zusatzstoff überhaupt, der im großen Stil industriell hergestellt wurde. Das Patent zur Herstellung von Zitronensäure durch den Schimmelpilz ‚Aspergillus niger' (schwarzer Schimmel) wurde erstmals 1913 in den USA beantragt.*
  *Und noch heute werden ausschließlich diese Schimmelpilzkulturen eingesetzt, da sie sich am besten für die Zitronensäureproduktion*

*eignen. Allerdings wurde die Produktion als solche längst verändert, denn anfangs produzierten die Pilze natürlich nur die Menge an Zitronensäure, die ihrem natürlichen Stoffwechsel entsprach. Mit der Entwicklung eines revolutionären neuen Marktes – dem der heutigen Fertigprodukte – wuchs auch der Bedarf an Zitronensäure stetig, sodass die Produktionsmenge im gleichen Maß erhöht werden musste. Da auch Pilze auf natürlichem Weg nicht in der Lage sind, derart große Mengen an Zitronensäure zu produzieren, wurden kurzerhand die entsprechenden Regelkreisläufe im Stoffwechsel der Pilze mit Hilfe von gentechnologischen Maßnahmen so manipuliert, dass damit die Zitronensäure-Ausbeute gesteigert werden konnte. In den USA und in China werden schon lange überwiegend transgene, also gentechnisch veränderte, Pilzstämme verwendet.*

*Zitronensäure (E 330) hat einige für die Lebensmittelindustrie technologisch wichtige Eigenschaften und zählt deshalb mittlerweile zu den wichtigsten Zusatzstoffen. So ist Zitronensäure zum einen ein Konservierungsstoff, der die Oxidationsprozesse reduzieren kann, wie ebenfalls die Geruchs-, Farb- und Geschmacksveränderungen. Die Zitronensäure kann den für das Lebensmittel gewünschten pH-Wert konstant halten und so verhindern, dass sich Bakterien vermehren, was die Wirkung anderer Konservierungsstoffe in dem Produkt noch verstärkt. Außerdem verleiht es dem Produkt einen frischen Geschmack, wie es zum Beispiel in Limonaden der Fall ist.*

*Des Weiteren wird Zitronensäure als Schmelzsalz genutzt. Es sorgt dafür, dass sich beim Erhitzen des festen Käses das enthaltene Eiweiß, das Fett und das Wasser zu einer homogenen Masse vermengen und diese Konsistenz auch beibehalten. Dies ist der Fall bei Schmelzkäse, Streichkäse und Hüttenkäse.*

*Zitronensäure kann als Komplexbildner verschiedene Metalle an sich binden. So scheint es, dass sie erst einmal Metalle im Körper und in der Nahrung unschädlich macht. Doch was hier positiv klingt, hat gefährliche Auswirkungen, denn Zitronensäure kann die Blut-Hirnschranke überwinden, womit sie mit zum Beispiel Aluminium im Gepäck (auch mit Schwermetallen) direkt im Gehirn landet. Wäh-*

*rend die Zitronensäure hier abgebaut wird, verbleibt das Aluminium zurück und lagert sich dort ein. Aluminium wirkt hochgiftig auf die Nervenzellen und richtet so verheerende Schäden an. Es ist kein Zufall, dass neurodegenerative Erkrankungen wie Parkinson oder Alzheimer mit Aluminium in Verbindung gebracht werden, zumal bei den entsprechenden Patienten immer wieder erhöhte Aluminiumwerte im Gehirn festgestellt werden. Aluminium ist generell sehr gesundheitsschädlich. Wenn sich das Metall jedoch mit Zitronensäure zu einem Aluminiumcitrat verbindet, erhöht sich seine gefährliche Wirkung deutlich. Das konnten Studien anschaulich belegen.*[(14)]

*Ist das nicht erschreckend? Ich stieß auf meiner Suche im Internet auf mehrere Studien, die belegen, dass man mittlerweile Umweltgifte wie Schwermetalle und Nahrungszusätze wie eben Zitronensäure, Glutamat (Geschmacksverstärker) und Aspartam (Zuckerersatzstoff) für die Entstehung von Alzheimer, Parkinson, Multipler Sklerose und vielem anderen mehr verantwortlich macht. Hinzu kommt der mittlerweile bei den meisten Menschen vorhandene Mangel an Vitaminen und Mineralstoffen. In unseren Lebensmitteln sind längst nicht mehr die notwendigen Nährstoffe enthalten, südliches Obst und Gemüse werden oft noch im rohen Zustand geerntet und reifen nur während des langen Transportes nach. Wirklich viele Vitamine findet man dann nicht mehr in diesen Produkten. Außerdem benötigt der Körper zum Abbau der Umweltgifte, denen wir tagtäglich ausgesetzt sind, ebenso vermehrt Vitamine, Mineralstoffe und Spurenelemente. Wie sonst sollte er uns von Pestiziden, Blei, Aluminium und anderen Giften und Schwermetallen befreien können? Hierzu mehr im Kapitel „Giftdeponie Mensch & Hausapotheke Natur“.*

*Doch so viele Vitamine, wie man für die Gesunderhaltung eines Körpers benötigt, können wir längst nicht mehr mit der Nahrung aufnehmen. Aus diesem Grund greifen so viele Menschen heutzutage zu Nahrungsergänzungsmittel. Auch hier kann ich nur raten, alles auszutesten und nur die Mittel in der Dosierung zu nehmen, die man wirklich benötigt. Der eine braucht Vitamin D33 in sehr hohen*

*Dosen, ein anderer, der sich öfter im Freien aufhält, schon viel weniger. Manche brauchen verstärkt Vitamin B12, aber zum Beispiel kein Vitamin B6. Nimmt er nun ein Komplexmittel, in dem alle B-Vitamine enthalten sind, könnte das schon ein Zuviel sein und den Körper auf diese Art in seiner gesunden Form einschränken.*
*Man sollte immer einen Arzt oder Heilpraktiker fragen bzw. über eine Blutuntersuchung feststellen lassen oder über diverse Austestungsmöglichkeiten sicherstellen, welche Nahrungsergänzungs-mittel nun wirklich notwendig sind und nicht wahllos die vielen bunten freiverkäuflichen Mittel in den Supermärkten zu sich nehmen. Zumal auch dabei darauf geachtet werden muss, welche Inhaltsstoffe diese Produkte noch zu bieten haben. Nicht selten enthalten Vitamin- und Mineralien-Brausetabletten Zitronensäure. Aus der Apotheke bekam ich einmal ein Vitamin-B-Komplexmittel, dass unter anderem ebenfalls Zitronensäure als Zusatzmittel aufführte und natürlich postwendend wieder zurückgegeben wurde.*
*Wer sich selbst Getränke mit Zitronensaft herstellt, sollte darauf achten, dass es sich um BIO-Qualität und um Direktsaft (anstelle von Saftkonzentrat) handelt. Nur dabei dürfte es sich um sonnengereifte Früchte handeln.*

Meine Zahnärztin hatte mir noch ein Buch (»Die Ernährungslüge«)[15] zu diesem Thema empfohlen, aus dem ich gerne zitieren möchte und es sehr weiterempfehlen kann:

„*Die Weltgesundheitsorganisation (WHO) sieht sogar Ernährung als Risikofaktor für die zunehmende Aggressivität und Kriminalität unter Kindern und Jugendlichen an und empfiehlt daher in einem Welt-Report über Gewalt und Gesundheit, Gifte und Schadstoffe im Essen zu eliminieren, um so ‚das Risiko für Hirnschäden bei Kindern zu verringern‘, die ‚indirekt zu Jugendgewalt führen können‘. Die weitreichendsten Auswirkungen haben vermutlich die in riesigen Mengen eingesetzten Zusatzstoffe in Lebensmitteln. Die Zitronensäure beispielsweise, die in zahlreichen Lebensmitteln und auch Süßigkeiten steckt (…), kann die Aufnahme von Aluminium im Gehirn fördern. Und damit das Alzheimer-Risiko erhöhen.*“[16]

*Zitronensäure wird eingesetzt in*

- *Teigwaren, wie Brot und Brötchen. Damit erreicht man, dass die Teigwaren weicher werden, länger halten und gleichmäßiger backen, das heißt, dass die Poren alle gleichmäßig sind und es keine unerwünschten größeren Löcher gibt*
- *Tomatenmark, Ketchup, Grillsoßen, Remoulade, Mayonnaise*
- *Limonaden, Eistees, Fruchtnektar, Biermixgetränken*
- *industriell gefertigten Marmeladen, Gelees, Konfitüren, Desserts*
- *Gelierzucker*
- *Süßigkeiten wie Bonbons, Lutscher, Brause, Gummibärchen (mit wenigen Ausnahmen)*
- *Konserven, Fertiggerichten, Fischgerichten – um den Fischgeruch zu vermeiden*
- *Margarine*
- *verschiedensten Wurstsorten*
- *fertigem Fruchtjoghurt oder Fruchtquark*
- *Pflegeprodukten für die Haut*
- *Nahrungsergänzungsmitteln*

*Man konserviert damit Blutspenden und nutzt sie als Spüllösung bei Wurzelkanalbehandlungen und teilweise in Arzneimitteln (-citrate). Auch für Bio-Produkte ist Zitronensäure zugelassen sowie in Säuglingsnahrung und Säuglingsfolgenahrung.*

*Zitronensäure muss in Deutschland immer nur dann deklariert werden, wenn der Hersteller des Endproduktes sie zusetzt. Sie wird kenntlich gemacht durch die Aufschriften „Säuerungsmittel: Zitronensäure" (selten), „Säuerungsmittel: Citronensäure" (häufig) oder auch mit der Nummer E 330.*

*Besondere Vorsicht ist bei Getränken und Erzeugnissen aus Getreide und Tomaten angesagt, da zugesetzte Zitronensäure nicht immer deklariert ist. Der Grund dafür ist, dass die Hersteller mit Grundstoffen bzw. Konzentraten arbeiten, die nicht von ihnen selbst hergestellt werden. Es kam somit sein, dass zum Beispiel eine fertige Tomatensoße die Zutat „Tomatenmark" hat. Dieses Tomatenmark könnte*

*von einem anderen Hersteller bezogen worden sein, der diesem Produkt bereits Zitronensäure beigefügt hat. In diesem Fall ist es vom Hersteller des Endproduktes, der Tomatensoße, nicht notwendig, dies auf dem Endprodukt aufzuführen. In anderen Ländern wie zum Beispiel den Niederlanden ist es mittlerweile üblich, dass auch zugelieferte Bestandteile aufgeschlüsselt werden.*
*Wenn Zitronensäure triggert (etwas auslöst), ist ebenfalls Vorsicht geboten mit E 331 (Mononatriumcitrat, Dinatriumcitrat, Trinatriumcitrat), E 332 (Monokaliumcitrat, Trikaliumcitrat) und E 333 (Monocalciumcitrat, Dicalciumcitrat, Tricalciumcitrat).*[16]

Noch einmal machte ich viel später die ungewollt Bekanntschaft mit den schlimmen Folgen von zuviel Zitronensäure: Mein Sohn musste sich einer orthopädischen Operation einem längeren Klinikaufenthalt unterziehen. Weil er noch so jung war, blieb ich während dieser Zeit bei ihm in der Klinik. Diese Klinik ist ungefähr 80 Kilometer von unserem Wohnort entfernt, sodass nicht immer Besuch kommen konnte. Das war an sich auch nicht schlimm, doch hätte uns so niemand regelmäßig mit zitronensäurefreiem Essen versorgen können. So kochte uns unter anderem Robert einiges an Essen, bevor wir in die Klinik fuhren, was ich dort im Stations-Kühlschrank aufbewahren und in der Küche warm machen konnte. Die Beilagen wie Kartoffeln und Reis konnten wir von dort essen, auch das Frühstück und Abendessen, doch das restliche Essen war Mitgebrachtes. Wenn Besuch aus der Heimat kam, wurde auch immer Nachschub mitgeliefert, denn auch meine Mutter kochte für uns mit. Wir waren also gut versorgt, konnten aber nicht jedes Essen dort ersetzen. Während der letzten Tage waren die Vorräte aufgebraucht und wir griffen komplett auf die Klinik-Kost zurück, natürlich auch morgens auf die Marmelade. Das alleine reichte schon, um bei mir wieder die schlimmen Kopfschmerzen auszulösen. So packte ich am letzten Tag unter enormen Schmerzen unsere Koffer. Diese Schmerzen hielten, wie meist bei Zitronensäure, drei Tage lang an, was wirklich schlimm war, denn ich wollte ja auch meinen Sohn gut versorgen, der sich noch nicht richtig bewegen konnte und durfte.

Susanne machte es möglich, dass ich schnell zu ihr zum Austesten kommen konnte und ja – es war wieder der Schimmelpilz, der mich ärgerte. Doch schon nach nur zwei Tagen Ausleitung ging es mir wieder gut und ich war dankbar, dass ich jetzt zumindest wusste, wo ich ansetzen musste, damit ich wieder aus diesem Schmerzzustand herauskam. Nicht jeder, der solche Zitronensäure isst, reagiert mit schlimmen Symptomen – doch es ist auch nicht ungewöhnlich, so heftig zu reagieren. Und irgendwann einmal fragte ich meinen Engel, warum gerade ich auf alles so extrem reagiere und solche tiefgreifenden Erfahrungen mache, und er antwortete:

*„Du sollst anderen Menschen helfen, ihre Gesundheit zu erhalten bzw. wiederzuerlangen, deshalb machst Du diese Erfahrungen. Das hat sich Deine Seele schon vor Eintritt in dieses Leben vorgenommen. Erst wenn Du die Wirkung am eigenen Leib erfahren hast, kannst Du anderen Menschen und ihren Leidensdruck besser verstehen, Ursachen erkennen und sie beraten. Außerdem wirst Du bei solchen Reaktionen sehr gut darauf achten, Deinen Körper so rein wie möglich zu halten. Das hilft Dir bei Deiner energetischen Arbeit.“*

Doch zurück zu meinem ersten Besuch bei der Zahnärztin Susanne. Nach ihren ausführlichen Erklärungen über Darmgesundheit und Zitronensäure, testete sie mich erst einmal mit Hilfe der Elektro-Akupunktur.

► *Die Elektroakupunktur nach Dr. Voll (EAV) testet an Fingern und Zehen die Akupunkturpunkte. So gibt es einen Punkt, der Aufschluss über die Leber gibt, einen anderen für den Darm, die Lymphe, einen Allergiepunkt usw. Für die Testung benötigt man ein Gerät, mit dem die Testperson mittels eines Metallgriffes – der Elektrode – mit dem Gerät verbunden ist. Nun misst der Behandler alle Akupunkturpunkte an Fingern und Zehen mit einer Art Stift, der mit dem Gerät verbunden ist. Ältere Geräte haben eine Nadel als Zeiger, mit der die Ausschläge dieser Punkte angezeigt werden. Neuere Geräte haben Dioden, die meist von Grün- bis zu Rottönen leuchten und mittlerweile gibt es ebenso Geräte mit entsprechenden Computer-*

*Programmen. Bei allen Geräten jedoch gibt es eine Mess-Skala von 0 bis 100 und ein zusätzliches akustisches Signal, das Aufschluss über die Beschaffenheit der Testpunkte gibt. Ist ein Messpunkt und sein entsprechender Bereich (zum Beispiel die Niere) ausgeglichen, zeigt das Gerät einen mittleren Wert an, das heißt, dass zum Beispiel die Nadel optimalerweise den 50iger-Wert anzeigt. Weicht der Wert ab, bleibt er zum Beispiel bei 30 stehen, oder schießt er schnell hoch bis 80, muss hier entsprechend ausgeglichen werden. Dies erreicht man zum Beispiel über bestimmte homöopathische Mittel, die man in das Messgerät einlegt. Hat man das richtige Mittel gefunden, bekommt man zum Beispiel den erwünschten Mittelwert, was bedeutet, dass man seine Nierenfunktion mit diesem Mittel gut ausgleichen kann. Auf diese Weise werden nach und nach alle Punkte getestet und gegebenenfalls die benötigten Mittel und deren Dosierung zusammengestellt.*

*Natürlich sind die Möglichkeiten mit diesem Gerät noch viel komplexer. Die kurze Beschreibung sollte hier lediglich zum Kennenlernen dieser Testmethode dienen.*

Bei meiner Testung wurde eine Belastung durch roten und schwarzen Schimmel festgestellt und die entsprechenden Mittel zur Ausleitung und zum Darmaufbau ermittelt. Sie testete ebenfalls, dass ich noch mit Quecksilber belastet wäre. Bevor ich jedoch mit der Ausleitung anfangen sollte, musste der Darm entsprechend vorbereitet werden, damit das Schwermetall auch tatsächlich ausgeschieden werden könne. Dazu gehörte vor allem die Pilzausleitung. Dass ich inzwischen nichts mehr aß, worin Zitronensäure enthalten war, versteht sich von selbst…

Während der ersten Tage, in denen ich das Mittel nahm, ging es mir richtig schlecht. Mein Bauch war aufgedunsener, ich hatte Kopfschmerzen, konnte nicht klar denken und mir wurde schwindlig. Doch schon am zweiten Tag wurde es bedeutend besser und wieder spürte ich, dass ich auf dem richtigen Weg war. Ich war mehr als dankbar darüber, dass ich nun bei Susanne in Behandlung sein durfte, zumal sie mir jede einzelne Füllung austestete, bevor sie zahnärztlich tätig wurde. Die ständig bröckelnden und nicht halten wollenden Zementfüllungen wurden von ihr nun durch Kunststofffüllungen ersetzt, womit ich zahnärztlich für eine lange Zeit versorgt war und heute noch bin.

Nachdem die Pilze weitestgehend ausgeleitet waren, war mein Darm bereit für eine weitere Schwermetallausleitung, die relativ schnell ging, da die Hauptausleitung schon den Großteil dieser Gifte ausgeschwemmt hatte. Man sollte jedoch von Zeit zu Zeit überprüfen, ob eine erneute Ausleitung erforderlich ist. Manchmal – so wurde mir erklärt – gibt der Körper erst viel später noch eingelagerte Gifte frei. Eine kurzfristige, einmalige Ausleitung reicht meist nicht, um für immer alle Schwermetalle loszuwerden.

Die homöopathische Ausleitung, die ich diesmal machte, brachte mir nur kurzfristig erneute Symptome der Vergiftung, weil der Darm, die Nieren, die Leber und die Lymphe beachtet und ebenfalls ausgeglichen wurden. Nach der kurzen Ausleitungsphase erklärte mir Susanne, dass es wichtig wäre, zu schauen, ob noch ein Virus im Körper ist, der meine Gesundheit negativ beeinflusst. Sie testete, dass ich ein Herpes-Virus hätte, welches meinen Körper schwächen würde. Das hatte schon einmal meine Praxis-Kollegin bei mir getestet, doch damals war ich dieser ganzen Ausleitungen so überdrüssig, dass ich keine Lust auf eine erneute Entgiftung hatte. Doch jetzt machte ich eine kurze Ausleitung des Herpes-Virus‘, damit ich auch davon befreit war. Susanne ist nicht nur eine kompetente Zahnärztin mit langjähriger Erfahrung, sie hat ebenso ein riesiges Wissen, was Schwermetallausleitungen, Darmgesundheit, Viren und Ernährung angeht. Außerdem ist sie die sympathischste und humorvollste Zahnärztin, die ich je hatte – mit einer absolut herzlichen, großzügigen und menschenfreundlichen Wesensart.

Manchmal – warum auch immer – dauert es etwas, bis man Hilfe und Unterstützung auf seinem Lebensweg bekommt, doch wenn Zeit und Ort stimmen, bekommt man auch durch wunderbare, geistige Führungen Hilfe, und man sollte die Chancen ergreifen, die sich plötzlich auftun und dafür auch dankbar sein. Wie wichtig es ist, auch zu schauen, ob Viren unseren Organismus stören, lernte ich erst später durch meine Arbeit mit meinen Klienten kennen, bei denen ich je nach Bedarf auch schaue, ob sie eine energetische Virenausleitung benötigen, die sich in der Folge auch auf Körperebene ausdrückt.

So auch bei einer Klientin, die mich um Hilfe für ihre Tochter bat, welche seit fast einem Jahr immer wieder Probleme mit einem Herpes-Virus hatte. Sie bekam dann immer sehr hohes Fieber mit Kopf- und Bauchschmerzen und fühlte sich sehr krank. Dieser Zustand dauerte ein paar Tage an, bis das Fieber wieder sank, aber das hohe Krankheitsgefühl blieb. Dazu kamen sehr stark schmerzende Bläschen im ganzen Mund, sodass ihre Tochter kaum etwas essen oder trinken wollte. Oft weinte sie vor Schmerzen und alle waren damit sehr hilflos. Auch die Ärzte waren besorgt, weil diese Erkrankung innerhalb eines Jahres schon dreimal auftrat und sie nicht helfen konnten. Mit Hilfe ihrer Blutwerte konnte man erkennen, dass sich dieses bestimmte Virus in ihrem Körper befand und sie ständig wieder erkranken ließ.

Jetzt war ihre Tochter erneut erkrankt und hatte wieder diese schmerzenden Bläschen in ihrem Mund. Ich riet ihr, die Viren homöopathisch auszuleiten – mit Hilfe einer naturheilkundlich arbeiteten Ärztin oder Arztes bzw. Heilpraktiker/in. Dabei könne ich sie energetisch unterstützen, damit dieser Prozess schneller und sanfter ginge. Sie suchte sich noch am gleichen Tag einen naturheilkundlich arbeitenden Arzt, der ihr die nötigen Mittel zur Ausleitung nannte und ihr sagte, ihre Tochter solle so schnell wie möglich damit beginnen. Nachdem meine Klientin diese Mittel besorgt hatte, startete ihre Tochter die Ausleitung des Virus' und ich unterstützte diese Ausleitung energetisch. Bereits nach zwei Tagen waren alle Bläschen abgeheilt und das Mädchen erholte sich schnell. Die Ausleitung machte sie jedoch weiterhin und ich unterstützte sie in dieser Zeit regelmäßig mit energetischen Anwendungen, bis der naturheilkundlich arbeitende Arzt keine Herpes-Viren mehr bei ihr testete. Er kontrollierte erneut ihre Blutwerte und auch hier konnte man keine erhöhten Werte mehr feststellen.

Die Mutter des Mädchens kam nach einem halben Jahr wegen einer energetischen Anwendung wieder zu mir und berichtete, dass ihre Tochter tatsächlich keine erneute Herpes-Erkrankung mehr gehabt hätte.

Ganz aktuell wurde ich nochmals auf die Problematik mit chronisch in uns verweilenden Viren aufmerksam: Martina Heise erkrankte 2016 an der durchs Land ziehenden echten Grippe. Diese Grippe hatte es in sich, denn viele, die durch sie erkrankten, hatten über einen sehr langen Zeitraum Probleme, wieder richtig fit zu werden. Dies war auch bei Martina der Fall. Außerdem hatte sie das Gefühl, dass noch etwas anderes durch diese Grippe ausgelöst wurde. Sie gab mit einem kurzen Gebet dieses Problem an ihren Schutzengel ab und bat um Hinweise, warum es ihr nach einigen Wochen der eigentlichen Grippe immer noch so schlecht ginge, sie so furchtbar müde und kaum belastbar war. In der Zeit danach wurde sie oft aufmerksam auf Berichte über das Epstein-Barr-Virus (EBV). Die beschriebenen Symptome passten fast alle auf ihre Beschwerden und so recherchierte sie weiter. Währenddessen erhielt eine mit ihr befreundete Heilpraktikerin ein Päckchen mit dem unter anderem von ihr für Martina bestellten Mittel. Doch statt der gewünschten Globuli waren in dem Päckchen EBV-Nosoden zur homöopathischen Ausleitung dieses speziellen Virus' – die aber niemand bestellt hatte. Die Heilpraktikerin rief Martina an, sagte ihr, dass sie noch länger auf ihr Mittel warten müsse und erklärte ihr die Umstände.

Dies war für Martina der richtige Hinweis und sie fühlte sich jetzt, als hätte man sie komplett mit der Nase auf das Thema gestoßen. Noch am gleichen Tag vereinbarte sie einen Termin bei ihrer Hausärztin, um sich durch einen Bluttest auf das Epstein-Barr-Virus testen zu lassen. Die Ärztin ging auf ihre Bitte ein und so lag schon einige Tage später das Ergebnis vor: Martina trug dieses Virus in sich – mit relativ hohen Werten. Die Ärztin sagte ihr, dass dieses Ergebnis ihre seit Jahren ständig hohen Entzündungswerte im Blut erkläre und auch andere Symptome (ständiges Halskratzen, Husten, Dauerschnupfen), die ihr schon bekannt waren.

▶ *Das Epstein-Barr-Virus wurde nach Michael Epstein und Yvonne Barr benannt, die dieses Virus 1964 entdeckten. Eine akute Erkrankung nennt man das „Pfeiffersche Drüsenfieber", was wahrscheinlich vielen geläufiger ist. Doch braucht es keine akute Erkrankung, um dieses Virus in sich zu tragen. Eine Infizierung ohne Ausbruch der*

*Krankheit genügt bereits, um den Körper langanhaltend, also chronisch, zu schwächen. Gefährlich hierbei ist, dass die Symptome vielfältig sind und auch Hinweise auf andere Erkrankungen sein können.*

*„Die Infektion läuft bei Kindern unbemerkt oder zumindest vergleichsweise harmlos ab", sagt Thomas Mertens, ärztlicher Direktor der Virologie des Universitätsklinikums in Ulm. 95 bis 98 Prozent der Erwachsenen stecken sich bis zu ihrem dreißigsten Lebensjahr mit dem EB-Virus an. Bei den meisten Erwachsenen läuft der Ausbruch des Virus wie eine normale Grippe ab, ohne weitere Auffälligkeiten. Bei Jugendlichen sind die Symptome meist sehr heftig und dauern oft über Wochen bis zu einigen Monaten."*[(17)] *Eine akute Infektion macht sich durch Halsschmerzen, geschwollene Lymphknoten am Hals und im Nacken, starke Müdigkeit und hohen Schlafbedarf, mit einer oft vergrößerten Milz, zum Teil Hautausschlag und hohem Fieber bemerkbar. Eine chronische Infektion dagegen könne mitverantwortlich sein für 10 Prozent aller Krebsarten, vor allem Lymphdrüsenkrebs. Im Zusammenhang mit den Spätfolgen einer EBV-Infektion stehen auch gutartige Brusttumore, die Fibroadenome, genauso wie rheumatische Arthritis. Weitere Symptome sind unter anderem Abgeschlagenheit, Glieder- und Gelenkschmerzen, Konzentrationsstörungen, chronisches Erschöpfungssyndrom, Störungen der Schilddrüse, innere Unruhe. Selbst wenn das Virus jahrelang im Körper schlummerte und es nie zum Ausbruch der Erkrankung kam, kann eine akute andere Infektion dieses Virus aktivieren – mit den beschriebenen Folgen. Außerdem leiden infizierte Leistungssportler oft unter dieser chronischen Erkrankung, da sie ihrem Körper immer wieder Höchstleistungen abverlangen und dieser dadurch sehr gefordert wird. Durch diese Überforderung wiederum hat dieses Virus leichtes Spiel, seinen Wirt zu schädigen. In jedem Fall können die geschilderten Symptomen zu einem Dauerzustand werden oder auch – ähnlich wie bei einer Vergiftung – in unregelmäßigen Abständen wiederkehren – beides hat eine starke Herabsetzung der Lebensqualität zur Folge.*

*Der Buchautor Anthony William aus den USA nennt sich Medizin-Medium (www.anthony-williams.com) und schreibt unter anderem: „Das Epstein-Barr-Virus entwickelte sich zu einer versteckten Epidemie. Von den rund 320 Millionen Amerikanern sind mehr als 225 Millionen mit einer Variante des EBV infiziert. Das Virus wird für mysteriöse Erkrankungen verantwortlich gemacht. Bei manchen Menschen verursacht es Müdigkeit und unsägliche Schmerzen. Bei anderen zeigen sich Symptome, die von den Ärzten mit wirkungslosen Hormonersatztherapien behandelt werden. Und bei vielen EBV-Infizierten wird das Virus erst gar nicht erkannt. (…) Das Epstein-Barr-Virus ist der Auslöser vieler einschränkender Erkrankungen, die den Ärzten Rätsel aufgeben. Es ist die geheimnisvollste aller geheimnisvollsten Krankheiten. Die Langzeitwirkung des Virus und seiner problematischen Folgen sind den Medizinern weitgehend unbekannt. Zusätzlich ist das Virus für einige schwere Erkrankungen verantwortlich, von denen die Schulmedizin irrtümlich annimmt, sie habe sie entschlüsselt. Dazu zählen beispielsweise Schilddrüsen-Erkrankungen, Vertigo (Schwindel, Anm. d. A.) oder Tinnitus.“*

*Er schreibt weiter, dass die Erkrankung vier Stadien durchläuft. Im ersten Stadium durchläuft das Virus eine Ruhephase, in der es sich vermehrt und darauf lauert, aktiv zu werden. Die Aktivwerdung geschieht später durch andere Infektionen, durch längere körperliche Erschöpfung, wenig Erholungsphasen bei Stress oder in schweren emotionalen Zuständen wie zum Beispiel der Tod eines nahestehenden Menschen. Hierbei werden Stresshormone ausgeschüttet, die das Virus erkennt und aktiviert. Hormone sind ohnehin eine Energiequelle für den EBV, wodurch es sehr stark an Kraft gewinnt, wie zum Beispiel in den Wechseljahren. Dieses Stadium der Vermehrung kann unter Umständen zehn Jahre oder länger dauern. Während diesem ersten Stadium, also der Zeit des Vermehrens ohne Aktivität, ist das Virus mit herkömmlichen Methoden nicht testbar.*

*Der Ausbruch der Krankheit mit dem Pfeifferschen Drüsenfieber ist bereits das zweite Stadium der Infektion. Nun verläuft der Ausbruch der Krankheit aber oft nicht mal dramatisch mit hohen und langan-*

*haltenden Fieberschüben, sondern lediglich mit zum Beispiel Halskratzen und einem starken Müdigkeitsgefühl. (Andere Symptome der akuten Erkrankung hatte ich bereits oben beschrieben.)*
*Im dritten Stadium hat sich das Virus schon in Organen (hauptsächlich Milz und Leber, da es von Giften wie Quecksilber! lebt) angesiedelt und es haben sich im Körper Antikörper gebildet. Diese sind sehr wohl messbar durch eine Blutuntersuchung und zeigen dem Arzt, dass man eine EBV-Infektion HATTE. Viele meinen nun, die akute Phase ist vorüber und der Körper wieder gesund. Dies ist laut Williams der größte Fehler der Medizin, weil eben jetzt das Virus anfängt, sich in Organe zurückzuziehen, diese zu schädigen und giftige Abfallprodukte zu bilden. Diese Abfallprodukte werden fälschlicherweise in Tests, öfter als man annimmt, als Hinweis auf eine Borreliose-Erkrankung gehalten. Aber auch die absterbenden Viren wirken wie Gifte auf den Körper und verursachen zahlreiche Vergiftungs-Symptome. Außerdem soll Hepatitis C eine der häufigsten Folgeerscheinungen einer EBV-Infektion sein sowie für eine schlechte Leberfunktion, Nahrungsmittelunverträglichkeiten, Verdauungsprobleme, Gastritis, Schilddrüsenerkrankung (insbesondere Hashimoto-Thyreoiditis) verantwortlich sein. Die Einnistung des Virus' in der Schilddrüse hat System: Es stört das hormonelle Gleichgewicht und die Nebennieren, die beginnen, viel zu viel Adrenalin auszuschütten – die bevorzugte Nahrung des EBV.*
*Das Ziel im vierten Stadium der Erkrankung ist die Zerstörung des zentralen Nervensystems, was unter anderem zu Nervenschmerzen, Rückenschmerzen, Herzrasen, Schwindel, Gelenkschmerzen und Muskelschmerzen führen kann. Selbst Panikattacken und Angstzustände können hervorgerufen werden.*
*Während ich mich mit den Ausführungen von Anthony Williams auseinandersetzte und mich fragte, ob das denn wirklich so sein kann, nickte mein Engel fortdauernd mit dem Kopf und mir wurde gesagt, dass Viren (nicht nur der Epstein-Barr-Virus) eine sehr intelligente Lebensform sind und mit einem eigenen Bewusstsein ausgestattet wären.*

*Zu diesem Thema möchte ich Ihnen gerne das Buch von Anthony William „Mediale Medizin" (Arkana-Verlag) empfehlen. Hierin beleuchtet er auch andere Krankheiten und gibt Hilfe zur Selbsthilfe.*

Die Werte von Martina waren wie folgt:

| Epstein-Barr-Virus-AK: | | | |
|---|---|---|---|
| EBV-Capsid-Antigen-IgG (VCA-IgG) | 429! | bis 20 | U/ml |
| EBV-Capsid-Antigen-IgM (VCA-IgM) | negativ | negativ | |
| EBNA-IgG (EBV-nuclear-Antigen-IgG) | positiv! | negativ | |

Der Befund spricht für eine abgelaufene EBV-Infektion.
Der Zeitpunkt der EBV-Primärinfektion liegt mindestens
6-10 Wochen (bzw. ggf. Jahre) zurück.

Mit freundlichen Grüßen

Ich ließ mich daraufhin ebenfalls mittels Blutuntersuchung testen und hatte, genauso wie Martina, erhöhte Werte. Zwar nicht ganz so hoch, aber der EBV war auch in meinem Körper bzw. musste ich mich irgendwann einmal mit diesem Virus infiziert haben. Nun dachte ich, dann machen wir (Martina und ich) doch eine homöopathische Ausleitung, dadurch müssten wir diesen Virus ja schnell loswerden können. Jedoch testete weder mein Hausarzt, dass ich die Ausleitungs-Nosoden bräuchte noch Susanne durch die EAV-Testmethode, und auch ein Heilpraktiker konnte durch andere, verschiedene Testungen keine positive Resonanz für eine Ausleitung bekommen. Er meinte, dass er viele Patienten habe, die zwar dieses Virus in sich tragen, es jedoch nicht ausleiten könne, weil es sich nicht aktiv zeigt. Oft docke es an Herpes-Viren an, doch auch eine Herpes-Ausleitung würde das Virus überstehen. Weiter erklärte er, es ziehe sich einfach zurück und man müsse von Zeit zu Zeit schauen, ob es sich nochmals zeige und der Körper dann mit einer positiven Testung auf eine homöopathischen Ausleitung reagieren würde. Meine Zahnärztin bestätigte dies und meinte, sie selbst hätte schon alles Mögliche unternommen, um dieses Virus wieder loszuwerden – vergebens.

Auch eine Martina bekannte Heilpraktikerin meinte, man müsse damit leben, könne aber einiges für die Stabilisation des Immunsystem tun, wie ausreichend Vitamine zu sich nehmen und Gifte, von denen sich dieses Virus ernährt, auszuleiten, den Darm aufzubauen und nach Möglichkeit nur naturbelassene Nahrungsmittel zu sich nehmen – also so gesund wie möglich zu leben. Das taten Martina und ich dann auch und ließen uns testen, welche Vitamine in welcher Dosierung wir brauchten und nahmen diese dann regelmäßig zu uns. Das tat unseren Körpern sehr gut und uns ging es wesentlich besser. Ich hatte ja keine akuten Beschwerden, aber dennoch hatte ich viel mehr Energie und war insgesamt ausgeglichener. Martina bekam sogar von ihrem naturheilkundlich arbeitenden Arzt Vitamin-C-Infusionen, wodurch sehr schnell ihre Kraft zurückkehrte. Wir unterstützten uns noch eine Weile gegenseitig mit energetischen Anwendungen, um unser Immunsystem auf geistiger Ebene zu stärken und unsere Selbstheilungskräfte anzuregen, was uns ebenfalls sehr half.

In der folgenden Zeit kamen mehr und mehr Klienten zu Martina und auch zu mir, die diese typischen Symptome eines EBV aufwiesen: starke Müdigkeit, kaum belastbar, Schwindel, Herzrasen, Konzentrationsstörungen usw. Wir rieten ihnen, sich durch eine Blutuntersuchung auf EBV testen zu lassen und ausnahmslos alle hatten erhöhte Werte. Susanne, meine ganzheitliche Zahnärztin, meinte dazu, dass eine gründliche Durchseuchung der Menschen bestehen würde und demzufolge extrem viele dieses Virus in sich tragen würden. Alle nahmen daraufhin die ihnen fehlenden Vitamine und nutzten die Möglichkeit der energetischen Anwendungen, wodurch sie schnell wieder „auf die Füße" kamen.

Weder Martina noch ich möchten hier jedoch wissenschaftliche Forschungen betreiben, wir beobachten nur und geben unsere selbst gemachten Erfahrungen, Informationen und Möglichkeiten gerne weiter, um auch hierbei anderen Menschen effektiv helfen zu können.

## *Man ist, was man isst...*

...ist als Erkenntnis heute zutreffender denn je. Zitronensäure ist das eine Problem, was heutzutage die Menschen kränker macht und was viele bei diesem harmlos klingenden Namen noch nicht einmal erahnen können. Doch auch andere Zusatzstoffe in Nahrungsmitteln können die Gesundheit nachhaltig beeinträchtigen. Hierbei ist nicht der Verzehr gemeint, dem man sich von Zeit zu Zeit nicht entziehen kann, sondern das regelmäßige Essen und Trinken dieser Substanzen über einen längeren Zeitraum. Meine Ausführungen sollen auch niemandem Angst machen, sie sollen einfach nur aufklären und zu mehr Eigenverantwortung anregen, denn wir haben nur den einen wunderbaren Körper...

Ich beschreibe hier nur die Zusatzstoffe, mit denen ich selbst unangenehm in Berührung kam und deshalb auch mit hundertprozentiger Gewissheit über die Folgen erzählen kann, die ich zum Teil (wie bei der Zitronensäure) mit Schmerzen und schlimmen, gesundheitlichen Folgen zu spüren bekam. Eine Ausnahme gibt es hierbei jedoch, bevor ich meine eigenen Erfahrungen wiedergebe. Es ist deshalb eine Ausnahme, weil ich selbst mit diesem Stoff nicht in Berührung kam. Dennoch ist es mir ein wichtiges Anliegen, darüber zu schreiben: **Aspartam**.

Seit jeher mag ich (zum Glück) keine Diät-Produkte, weil darin oft Zusatzstoffe enthalten sind, die diese Produkte überhaupt genießbar machen sollen. Dabei wird kräftig geworben, dass kaum oder kein Zucker enthalten ist. Schaut man sich jedoch die Zutatenliste an, findet man oft den Zusatzstoff Aspartam als Zuckerersatz.

▶ *Aspartam ist in vielen Light-Produkten, vor allem Light-Limonaden – auch in der schwarzen – enthalten, genauso wie in vielen „gesunden" zuckerfreien Kaugummis. Aspartam ist ein Süßstoff, der ungefähr 200mal süßer ist als üblicher weißer Haushaltszucker und somit, zumindest was die Kalorien anbelangt, einen klaren Vorteil beim Süßen von light- bzw. zuckerfreien Produkten hat. Viele Hersteller behaupten konsequent, dass Aspartam ein unbedenklicher Süßstoff sei. Jedoch entstehen bei dessen Verstoffwechselung gefährliche Ner-*

*vengifte. Hierbei können bei langfristigem und höherem Verzehr unter anderem Gedächtnisverlust, Depressionen, Blindheit und Verlust des Hörvermögens entstehen. Manche Symptome sind denen von Nervenkrankheiten wie Multipler Sklerose ähnlich, was zu erheblichen Fehldiagnosen führen kann, denn niemand ahnt, dass der Verzehr von Light-Getränken für einen schlechten Gesundheitszustand verantwortlich sein kann. Aspartam enthält Phenylalanin, Asparaginsäure und den Alkohol Methanol. Gelangt Aspartam in den menschlichen Organismus, zerfällt es wieder in diese drei Grundstoffe. In Studien hat man herausgefunden, dass sich im menschlichen Gehirn Phenylalanin ansammeln kann, was Kopfschmerzen, Schwindel, Zittern, Gedächtnisverlust, Stimmungsschwankungen, asthmatische Reaktionen, Juckreiz, Unterleibsschmerzen, Brennen der Augen und des Rachens, chronische Müdigkeit, Haarausfall, Depressionen usw. zur Folge haben kann – je nach Veranlagung und körperlicher Konstitution. Die Werbung suggeriert den Menschen, dass Light-Produkte viel gesünder seien und man sich auf jeden Fall damit etwas Gutes tut. Natürlich soll dies auch für Kinder gelten…*

*Erschreckend ist jedoch, dass der in Aspartam enthaltene Bestandteil Methanol im Körper nochmals weiter zerfällt – nämlich in Formaldehyd und Ameisensäure. Formaldehyd ist offiziell als erbgutverändernde Substanz eingestuft, doch verboten wurde es nicht. Konsumiert man nun regelmäßig viele Light-Produkte, kann man davon ausgehen, dass die zugeführte Menge an Formaldehyd weitaus höher sein kann, als dies neue Sperrholzmöbel ausdünsten…*

*Durch eine Vergiftung mit Formaldehyd kann es zu verschwommenem Sehen, Einengung des Gesichtsfeldes und Zerstörung der Netzhaut kommen, was wichtig für Diabetiker sein kann, denn Diabetes gilt gemeinhin als Krankheit, die Augenprobleme und nicht selten Erblindung mit sich bringen kann. Doch wenn man nun den Süßstoff-Konsum eines durchschnittlichen Diabetikers betrachtet, könnte sich einem die Frage aufdrängen, ob es wirklich die Zuckerkrankheit ist, die die Netzhaut des Auges zerstört oder nicht eher die großen Mengen an Aspartam, die tagtäglich verzehrt werden?*[18]

Es geht hierbei sicher nicht um die eine Light-Limonade im Monat oder den einen Light-Pudding, den man ausnahmsweise mal isst. Doch ich kenne viele, die ständig zuckerfreie Kaugummis kauen oder eben auf die Light-Limonade schwören und diese mehrmals in der Woche trinken. Dieser hohe Konsum kann diese beschriebenen verheerenden Folgen haben.

Ähnlich schädigend wirkt künstliches **Glutamat** auf das Gehirn. Dieser Geschmacksverstärker findet in vielen Fertigprodukten seinen Einsatz. Ich selbst reagiere unmittelbar auf Glutamat, indem ich heftige Kopfschmerzen bzw. eine klassische Migräne mit Sehstörungen bekomme. Auch hier wurde mein Heißhunger schon mit heftigen Schmerzattacken bestraft, wenn ich eben doch auf Fast-Food zurückgriff, welches Glutamat enthielt. Heute schaue ich mir die Lebensmittel und ihre Zutaten an und unterdrücke lieber den Heißhunger oder suche mir eben etwas Leckeres ohne Glutamat.

▶ *In fast allen Speisen kann ein Geschmacksverstärker sein, vor allem in China-Restaurants wird mit diesem weißen, salzartigen Pulver nicht gegeizt – deshalb schmeckt es dort ja sehr vielen Menschen so besonders gut. Aber genauso viele kennen mittlerweile das sogenannte „China-Restaurant-Syndrom“, das besagt, dass einige Menschen nach dem Verzehr der Speise bereits im Lokal eine Allergie bekommen und unter Übelkeit, Kopfschmerzen, Taubheitsgefühle in der Mundhöhle, Gliederschmerzen und so weiter leiden. Weiterhin schaltet Glutamat das Sättigungsgefühl aus. Das ist dieses typische „Nicht-satt-werden“ durch Fertiggerichte. Der Magen ist zwar erst einmal gefüllt, aber schon nach kurzer Zeit hat man wieder Hunger und wundert sich, woher dieser Appetit kommt.*

*Glutamat in einem Nahrungsmittel signalisiert tatsächlich dem Konsumenten, dass diese Speise viele gute und gesunde Inhaltsstoffe habe, und dadurch unser Gehirn den Impuls bekommt, möglichst viel von dieser Speise verzehren zu wollen. Bei natürlich vorkommendem Glutamat in zum Beispiel reifen Tomaten stellt dies kein Problem dar, doch macht sich die Nahrungsmittelindustrie diesen Effekt zu Nutze und versetzt denaturierte und stark verarbeitete Nahrungsmittel mit*

*künstlich hergestelltem Glutamat, um unserem Gehirn vorzugaukeln, die Speise wäre gesund und schmackhaft. Gleiches gilt für den Hefeextrakt, was sich zwar sehr natürlich anhört, letztendlich aber chemisch identisch mit dem Zusatzstoff Glutamat ist. In den Zutatenlisten verbirgt sich Glutamat bzw. Geschmacksverstärker unter den E-Nummern 620-625.*
*Auf Glutamat kann der Körper nicht nur mit einer Allergie reagieren, sondern auch mit einer Unverträglichkeit. Dann wundert man sich am nächsten Tag über die heftigen Kopfschmerzen oder die Übelkeit und tappt beim Rätseln über die Ursachen meist im Dunkeln.*[40]

Eine Klientin erzählte mir einmal, dass sie eine Einladung zum Essen beim Chinesen hatte. Bei ihrer Bestellung sagte sie ausdrücklich, sie hätte eine Glutamat-Allergie und möchte ihr Essen bitte ohne diesen Geschmacksverstärker. Der Chinese nickte und tatsächlich bekam sie ihr Gericht ohne diesen Zusatz, was die daran merkte, dass es, wie sie sagte, *„irgendwie nach nichts und fad"* schmeckte.

Ich selbst war einmal mit Robert in einem großen Supermarkt in der Nähe einkaufen. Schon bei den Kassen rochen wir die leckersten und appetitanregendsten Essendüfte und weil sowieso Mittagszeit war, knurrten prompt unsere Mägen. Wir gingen zu dem großen Essensstand und schauten, was dort alles angeboten wurde. Es gab Würstchen, Frikadellen, Schnitzel, Leberkäse und vieles andere mehr. Alles wurde fertig angebraten warm gehalten und man bekam das Fleisch in einem aufgeschnittenen Brötchen als „Essen-to-go" serviert. Weil diesem Supermarkt eine Metzgerei angehörte und man dort immer frische Ware bekam, dachte ich, ich könnte mir ja eine Rindswurst gönnen. Vorher fragte ich allerdings einen der Verkäufer, ob er bitte nachsehen könne, ob Glutamat in der Wurst wäre. Es nahm sich tatsächlich die Zeit und holte den Ordner mit allen Zutatenlisten. *„Ja"*, sagte er, *„in der Rindswurst ist Glutamat"*. Robert fragte daraufhin, ob er mir etwas anderes ohne Glutamat anbieten könne und er fing an, im Ordner zu blättern und zu lesen. Und er blätterte, und blätterte und las geduldig die Zutaten...

Nach einer längeren Zeit, als er komplett den Ordner durchgesehen hatte, schaute er ziemlich verwirrt auf und sagte: *„Ich kann Ihnen ein Stück Blutwurst anbieten. Das ist das einzige Erzeugnis ohne Glutamat – unglaublich, aber wahr. Sie können sich gerne selbst überzeugen.“* Ich glaubte ihm, bedankte mich für seine Geduld und war enttäuscht, dass man dort nichts ohne Geschmacksverstärker bekam. Auch Robert war mehr als erstaunt und sagte, am Schnitzel könne doch kein Glutamat sein. Aber der Verkäufer erklärte, dass die Panade drum herum durchaus Glutamat enthalte.

Jetzt war mir klar, warum alle so von dem Essen hier schwärmten. Alles schmeckte deftig und war außergewöhnlich günstig – mit beworbener Metzgerqualität. Doch ich finde es schrecklich, dass man Menschen keinen guten Geschmack mehr zutraut bzw. nicht mehr mit normalen Gewürzen ein schmackhaftes Essen zubereiten kann. Von dort jedenfalls esse ich seitdem nichts mehr...

Ein weiterer Bestandteil unserer Nahrung und ein Stoff, mit dem ich schlechte Erfahrungen gemacht habe, ist **Gluten.**

► *Gluten ist ein natürliches Klebeeiweiß, welches man in vielen Getreidesorten findet, vor allem in Weizen, Dinkel und Roggen. Ohne diesen „Kleber“ kann man keine elastischen Backwaren herstellen, der Teig wird weder luftig noch dehnbar. Es kommt als natürlicher Bestandteil im Getreide vor und man fand irgendwann heraus, dass eben dieses Gluten ein natürliches Mittel der Pflanze ist, um sich Schädlinge fernzuhalten. Also ging man davon aus, dass noch mehr Gluten noch mehr Schädlinge fernhalten könne und fing an (vor allem beim Weizen), das Getreide so zu verändern, dass es mehr Gluten bildete. Dadurch stiegen die Erträge und somit der Verdienst. Also wurde noch mehr Gluten hineingezüchtet. Mittlerweile soll vor allem Weizenmehl ungefähr 50mal mehr Gluten als noch vor ein paar Jahrzehnten beinhalten.*

Ich hörte schon öfter von Menschen, die kein Gluten vertragen und es hieß immer, das wären Menschen, die an Zöliakie erkrankt waren, welches eine chronische, entzündliche Erkrankung des Dünndarmes ist. Doch in den letzten Jahren wurden die Stimmen lauter, dass man nicht unbedingt diese Erkrankung haben müsse, um Gluten nicht zu vertragen. Eine Gluten-Unverträglichkeit wäre mittlerweile weiter verbreitet, als man annehme. Ich hatte einige Klienten, die gänzlich auf Gluten verzichteten, weil sie die unangenehmen Nebenwirkungen nicht länger ertragen wollten, welche sich meist als starke Bauchschmerzen und Blähungen darstellten. Dass viele Menschen mittlerweile mit Beschwerden auf ein Zuviel in der Nahrung reagieren, erklärt zumindest schon einmal die Zunahme an glutenfreien Produkten, die es mittlerweile zu kaufen gibt.

Als ich selbst keine Weizenmehl-Produkte mehr essen wollte, einfach, weil es immer so empfohlen wird, stieg ich auf Dinkel-Mehl um und backte mir jeden Tag morgens fleißig Dinkelfladen, die nur aus Mehl, Wasser und Salz bestanden. Sie schmeckten leckerer als die wenigen Zutaten vermuten lassen und auch meine Familie aß fleißig mit.

Nach wenigen Wochen bekam ich Oberbauchschmerzen, welche anfangs nur ab und zu auftauchten, aber schon bald zu einem Dauerzustand wurden. Von ärztlicher Seite war alles in Ordnung, aber die Schmerzen blieben und eine ständige Übelkeit stellte sich noch obendrauf ein. Man bekommt es in solchen Situationen auch schon mal mit der Angst zu tun und denkt, dass die Ärzte vielleicht etwas übersehen haben könnten – meist denkt man dabei an eine schlimme Erkrankung. Woher sonst sollten solche massive Beschwerden kommen? Wer kommt schon darauf, dass es unsere gewohnte Nahrung sein kann, die uns in diesem Ausmaß leiden lässt? In dieser Zeit bekam ich mehrmals die Botschaft – ich denke, die meines Schutzengels – ich sollte auf Gluten verzichten. Also machte ich mich schlau und las, dass Dinkel viel mehr Gluten hätte als Weizen, was mir absolut neu war:

► *„Erwartungsgemäß enthalten Weizen und die daraus hergestellten Mehle die höchsten Glutengehalte. Nur Dinkel und Dinkelmehle weisen höhere Werte auf. So enthält beispielsweise das Dinkelmehl Type 630 im Mittel 10.300 mg Gluten/100g.*

*Zum Vergleich: Das bevorzugte Haushaltsmehl ist das Weizenmehl Type 405 mit 8.660 mg Gluten/100 g. Die niedrigsten Glutengehalte weisen im Vergleich zu den anderen untersuchten Getreidearten und Getreideprodukten Roggen (3.177 mg/100 g ganzes Korn) und Roggenprodukte auf. Im Vergleich zu Dinkelmehl hat Roggen zwei Drittel weniger Gluten.*"[19]

Das hätte ich nicht gedacht, denn es wird ja immer geraten, lieber Produkte aus Dinkelmehl zu essen als aus Weizenmehl. Das genügte mir als Erklärung und ich strich ab sofort alle glutenhaltigen Mehle und Produkte von meinem Speiseplan. Schon nach wenigen Tagen waren die Bauchschmerzen verschwunden, die Übelkeit war sogar sofort am nächsten Tag schon Vergangenheit. Nach ungefähr vier Wochen merkte ich, dass meine Gelenke nicht mehr schmerzten. Manchmal dachte ich schon, ich hätte Gicht oder Arthrose, weil sich meine Finger und Knie oft steif anfühlten und schmerzten. Auch das war komplett verschwunden und könnte eigentlich nur mit dem Weglassen des Glutens zusammenhängen. Ich fühlte mich außerdem viel frischer und hatte weniger Heißhungerattacken als zuvor, was sich auch auf der Waage positiv bemerkbar machte. Obwohl ich nicht hungerte, verlor ich ein paar Kilos. Wer wäre da nicht begeistert und überzeugt von glutenfreier Nahrung?

Ein halbes Jahr lang zog ich das komplett durch – dann fuhren wir in den Urlaub. Auch einmal so ein leckeres Brötchen und auch einmal ein Stück Kuchen vom Bäcker, nur im Urlaub – so nahm ich es mir vor. Doch der Mensch ist nun mal ein Gewohnheitstier und schnell wurde der Verzehr von Brötchen wieder eingeführt. Nach dem Urlaub wollte ich nur sonntags zum Frühstück Brötchen essen – sonst nicht. Na ja, außer hier mal Kekse und da mal ein Stück Kuchen… Mir ging es ja gut und ich hatte keine Bauchschmerzen mehr – dachte ich zumindest. Schneller jedoch, als ich erahnte, kamen die Beschwerden zurück und ich litt erneut unter Oberbauch- und Gelenkschmerzen. Außerdem hatte ich ständig wieder wie „Nebel im Kopf“ und konnte mich nur schlecht konzentrieren. Aber verzichten wollte ich irgendwie auch nicht, denn es war nun einmal weitaus leckerer, wie gewohnt Brot und Brötchen aus glutenhaltigen Mehlen weiterzuessen.

Auffallend war auch, dass ich wieder ständig Migräne-Attacken hatte. Meistens plagte es mich montags und dienstags, also an zwei aufeinanderfolgenden Tagen – und dies bald wieder wöchentlich. In dieser Zeit stieß ich auf zwei Berichte bzw. wurde ich zu diesen geführt. Einer war von einer Frau und einer von einem Mann – beide hatten schlimmste Migräne-Attacken, ausgelöst von Gluten, welche nach völliger Gluten-Abstinenz bei dem Mann sofort und bei der Frau nach einem Monat komplett verschwunden waren. Ich vermutete, dass ich montags und dienstags auf die Sonntagsbrötchen reagierte. Ich dachte, wenn man mich schon so mit der Nase darauf stößt, dann sollte ich besser auch mal auf meine geistige Führung hören und wieder glutenfrei leben, was ich aus reiner Selbstliebe dann doch gut umsetzen konnte. Nach schon einer Woche war ich wieder beschwerdefrei und esse seitdem komplett glutenfrei.

Wenn ich unterwegs bin und sehr hungrig, verkrafte ich auch ein Roggenbrötchen oder esse mal eine Scheibe Roggenbrot. Aber das müssen wirklich die Ausnahmen bleiben, damit es mir dauerhaft gut geht. Wer wirklich unter Zöliakie leidet, kann auch solche Ausnahmen nicht ohne direkte negative körperliche Reaktion vertragen.

Es gibt noch viel mehr Zusatzstoffe, auf die der eine oder andere mit körperlichen Beschwerden reagieren kann. Wenn dabei ein Verdacht besteht, sollte man sich alle in Frage kommenden Lebensmittelzusätze auf Verträglichkeit zum Beispiel mit einer der bereits vorgestellten Methoden austesten lassen. Mehr zu diesem Thema mit einer Übersicht der verschiedensten Gifte und Zusatzstoffe, denen wir heutzutage – oft unbewusst – ausgesetzt sind, finden Sie im Kapitel „Giftdeponie Mensch & Hausapotheke Natur“.

Ich machte einmal eine Energie-Anwendung bei einem achtjährigen Jungen, der laut Beschreibung seiner Mutter sehr unruhig war und sich nur schlecht konzentrieren konnte, was sich auch in seinen eher schlechten schulischen Leistungen niederschlug. Während der Anwendung spürte ich unter meinen Händen, dass der Bereich von Magen und

Darm nicht in Ordnung war und bekam aus der geistigen Welt die Information, dass er zum einen Lebensmittelunverträglichkeiten und in seiner Säuglingszeit einen Schock erlitten hätte. Ich löste energetisch den Schock auf und beendete dann die Anwendung. Anschließend sprach ich mit beiden und empfahl ihnen, bei einer Heilpraktikerin testen zu lassen, ob er auf Weizen, Kuhmilch und blauen, künstlichen Farbstoff (das bekam ich als Information direkt „von oben“) reagieren würde. Ich testete ihn noch mit der Einhandrute aus und war mir ziemlich sicher, dass ihm das Weglassen dieser drei Dinge helfen würde, ruhiger zu werden und den „Nebel“ aus dem Kopf zu vertreiben. Sie nahmen meinen Rat an und strichen diese drei Lebensmittel von seinem Speiseplan. So etwas ist anfangs immer müßig und unbequem, doch schon nach kurzer Zeit hat man sich daran gewöhnt und man staunt, wie viele neue Speisen man für sich entdeckt oder kreiert.

Dem Jungen hatte ich erklärt, dass er einfach einmal vier Wochen durchhalten solle, dann könne man bestimmt schon ein gutes Ergebnis seines Durchhaltevermögens sehen. Die Mutter meldete sich nach etwa sechs Wochen wieder bei mir und berichtete, dass ihr Sohn die Lebensmittel immer noch konsequent wegließe, da er selbst merkte, wie viel besser es ihm damit ginge. Schon nach kurzer Zeit war er viel ruhiger geworden und konnte sich auch über einen längeren Zeitraum mit etwas beschäftigen. Vorher war es ihm nur unter massiver Anstrengung möglich, die Hausaufgaben am Stück zu erledigen oder einfach nur ein Bild fertig zu malen. Jetzt, so erzählte die Mutter, säße er oft in seinem Zimmer und würde basteln oder spielen. Die Fortschritte wären so deutlich erkennbar, dass sie diese Lebensmittel noch länger wegließen. Vielleicht würden sie irgendwann einmal testen lassen, ob er diese wieder, zumindest ab und zu, vertragen könne.

Nach einer längeren Zeit hatte die Frau selbst bei mir einen Termin für eine Reiki-Anwendung und Beratung. Natürlich fragte ich sie zuerst einmal nach dem Befinden ihres Sohnes und sie berichtete, dass es ihm sehr viel besser ginge. Die Unruhe wäre vollständig weg und auch die schulischen Leistungen hätten sich sehr verbessert – ohne Druck und Nachhilfe. Wenn er ab und zu Weizen essen würde oder Produkte mit

Kuhmilch, wäre es okay. Man würde ihm aber sofort anmerken, wenn er es übertrieben hätte, denn dann würden die gleichen Symptome wieder durchkommen. Nach Weglassen der beiden Nahrungsmittel ging es ihm aber nach spätestens zwei Tagen wieder gut. Nur blaue Farbe in einem Lebensmittel (zum Beispiel in blau gefärbtem Eis) könne er überhaupt nicht vertragen, diese müsse er konsequent meiden, was aber kaum eine Einschränkung darstellen würde.

Künstliche Farbstoffe in Lebensmitteln würde ich sowie raten zu meiden, dennoch kann man testen, ob jemand darauf starke negative Reaktionen hat, wie es oft bei Kindern der Fall ist. Dann sollte man diese auch wirklich rigoros meiden.

## *Überempfindlich oder hochsensibel?*

Schon oft wurde mir gesagt, dass ich überempfindlich sei – und offensichtlich stimmt das ja auch. Ich hatte immer das Gefühl, dass ich sehr viele feine Antennen für die Stimmung um mich herum habe und ich mich schneller als andere durch bestimmte Reize von außen gestört fühle. Auch nahm ich die Gefühle von anderen, deren Beschwerden und Launen, viel intensiver wahr als die meisten anderen. Bestimmte Gerüche störten mich genauso wie grelles Licht oder eine laute Geräuschkulisse und manchmal auch größere Menschenmengen. Dies ist bis heute so geblieben. Manchmal nervt dieser Zustand und man wäre gerne etwas robuster und weniger empfindsam, zumal sich „überempfindlich“ fast schon wehleidig anhört, so, als würde etwas mit einem nicht stimmen. Jedoch hilft mir gerade meine empfindsame Seite, meine energetische Arbeit zu machen, mich einzufühlen in mein Gegenüber und Beschwerdeursachen medial erkennen zu können.

Vor ein paar Jahren schenkte mir meine Schwester (ich wünsche jedem eine solche Lieblingsschwester…) ein Buch über Hochsensibilität – und ich fand mich so ziemlich auf jeder Seite wieder. In diesem Buch wurde genau beschrieben, was es mit dieser Sensibilität auf sich hat, wie sie sich auswirkt und wie sich Betroffene selbst helfen können. Auch im

Internet findet man mittlerweile sehr viele gute Seiten zu diesem Thema HSP, ebenso geeignete Tests, die man machen kann, wenn man herausfinden möchte, ob man auch zu dieser Gruppe von Menschen gehört.

► *Menschen, die hochsensibel sind – dies sind etwa 15 bis 20 Prozent aller Menschen – nehmen Reize stärker wahr als die durchschnittliche Bevölkerung. Hochsensible Personen (HSP) hören, sehen, riechen und schmecken „ungefiltert", nehmen also Stimmungen und Gefühle intensiver wahr (auch die von anderen) und haben einen großen Sinn für Gerechtigkeit wie auch ein erhöhtes Harmoniebedürfnis. Hochsensible sind schreckhafter, mögen keine Einengung (zum Beispiel enge Kleidung), können Hunger oder Durst schlechter aushalten und sind meist äußerst wetterfühlig und nehmen auch die Reize der Mondphasen viel stärker wahr.*
*Meist haben hochsensible Menschen ausgeprägte mediale Fähigkeiten wie hellsehen, hellhören oder hellfühlen. Hierdurch wird die Außenwelt sehr viel feinfühliger und intensiver aufgenommen, denn diese Menschen nehmen Dinge wahr, die für andere vollkommen unsichtbar oder nicht erkennbar sind.*
*Diese besondere Gabe erschwert hochsensiblen Menschen jedoch manches Mal das Leben im Alltag, welcher oft hektisch, stressig und laut ist. Selbst weniger sensible Menschen müssen heutzutage die übergroße Menge an Reizen verarbeiten und aushalten – wie zum Beispiel Leistungsdruck, Berufsverkehr und die permanente Berieselung von außen, wie solche durch Werbung, Pressemedien und ständige Nutzung von Kommunikationstechnik (wie Handys, Tablets etc.). Für hochsensible Menschen ist es daher wichtig, den Umgang mit diesen Reizen zu lernen, damit nicht ein kompletter Rückzug aus dem Berufs- und Gesellschaftsleben stattfindet.*
*Es ist unterschiedlich, wie viel Rückzug Hochsensible benötigen, um sich von den Außenreizen zu erholen. Dem einen reicht zum Beispiel ein Spaziergang in der Natur, einem anderen hilft Sport, oder manche brauchen mehr Schlaf und Ruhephasen, um sich von den vielen Außeneinflüssen zu erholen oder brauchen kreative Arbeit wie Malen, Basteln usw.*

Ich persönlich habe gelernt, damit umzugehen und habe – dies ist das Wichtigste überhaupt – meine Sensibilität akzeptiert. Wenn man erst einmal akzeptiert hat, dass man nicht krank, sondern einfach nur sensibler als andere ist, fühlt man sich schon besser und kann viel klarer und mit einer großen Portion Selbstliebe anfangen, auf sich und seine individuellen Bedürfnisse zu achten. Man kann Hochsensiblen auch wunderbar mit Energie-Arbeit zur Seite stehen. Eine energetische Anwendung ist in diesem Fall wie das „Drücken der Reset-Taste" oder das „Zurücksetzen auf Werkseinstellung". Wenn ein Mensch von allen Reizen und fremden Energien gereinigt und befreit ist, fühlt er sich sofort wohler und kann wieder ganz bei sich selbst sein. Zusätzlich wird man bei einer Energie-Anwendung mit viel Energie „aufgetankt", die Hochsensible oft in ihrem Alltag verlieren.

Natürlich treffen nicht alle erwähnten Merkmale und Besonderheiten auf alle hochsensiblen Menschen zu und einige vielleicht nur in abgeschwächter Form, dennoch erhöht sich die Zahl dieser Menschen stetig. Diese Zunahme sehe ich unter anderem bei vielen meiner Klienten, vor allem sind es immer mehr Kinder, die hochsensibel geboren werden. Ganz wichtig ist es, diese Kinder zu erkennen, die eben einfach hochsensibel (und nicht krank) sind. Genauso wichtig ist es, deren individuellen Umgang damit zu erkennen und zu akzeptieren bzw. diese Kinder zu unterstützen. Es erfordert von Ihrem Umfeld oft viel Fingerspitzengefühl, mit diesen Kindern (oder Erwachsenen) umzugehen. Man sollte jedoch erkennen, dass dies einfach eine besondere Eigenschaft ist, die manchmal zwar nervig, aber grundsätzlich sehr hilfreich sein kann. Wenn man sich nämlich vorstellt, dass Hochsensible sehr feine Antennen haben, ist man gut beraten, auf ihre – oft unbewussten oder medialen – Hinweise zu hören und sie anzunehmen.

Das Erscheinungsbild und die verschiedenen Facetten einer HSP sind sehr umfangreich, sodass es mittlerweile eine Vielzahl guter Bücher zu diesem Thema gibt. Wenn Sie sich in diesem Kapitel wiedererkannt haben und sich näher darüber informieren möchten, lassen Sie sich einfach von Ihrer geistigen Führung zu dem Buch führen, das für Sie speziell passend ist. Und wenn Sie wissen möchten, ob Sie wirklich hochsensibel sind, machen Sie einfach einen der Online-Tests, um es herauszufinden. Sie werden auf jeden Fall zahlreiche Informationen auf sehr guten Internet-Seiten zu diesem Thema finden.[21]

Man sollte jedoch schauen, ob man wirklich „nur" hochsensibel ist oder ob diverse Umwelterkrankungen noch oben draufsitzen, durch welche die Empfindlichkeiten ebenso immens gestört und erhöht werden können, wie zum Beispiel die Reaktionen auf Elektrosmog.

## *Kinder, ADHS und Impfungen*

Seit vielen Jahren liegt mir die Arbeit mit Kindern sehr am Herzen. Mehr und mehr beobachte ich, dass viele Kinder unter Allergien, Neurodermitis, Unruhezuständen oder Schlaf- und Konzentrationsstörungen leiden – meist schon im Säuglingsalter. Sie sind oft chronisch verschleimt, haben schlecht ausheilende Erkältungen, ein schwächeres Immunsystem usw. Viele Krankheiten jedoch – gerade bei Kindern – ließen sich durch eine gesunde und vor allem hauptsächlich natürliche Ernährung vermeiden oder eindämmen. Würde man mehr auf die Kinder und deren individuelle Unverträglichkeiten und Bedarf an Vitaminen, Mineralien und Spurenelemente eingehen, könnte man mit einfachen Mitteln sehr viel erreichen. „Krankheiten" wie ADHS, ADS, bestimmte Formen des Autismus, Unruhezustände, Konzentrationsstörungen und andere könnten alleine damit schon eingedämmt oder auch behoben werden, wie mir viele Heilpraktiker und ganzheitlich arbeitende Therapeuten bestätigten.

Schaut man dann noch, ob das Kind (gleiches gilt natürlich auch für Erwachsene) einen guten Schlafplatz hat, die Energien in Zimmer oder Wohnung reinigt und andere seelische oder geistige Blockaden beseitigt, wie zum Beispiel mit einer energetischen Wirbelsäulenaufrichtung, steht meist einem „normalen" Heranwachsen nichts mehr im Wege. Bevor man bei Kindern mit der Diagnose ADHS oder ADS zu dem Medikament „Ritalin" greift, sollte man alle alternativen Möglichkeiten probiert haben – auch in sogenannten schweren Fällen.

Diese Kinder sind nicht gestört oder wirklich krank, doch viele starten schon mit enormen Belastungen (zum Beispiel Schwermetallbelastung durch die Mutter, Nahrungsmittelzusätze in Babynahrung und so weiter) in ihr Leben. Kommen noch weiter Belastungen aus der Ernährung und Umwelt hinzu, Impfungen, Antibiotika beim kleinsten Schnupfen oder andere Medikamente wie auch geistige oder seelische Blockaden, dann kapituliert irgendwann auch der stärkste Körper.

Hierzu kann ich ein selbsterlebtes Beispiel erzählen: Einer meiner Söhne hatte einen absoluten „Durchhänger“. Zuhause war er ständig müde, wollte nicht raus zum Spielen, wollte auch keinen Besuch haben und hatte kaum Appetit. Ich machte Reiki-Anwendungen, reinigte das Zimmer und hielt ihn so irgendwie am Laufen. Dabei spürte ich, dass noch etwas fehlte, denn energetisch war er gut versorgt. Auch die Klassenlehrerin von ihm sprach mich darauf an und meinte, er sei so still und wirke fast schon depressiv und wäre auch sehr unkonzentriert. Sie gab mir den Rat, ihn auf ADS testen zu lassen – was ich strikt ablehnte.

Wir hatten April und der Winter dauerte ewig. Von Sonne und warmen Wetter war wenig zu spüren, was in mir einen Verdacht regte, sodass ich ihm beim Arzt Blut abnehmen ließ und um einen Vitamin-Status bat. Heraus kam ein starker Vitamin-D-Mangel, dem sofort mit erhöhten Vitamin-D-Gaben in Form von Tabletten entgegengewirkt wurde. Nach bereits wenigen Tagen hatte ich mein fröhliches Kind wieder und auch von Seiten der Schule kam eine positive Mitteilung.

► *Vitamin D3 wird in unserem Körper durch direkte Sonneneinstrahlung auf unsere Haut gebildet. Der Körper kann dieses Vitamin D3 auch eine Weile im Körper speichern. Doch gerade nach den dunklen Wintermonaten sind diese Speicher leer. Dauert der Winter dazu noch lange und haben wir ständig trübes Wetter, sind diese Speicher schnell aufgebraucht. Es wird sogar empfohlen, generell während den Wintermonaten dieses Vitamin täglich einzunehmen, um einem Mangel vorzubeugen. Solch ein Mangel kann sich unter anderem in Form von Depressionen, Antriebslosigkeit, Müdigkeit, häufige Infekte, schlechte Wundheilung, Knochen- und Rückenschmerzen zeigen.*

*Vitamin D3 ist ebenso wichtig für den Kalziumstoffwechsel und reguliert dadurch den Auf- und Abbau der Knochen. Außerdem wird es bei der Krebsprävention, dem Vorbeugen einer Herzschwäche sowie Multipler Sklerose eingesetzt. Gerade bei Multipler Sklerose kann Vitamin D3 die Symptome erheblich abschwächen.*
*Anfällig für einen Vitamin-D3-Mangel sind ebenso Heranwachsende, Vegetarier und Veganer, Schwangere, Menschen mit Darmerkrankungen, aber auch ältere Menschen.*
*Es gibt nicht viele Lebensmittel, die von Natur aus Vitamin D3 enthalten. Dies sind vor allem Lebertran, Hering, Aal, Lachs, Thunfisch, Eigelb, Pfifferlinge, Champignons und Steinpilze.*
*Ganz wichtig: Vitamin D3 ist in der Lage, Aluminium aus dem Körper zu schwemmen! (siehe Kapitel „Giftdeponie Mensch & Hausapotheke Natur") Dies beweist zum Beispiel eine Studie, bei welcher die Wirkung von Vitamin D3 bei chronisch nierenkranken Kindern untersucht wurde. Bei diesen Kindern wurde eine deutliche Verminderung der Aluminiumwerte gegenüber einer Vergleichsgruppe festgestellt.*

Doch wie viele Kinder gibt es, die mit solchen Symptomen direkt als depressiv abgestempelt werden und zum Kinderpsychologen gehen? Das soll nicht heißen, dass es keine Depressionen bei Kindern gibt und in diesem Fall sind Psychologen sicherlich eine gute Unterstützung, dennoch sollte man sich zuvor ein ganzheitliches Bild über das Kind machen. Ich weiß, dass nicht immer von Seiten der Ärzte ein Mangel an Vitaminen als Ursache in Betracht gezogen wird, genauso wenig wie Unverträglichkeiten. Ein Elternpaar, dessen Kind bei mir zu einer Energie-Anwendung war, erzählte, dass sich nach Weglassen der getesteten Nahrungsmittel das Schriftbild ihres Kindes positiv verändert hätte. Vorher schrieb das Kind übergroße und zittrig aussehende Buchstaben und konnte auch nicht altersgerechte Bilder malen. Nach Weglassen der störenden Nahrungsmittel und dem Aufbau seiner Darmflora durch einen Heilpraktiker war das Schriftbild deutlich verbessert und auch die Zeichnungen waren zumindest altersgerecht.

Im Buch »Ist das Ihr Kind?« von Prof. Doris Rapp[20] kann man ebenso von solchen Fällen lesen und bekommt Hilfe zur Selbsthilfe. Auch sind in diesem Buch gute Beispielbilder für veränderte Schriftbilder zu sehen. Man hatte die Kinder etwas schreiben oder malen lassen, bevor man sie auf Unverträglichkeiten testete. Nach Neutralisierung des Lebensmittels bzw. Weglassen der unverträglichen Substanzen schrieben diese Kinder ganz normal und ihrem Alter entsprechend. Dann gab man wiederum eines der unverträglichen Lebensmittel und man ließ die Kinder eine Weile später noch einmal schreiben oder malen. Und wieder sah man eine Krakelschrift und die Unfähigkeit, auf einer Linie zu schreiben.

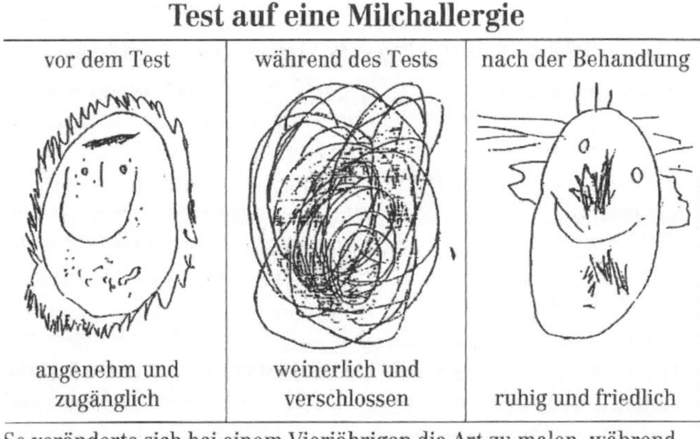


**Abb. 21**: Verändertes Schriftbild durch eine Allergie

Ich selbst konnte während meiner schlimmen Vergiftungszeit auch nicht ordentlich schreiben und hatte eine Zitterschrift, teilweise konnte ich kaum Worte zu Papier bringen, weshalb ich diese Kinder bestens verstehen kann. Diese auffälligen Schriften werden heutzutage übrigens auch als eines der Symptome bei ADHS-„Erkrankungen" aufgeführt. Für mich ein eindeutiger Hinweis, dass man dabei individuelle Ursachenforschung betreiben sollte. Und bevor ein Kind „Dyskalkulie" oder eine Lese-Rechtschreib-Schwäche attestiert bekommt, kann ich nur empfehlen, zu schauen, ob nicht andere Ursachen dahinter stecken, wie zum Beispiel eine Belastung durch Umweltgifte.

Eine Grundschullehrerin erzählte mir einmal, dass in ihrer Klasse 10 von 17 Kindern eine „nachgewiesene“ Lese-Rechtschreib-Schwäche bzw. Dyskalkulie hätten, und das wäre keine Ausnahme, sondern schon fast die Regel. Es gäbe kaum eine Klasse, in der nicht mindestens ein Kind eine Lernschwäche hätte. In ihrer Schulklasse hieß das, dass über die Hälfte der Kinder Lernschwierigkeiten hatte und eine andere Beurteilung ihrer Leistungen in Form eines Nachteilsausgleiches benötigen. Ist das noch normal? Ich glaube nicht, hier ist einfach nur dringend ein Umdenken erforderlich.

**Impfen ja oder nein?**

Diese Frage wird mir häufig gestellt und ich werde um meine Meinung gebeten. Hierzu kann ich allerdings keine Empfehlung abgeben, da ich weder Heilpraktikerin noch Ärztin bin. Ich kenne jedoch die Ängste der Eltern, die sich an mich wenden, weil ich weiß, dass man dabei immer zwischen zwei Stühlen sitzt. Zum einen möchte man nicht, dass das Kind schlimme Krankheiten bekommt, doch zum anderen weiß man auch in der heutigen aufgeklärten Zeit um die Möglichkeit negativer Impfreaktionen, die auftreten und nachhaltig das Immunsystem schädigen können. Als frischgebackene Eltern steht man schnell vor dieser ersten schwierigen Entscheidung. Viele Eltern, mit denen ich gesprochen habe, berichteten, dass sie sich von Ärzten oft sehr unter Druck gesetzt fühlten, weil diese meist zum Impfen drängen. Nicht selten würden Ärzte richtig sauer werden, wenn man sie um Aufklärung der möglichen Impffolgen bittet oder einfach seine Ängste äußert. Viele erzählten, man bekäme regelrecht ein schlechtes Gewissen gemacht, wenn man seine Ängste mitteilt und um Aufklärung der möglichen Nebenwirkungen von Impfungen bittet. Lehnt man dann auch noch die Impfungen strikt ab, wäre oft keine gute Arzt-Eltern-Kind-Basis mehr möglich. Wenn man sich die Zusatzstoffe in Impfmitteln anschaut, kann man die Ängste der Eltern gut verstehen: Aluminiumhydroxid, Quecksilber, Formaldehyd, Antibiotika und teilweise Hühnereiweiß-

Reste aus Produktionsverfahren, auf welches einige Kinder allergisch reagieren können.

Meine Freundin Ella lernte ich durch meine Zwillinge kennen, deren Kindergarten-Freundin ihre Tochter war. Ella ist ein Ass in Sachen Homöopathie und kennt sich auf diesem Gebiet sehr gut aus. Wir kamen ins Gespräch, und weil sie auch spirituellen Themen gegenüber offen war, erzählten wir uns von unseren Erfahrungen und trafen uns regelmäßig. So begann eine Freundschaft, die ich nicht mehr missen möchte. Sie erzählte mir, dass ihr Sohn – gerade mal ein halbes Jahr alt – auf eine Impfung sehr heftig reagiert hatte. Er hatte ein paar Tage später Probleme zu atmen, anfangs hörte es sich wohl nach einer beginnenden Bronchitis an, was ein Arzt auch so diagnostizierte. Am nächsten Tag jedoch bekam er plötzlich so schwer Luft, dass seine Lippen bereits blau wurden und er mit dem Notarzt sofort in die Kinderklinik und dort auf die Intensivstation kam. Dort musste er für ein paar Tage zur Überwachung bleiben, denn anfangs bestand Lebensgefahr, weil er zu ersticken drohte. Man gab ihm Antibiotika und Kortison, was in diesem Fall lebensrettend war und konnte ihn nach einigen Tagen des Bangens auf die normale Station verlegen. Ich schlug vor, während einer energetischen Anwendung den Schock bei beiden erst einmal aufzulösen, denn diesen nahm ich noch sehr stark wahr. Daraufhin erzählte sie mir, dass sie sich seitdem sehr viel mit alternativen Heilmethoden beschäftige, vor allem der Homöopathie, und die Kinder erst einmal nicht mehr impfen lassen wolle.

Ich schlug ihr etwas vor. Doch lassen Sie mich vorab Folgendes berichten: Eine Mutter kam zu mir und erzählte mir von ihrem Sohn, der immer extrem auf Impfungen reagieren würde, dennoch hatte sie sich für weitere Impfungen und den dazugehörigen Impfschutz für ihr Kind entschieden. Ich fragte sie, welche Reaktionen er denn hätte und sie berichtete, dass er genau eine Woche nach der Mumps-Masern-Röteln-Impfung ganz hohes Fieber über mehrere Tage bekommen hätte und es ihm dabei sehr schlecht ginge. Auch nach anderen Impfungen würde er stets diese Reaktionen zeigen, nämlich nach jeder Impfung sehr hohes Fieber über mehrere Tagehinweg.

Jetzt würde die zweite Mumps-Masers-Röteln-Impfung anstehen und sie hätte Angst, dass dabei noch mehr passieren könne. Ich konnte sie sehr gut verstehen und erklärte ihr, wie ich ihren Sohn auf energetisch-geistiger Ebene unterstützen könne. Sie war sehr, sehr skeptisch und letztendlich stimmte sie nicht aus Überzeugung, sondern aus purer Angst dieser geistigen Impf-Entstörung zu.

Ich arbeitete also geistig und „entstörte" die Impfung vor dem Impftermin, indem Engel durch mich wirkten und dieses Impfserum bei vollem Impfschutz geistig so reinigten, dass das Kind keine bzw. kaum Impfreaktionen zeigen sollte. In diese Form der energetischen Reinigung wurde ich viele Jahre zuvor durch die geistige Welt eingeweiht, worüber ich sehr glücklich bin. So konnte ich schon vielen Eltern und Kindern helfen, das Impfen im Vorfeld geistig zu entstören, wenn sie sich dafür entschieden hatten. Ich darf und möchte hier natürlich keine Heilversprechen geben und ich kann auch nicht sagen, wie es im Detail funktioniert, weil ich auch hier „nur" Kanal für die geistige Welt bin und das mache, was mir gezeigt wird. Es ist jedoch eine gute Option und Alternative, wie ich in den letzten Jahren mehrfach feststellen durfte. Später hatte ich manchen Anruf von Erwachsenen, die sich impfen hatten lassen und mit heftigen Reaktionen im Bett lagen, meist nach einer Grippeimpfung. Auch in diesen Fällen konnte ich helfen und die unangenehmen Nebenwirkungen bzw. Impfstoffe *energetisch* ausleiten und sie waren nach relativ kurzer Zeit wieder fit. Nach etwas mehr als einer Woche rief mich die Frau an. Ich sah ihre Telefonnummer und dachte erschrocken, dass bei ihr jetzt zum ersten Mal meine Dienste versagt hatten. Zögerlich nahm ich das Gespräch an und hatte eine recht aufgedrehte Mutter in der Leitung. Sie sagte ganz aufgeregt:

*„Mein Sohn wurde wie üblich genau eine Woche nach der Impfung plötzlich ganz müde. Ich wusste, jetzt kommt die Impfreaktion und hielt schon mal das Fieberthermometer parat. Er wollte auch direkt in sein Bett und schlafen. Nach einer Stunde wurde er wieder wach und war zu meinem Erstaunen völlig munter und frisch. Das war es. Das war die komplette Impfreaktion. Ich kann es immer noch nicht glauben."*

Ich freute mich mit ihr und war sehr, sehr dankbar, dass diese Methode der geistigen Arbeit so viel Gutes bewirken kann.

Mein Engel möchte an dieser Stelle Folgendes dazu sagen:

*„Liebe Menschenkinder, glaubt an unsere unendliche Liebe zu Euch. Vertraut uns und den Menschen, die wir ausbilden. Eure Körper wurden erschaffen, um gesund zu sein. Dazu habt ihr alles, was ihr benötigt. Krankheiten sind da, um einen Lernprozess zu durchlaufen bzw. abzuschließen. Ihr hört uns immer in dem Moment verstärkt zu, wenn Eure Körper nicht so funktionieren, wie Ihr das gerne hättet. Dann erst findet Ihr meist den Weg zu uns und sucht Hilfe auf anderen Ebenen und löst die Ursachen auf. Wir sind immer für Euch da und helfen Euch durch Eure Prozesse. Impfungen, Antibiotika, Kortison und andere lebensrettende chemische Mittel sind Fluch und Segen für Euch. In Krisensituationen können diese Mittel Eure Leben retten, dazu wurden sie erschaffen. Verflucht sie nicht. Alle diese Mittel können schlimme Krankheiten von Euch fernhalten, doch auch hier ist das Maß entscheidend. Es ist weder gut noch schlecht, sich für oder gegen Impfungen bzw. andere, stark in die Ausgeglichenheit des Körpers eingreifenden Substanzen zu entscheiden. Es ist einfach eine Entscheidung. Verurteilt Euch nicht für Eure Entscheidungen.*

*Entscheidet Ihr Euch zum Beispiel* **gegen** *Impfungen, dann macht es in vollstem Vertrauen, dass auch wirklich keine Ansteckung erfolgen wird und erschafft damit Gesundheit. Vertraut, dass alles gut sein wird.*

*Entscheidet Ihr Euch* **für** *eine Impfung, dann vertraut auch hier, dass alles gut sein wird oder nutzt die Möglichkeit, diese so verträglich wie möglich zu machen. Vertraut uns und unseren Möglichkeiten, nur das Beste für Euch zu wollen. Energiearbeit geschieht nur durch die Liebe zu Euch. Doch seht auch, dass sich manche Menschen in ihren Lebensplan eine Krankheit geschrieben haben, um zu lernen oder damit andere daran wachsen können, in welcher Form auch immer. Diese vorgesehenen und vorab vereinbarten Krankheiten können durch nichts verhindert werden und stimmen in diesen Fällen mit dem Lebensplan überein.“*

Bei meiner Freundin Ella konnte ich im Nachhinein den Schock, den ihr Sohn und sie erlitten hatten, auflösen. Durch die konsequente energetische Arbeit verschwand auch sein permanenter, trockener Husten, der ihm nach dem Klinikaufenthalt noch bis ins Kleinkindalter erhalten geblieben war. Die Angst meiner Freundin und so vieler anderer Eltern (vor allem Müttern) vor einer Impfung, machte mich jedoch nachdenklich, denn einmal passierte Folgendes: Eine Mutter hatte große Angst vor dem Impftermin ihrer Tochter und bat mich, diese energetisch zu entstören, was ich gerne tat. Doch während ich arbeitete, sah ich immer nur die völlig verängstigte Mutter vor mir und schaffte es nicht, die Impfung wie gewohnt energetisch zu entstören. Daraufhin rief ich die Mutter an, schilderte ihr das Geschehene und fragte sie, ob ich vorab mit ihr energetisch arbeiten dürfe. Sie stimmte zu und so löste ich erst einmal den Stress und die Angst von ihr auf. Erst danach standen mir alle Energien zur Verfügung, um wie gewohnt die Impfung energetisch zu entstören.

Mittlerweile biete ich genau diese Vorgehensweise allen Eltern an, die extreme Ängste vor dem Impfen, vor einer Operationen oder anderen Eingriffen entwickeln. Manchmal sind die Ängste so stark, dass alleine diese Angstenergien einen negativen Verlauf begünstigen können. Hinzu kommt, dass sich diese Ängste unbewusst auf die Kinder übertragen und so die Familie schon angsterfüllt beim Arzt sitzt – das Kind weint und schreit und die Eltern sind völlig aufgelöst vom Stress und der Angst.

Ein wunderbarer Nebeneffekt, den ich über die Jahre beobachten konnte und wobei ich immer wieder positive Rückmeldungen bekomme, ist der, dass bei einem vorab entstörten medizinischen Eingriff die Eltern und die Kinder viel ruhiger sind. Die Kinder spüren meist noch nicht einmal den Einstich der Nadeln (z.B. bei einer Betäubung) und sagen hinterher: *„Das hat ja gar nicht wirklich weh getan."* Mich verblüfft dabei immer wieder, wozu Energiearbeit und Engel in der Lage sind, und solche Erlebnisse und Möglichkeiten machen mich sehr, sehr dankbar und glücklich.

Es gibt jedoch nicht nur unerwünschte Reaktionen von Kindern auf bestimmte Nahrungsmittel oder Medikamente. Man sollte auch immer schauen, ob ein Kind energetische Blockaden hat, wie im folgenden Fall: Eine Mutter rief mich verzweifelt an, ihre vierjährige Tochter würde überhaupt nicht mehr auf sie hören, wäre frech, würde nach ihr schlagen und sie treten, zwicken und machen, was sie wolle. Sie war den Tränen nah und erzählte mir, dass ihr Kind eigentlich ganz lieb sei und sie solch ein Verhalten nicht kenne. Nach solchen aggressiven Anfällen würde ihre Tochter auch immer zusammenbrechen, weinen und sagen, dass sie das überhaupt nicht machen wolle. Die Mutter vermutete, dass es mit dem Kindergarten zusammenhing und sie sich das freche Verhalten dort abgucken würde. Die Erzieherinnen meinten sogar, sie solle ihr Kind auf ADHS testen lassen. Doch das sah ich anders, denn ich nahm wahr, dass das Mädchen zwei Besetzungen hatte, die dieses Kind zu großen Teilen fremdbestimmten, und schlug vor, ihre Tochter während einer energetischen Anwendung davon zu befreien. Sie stimmte zu und ich löste die Besetzungen aus ihr heraus und machte noch eine Energieanwendung während dem Mittagsschlaf ihrer Tochter. Abends rief mich die Mutter erneut an und berichtete, dass ihre Tochter völlig verändert aufgewacht wäre. Sie wäre jetzt wieder ganz die alte und richtig lieb. Einige Wochen später rief sie mich wegen einer anderen Sache nochmals an und sagte, dass dies auch so geblieben sei.

Man sollte auf jeden Fall schauen, wenn ein Kind auffällig ist, was dem zugrunde liegt – energetisch und körperlich –, bevor zu drastischen Maßnahmen wie Ritalin gegriffen wird oder die Kinder für immer Stempel wie „Dyskalkulie“ oder „Legasthenie“ aufgedrückt bekommen. Ich will hier nicht behaupten, dass es das in Einzelfällen nicht gibt, aber es gibt viele andere Ursachen, die eben zu solchen Erscheinungsbildern führen können. Ich habe mit wirklich ganz wenigen Ausnahmen die Erfahrung gemacht, dass Kinder sehr gut auf energetische Anwendungen ansprechen. Auch Kinder, die als wild und sehr unruhig bezeichnet werden, bleiben meist die ganze Zeit während der Anwendung liegen und sind ganz ruhig und entspannt. Man kann hierbei oft beobachten, wie gut es ihnen tut, wenn endlich mal der energetische Ballast von ihnen genommen wird. Sie sind auch immer begeistert, wenn ich von Engeln erzähle und ihnen mit auf den Weg gebe, wie sie sich selbst durch Engel helfen lassen können.

## *Die Welle*

Meine Freundin Ella „nervte" mich seit langer Zeit mit einem Thema, mit welchem sie sich selbst schon länger beschäftigte. Mehrfach empfahl sie mir, dass ich mich doch bitte mal mit der *Quantenheilung* befassen solle und dass diese so viele tolle Möglichkeiten der Energiearbeit bieten würde. Sie hätte Bücher darüber gelesen und schwärmte mir jetzt von einem Seminar vor, das sie besucht hatte. Ich war zu dieser Zeit eher in einer „Ich-weiss-und-kann-doch-jetzt-genug"-Stimmung und hatte keine Lust auf Fortbildung. Sie aber blieb konsequent und wandte das Erlernte einmal bei mir an. Die Reaktionen, die ich dabei zeigte und die hohen Energien, die ich spürte, überzeugten mich und gaben mir die notwendige Motivation, mich jetzt endlich auch mit der Quantenheilung zu beschäftigen und mich näher zu informieren:

- *Erkenntnisse in der Quantenphysik bilden die Basis für die Quantenheilung. Demzufolge wird grundsätzlich angenommen, dass alles mit allem verbunden und nicht getrennt ist, alles in uns und um uns herum Schwingung in unterschiedlichen Frequenzen (grob- und feinstofflich) ist, dass Bewusstsein, Gedanken und Absicht Realität erzeugen, und dass alles Energie und Information ist. Das heißt, richtet man seine Aufmerksamkeit auf etwas, folgt dem die Energie und man kann hierdurch etwas verändern.*[22]
  *Jeder Mensch, jedes Tier, jeder Gegenstand, jede Materie besteht aus Information und hat seine eigene Schwingung. In der Matrix sind alle Informationen gespeichert – alles, was war, alles, was ist und alles, was sein kann. In der Matrix sind auch unser optimaler Bauplan, unser Lebensplan sowie unser optimaler Zustand gespeichert.*
  *Sind unsere Schwingungen durch negative Einflüsse, Verletzungen auf körperlicher/geistiger/seelischer Ebene, durch Erbmuster, Glau-*

*benssätze usw. aus dem Gleichgewicht geraten, können Disharmonien in unserem System entstehen. Mit Hilfe der Quantenheilung – oft auch Matrix-Quantenheilung genannt – kann man diese „Fehlinformation" löschen und heilen. Man ersetzt quasi die alte, krankmachende Information mit der Information des optimalen Bauplanes aus der Matrix. Somit können akute oder chronische Beschwerden und Blockaden auf dem Lebensweg, alte Muster und vieles andere mehr mit Hilfe dieser Energie-Arbeit gelöst werden.*
*In der Praxis stellt sich das wie folgt dar: Der Klient oder Hilfesuchende steht vor dem Anwender und konzentriert sich nur auf sein Problem oder seine Beschwerden. Der Anwender legt auf einen bestimmten Körperpunkt, der meist intuitiv ausgewählt wird, eine Hand. Mit der anderen Hand „holt" er sich aus der Matrix bzw. aus dem Universum die Lösung des Problems. Wir alle haben einen perfekten Bauplan, der in der Matrix gespeichert ist. Von diesem Bauplan holt man sich nun die perfekte Lösung und übergibt sie in Form einer Welle dem Klienten. Sein Unterbewusstsein und seine Körperintelligenz wissen genau, wie er nun die Stelle am Körper „reparieren" bzw. die Ursache auflösen kann. Der Klient oder die Klientin kann nun seinen perfekten Bauplan zu dem Thema annehmen und integrieren. Diese Methode funktioniert auch wunderbar über die Ferne. Ein einfühlsamer Anwender sieht auch auf diesem Weg Hürden und Blockaden und kann sie mit dieser Methode ebenso leicht auflösen.*

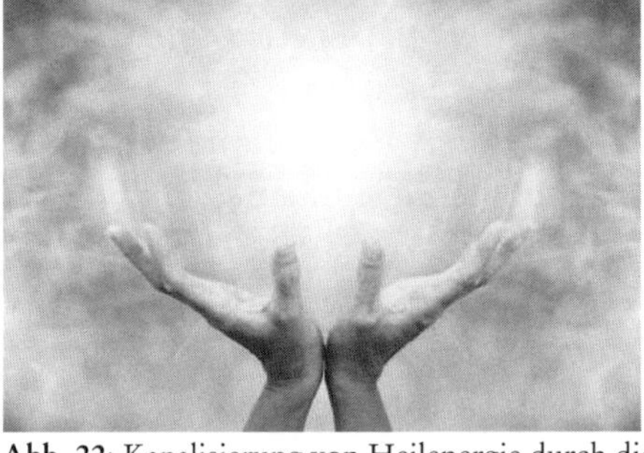

**Abb. 22**: Kanalisierung von Heilenergie durch die Hände

Jetzt wissen Sie, warum ich von Ellas Drängeln anfangs etwas genervt war? Das klang alles zu schön, um wahr zu sein und zu unwahrscheinlich, als dass es auch wirklich funktionieren könnte. Doch ich nahm diese Wellen wirklich wahr, als sie mich in den Genuss einer Quantenheilung kommen ließ. Dennoch saß ich einmal sehr nachdenklich vor einem von ihr geliehenen Buch zu diesem Thema. Beim Nachdenken, ob diese Methode nun wirklich funktionieren würde und der Frage, ob ich doch mal ein Seminar besuchen sollte, sagte mir mein Engel:

*„Man muss nicht alles bis ins kleinste Detail hinterfragen und verstehen, damit es funktioniert. Manche Vorgänge im Universum könnt Ihr Menschen mit Eurer Denkweise nicht wirklich erfassen. Vertraue und probiere es aus.“*

Diesen Rat setzte ich in die Tat um und besuchte ein Seminar, las noch mehr darüber und probierte es vor allem an mir aus. Während einer Quantenheilungs-Anwendung steht man aufrecht – am besten vor einer Sitzmöglichkeit, zum Beispiel auf einem bequemen Stuhl. Als ich mir nämlich zum allerersten Mal selbst eine „Welle“ zukommen ließ, fiel ich sofort nach hinten und war froh, dass hinter mir ein bequemes Sofa stand. Auch im Sitzen spürte ich noch diese Energie wie eine Welle durch meinen Körper fließen. Anschließend fühlte ich mich gereinigt, frisch und sehr, sehr klar.

In der folgenden Zeit machte ich bei mir selbst einige Anwendungen, was meine Familie lustig fand, denn oft schwankte ich hin und her, wenn die Welle „über mich kam“. Ich probierte es auch bei meinen Kindern, die genauso reagierten und nichts gegen dieses Schwanken tun konnten, bis die Welle eben ihr gesamtes System durchlaufen und zum Guten hin korrigiert hatte. Nun entwickelte ich ein Konzept, wie ich diese Art der Energie-Arbeit meinen Klienten anbieten konnte. Eine langjährige Klientin meldete sich daraufhin bei mir, um mit meiner Hilfe ein altes Thema aufzulösen. Ich nutzte die Chance und bot ihr an, an ihr meine neu erworbenen Erkenntnisse zu üben. Sie willigte ein und wir vereinbarten einen Termin.

Als sie kam, war sie schon sehr gespannt und offen für diese neue Methode. Sie stellte sich vor den Stuhl und ich mich neben sie. Nun forderte ich sie auf, an ihr Thema zu denken und arbeitete mich durch mein Konzept. Wenn ich Blockaden sah, sprach ich diese an und löste sie auf. Einmal sah ich ihre Mutter vor meinem geistigen Auge vor ihr stehen und fragte, ob ein Konflikt mit ihr bestehe, woraufhin sie mir erzählte, dass etwas vorgefallen war, woraus ein dauerhafter Streit entstanden sei. Eine Annäherung wäre nicht möglich, weil ihre Mutter nicht mit sich reden ließe. Dennoch konnten wir aus der Sicht meiner Klientin den Konflikt und die damit verbundene Blockade bereinigen. Das ging mit Quantenheilung tatsächlich sehr schnell.

Schon bei der ersten Welle, die durch meine Klientin floss, schwankte sie sehr und es dauerte auch eine Weile, bis es aufhörte. So gingen wir Schritt für Schritt und Welle für Welle vor, bis ich das Gefühl hatte, das Thema bereinigt und gelöst zu haben.

Weil Quantenheilung sehr effektiv ist, aber auch anstrengend sein kann, setzte sich meine Klientin anschließend erst einmal hin und fragte, ob sie sich nicht wie gewohnt, nochmals auf die Liege legen dürfe. Das würde ihr sonst fehlen. Ich fand die Idee gut und so bekam sie von mir noch eine kurze Reiki-Anwendung, bis sie sich wieder erholt hatte. Danach ging es ihr sehr gut und sie fühlte sich befreit. Später erzählte sie mir, dass das Thema sich tatsächlich wunderbar gelöst hätte.

In der nachfolgenden Zeit konnte ich beobachten, dass manche Klienten sehr schwanken, wenn sie diese Welle überkommt. Andere weniger oder sie bleiben ganz stehen, atmen aber ganz tief und entspannt, während sie die Energie durchläuft. Jeder hat hierbei seine eigene Weise, wie er oder sie darauf reagiert. Heute bin ich meiner Freundin Ella sehr dankbar, dass sie mir die Quantenheilung so hartnäckig näher gebracht hat.

## *Die Pfütze am Himmel*

Mein Engel forderte mich auf, auch das folgende Thema etwas ausführlicher zu beschreiben, weil die Aufklärung darüber sehr wichtig für die Menschen wäre: Auch wenn es erst einmal unfassbar klingt, so werden wir bzw. der Himmel über uns seit vielen Jahren mit chemischen Feinstäuben besprüht. Dies geschieht durch die künstliche Wolkenerzeugung und unter dem Deckmantel des sogenannten „solaren Geo-Engineering", „Solar Radiation Management (SRM)", „Aerosol Injections" oder ganz einfach „Sonnenschirm" oder eben „Chemtrails".

Gemeint sind die wolkenähnlichen Streifen am sonst klaren Himmel, die von Flugzeugen zurückbleiben. Dabei handelt es sich nicht um die bekannten Kondensstreifen der Linienflugzeuge, denn diese bleiben nur kurzweilig bestehen, wohingegen Chemtrails teilweise für Stunden sichtbar bleiben und mit der Zeit wie eine dünne Wolkendecke erscheinen. Meteorologen bezeichnen diese künstlichen Wolken als „menschengemachte Cirruswolken".

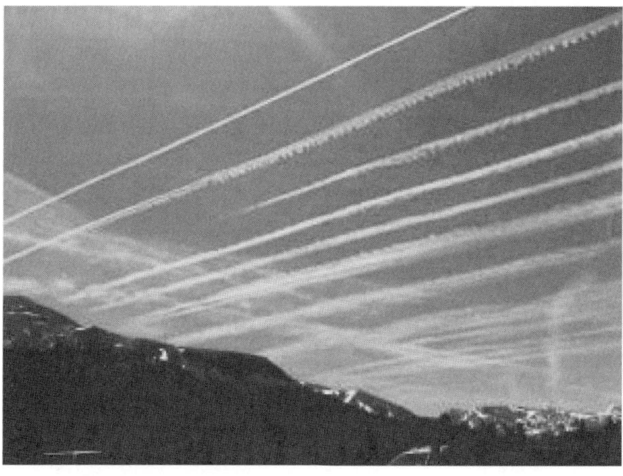

**Abb. 23**: Deutlich erkennbare, gleichmäßige Chemtrails

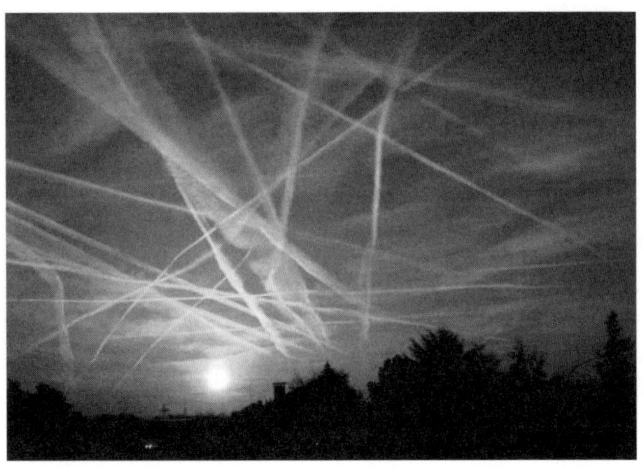

**Abb. 24:** Chemtrails, die sich zu einer Art Wolkendecke verdichten

► *Diese sogenannten Chemtrails bestehen hauptsächlich aus einem Gemisch von Aluminiumpulver und dem wassersuchenden Bariumsalz. Meinem jetzigen Kenntnisstand nach werden mit Barium-Strontium-Titanat piezoelektrische Nanokristalle versprüht, welche die Atmosphäre in ein technisches Plasma verwandeln. (...) Ein federleichtes Polymer-Gemisch dient als Trägersubstanz und gewährleistet die Bindung des Bariums und Aluminiumpulvers in der Luft. Schließlich sollen die versprühten Teilchen Wolken bilden.*[(23)]

Doch wozu das Ganze? Wie der Name *Sonnenschirm* bereits andeutet, sollen diese mit Aluminium, Barium und Strontium bedampften Nanoteilchen die Sonneneinstrahlung zurückreflektieren, um der vermeintlichen Klimaerwärmung entgegenzuwirken, was uns Menschen als „Geo-Engineering" verkauft wird. Hiermit sollen wir vor dem Klimawandel durch den angeblichen $CO_2$-Anstieg geschützt werden. Was erst einmal gut klingt, scheint aber viel schwerwiegendere Hintergründe und Folgen zu haben, als man erst einmal vermuten könnte, sonst würde man der Öffentlichkeit auch nicht verschweigen, welche Chemie über uns im Himmel versprüht wird.

- *Aluminium und Barium sind Metalle mit einer toxischen Wirkung. Aluminium, welches sich, wie bereits beschrieben, im Gehirn ablagert, kann Alzheimer verursachen, wirkt krebserregend und kann durch Ablagerung in den Geschlechtsorganen zu Unfruchtbarkeit führen. Barium dagegen wirkt direkter und kann Magen-Darm-Erkrankungen und Herzrhythmusstörungen verursachen. (siehe auch nachfolgendes Kapitel)*

Diese winzig kleinen Nanopartikel (siehe Abb. 25 bis 27) können durch Einatmen zu Schädigungen der Atemorgane führen. Das Freisetzen dieses Feinstaubes in der Atmosphäre kann außerdem Wetterextreme wie Stürme, Dürren und Überschwemmungen fördern.

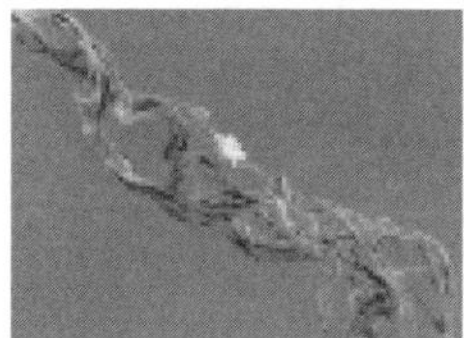

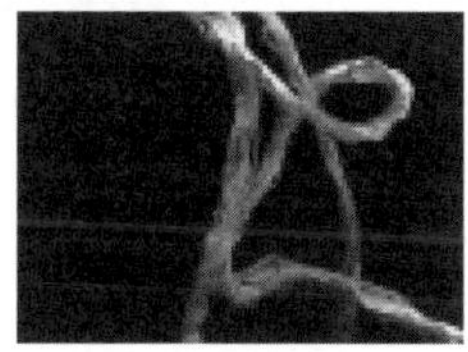

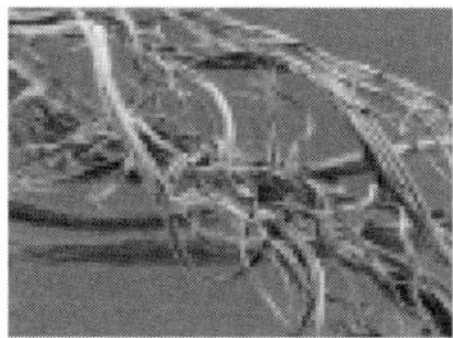

**Abb. 25-27**: Mikroskopaufnahmen in bis zu 2000-facher Vergrößerung von einer Polymerfaser, die sich auf einem Blatt einer Pflanze befand

Es wird sogar behauptet, dass die durch Chemtrails erschaffenen elektromagnetischen Felder von Militärs zur Wettermanipulation, als Raketenabwehrschirme und zur Übertragung von Informationen genutzt werden.

Vor einigen Jahren hörte ich zum ersten Mal von diesen Chemtrails und schob diese Informationen erst einmal in das „Reich der Märchen", beobachtete aber fortan den Himmel und die Unterschiede der Kondensstreifen. Nachdem ich dann wirklich einen Unterschied erkennen konnte – die einen Streifen bleiben lange bestehen, verbanden sich und schauten nach einiger Zeit wie ein dünnes Wolkenfeld aus, andere verschwanden gleich wieder –, informierte ich mich im Internet darüber. Gibt man das Wort „Chemtrails" bei einer Suchmaschine ein, bekommt man sehr viele Seiten mit noch mehr Informationen, Bildern und Videos darüber angezeigt. Ich war sehr erstaunt über die Flut von Informationen und las nun – neugierig geworden – viel darüber. Hierbei konnte ich oftmals lesen, dass, wie so oft, die Aufklärungen über Chemtrails als „Verschwörungstheorien“ herabgesetzt oder als „Spinnereien“ bezeichnet wurden.

Jetzt wollte ich es ganz genau wissen und bat die geistige Welt, mir einen deutlichen Hinweis zu geben, ob diese lang anhaltenden Streifen am Horizont tatsächlich Chemtrails aus giftigem Feinstaub wären. Bereits am nächsten Tag bekam ich diesen Beweis: Robert, die Kinder, meine Mutter und ich waren im Garten, als mein Sohn zu mir gerannt kam, in den Himmel deutete und sagte: *„Guck mal Mama, das da oben im Himmel sieht so schön bunt aus. Wie manchmal bei den Pfützen.“*

Ich blickte hoch und sah tatsächlich eine größere Fläche im Himmel, die in allen Regenbogenfarben schimmerte. So etwas hatte ich noch nie gesehen! An diesem Tag war der Himmel übersäht mit Streifen und auf einen Teil davon schien wohl etwas schräg die untergehende Sonne, was die Nanopartikel in diesen Farben schillern und sie aussehen ließ wie… eine schillernde Pfütze am Himmel. Natürlich rief ich meine komplette Familie herbei, die ich schon seit einiger Zeit mit meiner familieninternen Aufklärung über Chemtrails nervte. Wir standen nun alle im Garten, legten die Köpfe in den Nacken und schauten zum Himmel – überzeugt von dem Wahrheitsgehalt der angeblichen „Verschwörungstheorien“.

In der folgenden Zeit war ich oft sehr wütend über die Machtlosigkeit der Menschen gegenüber diesen giftigen Partikeln, die man über unseren Köpfen versprüht, die wir einatmen, die auf unsere Pflanzen, unser Gemüse und Obst niederrieseln, die Natur vergiften und auch uns Menschen schädigen. Immer öfter bekam ich Berichte in die Hand, dass Ärzte (vor allem Umweltmediziner und Heilpraktiker) erhöhte Aluminium- und Bariumwerte bei Blutuntersuchungen ihrer Patienten fanden. Weil mir meine Wut aber auch nicht weiterhalf, fragte ich meinen Engel, was wir tun können, um uns davor zu schützen oder gar dagegen zu wehren. Er sagte:

*„Immer mehr Menschen werden über diese Zustände aufgeklärt, damit sie wissen, was über ihren Köpfen und hinter ihren Rücken passiert.*

*Aufklärung ist jetzt sehr wichtig, damit man krankmachende Dinge erkennen kann. Unterstützt diese Menschen und Institutionen bei ihrer Aufklärungsarbeit, damit eine bessere Lösung gefunden werden kann, Euren Planeten zu schützen.*
*Seht Ihr Menschen diese giftbringenden Streifen am Horizont, betet oder bittet uns Engel, diese zu entstören bzw. für Euch und den Planeten unschädlich zu machen: ‚Liebe Engel der Umwelt, transformiert bitte alle giftigen Stoffe am Himmel, wandelt sie ins Positive und löst sie vollständig auf. Danke.'*
*Diese kurze Bitte genügt schon, damit die Engel sofort helfen und einschreiten. Aber denkt bei diesen Worten groß und visualisiert nicht nur das Stückchen Himmel über Euch, sondern das ganze Gebiet, das Dorf, die Stadt, den Landkreis um Euch herum. Wir Engel stehen Euch mit unserer Liebe für Euch und Euren Planeten ständig zur Seite und zur Verfügung. Ihr müsst uns nur bitten, und wir werden sofort für Euch tätig. Seid gewiss, dass es so ist. Wir lieben Euch."*

Ohne unsere Bitten können Engel nicht in das Geschehen oder unseren Prozess eingreifen. Sie achten zu jeder Zeit unseren freien Willen und warten auf unsere Bitte um Hilfe.

## *Giftdeponie Mensch und Hausapotheke Natur*

Beim Schreiben dieses Buches wurde ich immer wieder von „meinen" Engeln darauf hingewiesen, dass es doch noch so viele andere Gifte gibt, die uns belasten und gegen die wir uns kaum wehren können. Jedoch dachte ich zu diesem Zeitpunkt, dass dieses Buch ausschließlich von meiner eigenen (Amalgam-)Geschichte und vor allem meinen selbstgemachten Erfahrungen handeln sollte. Doch noch vor Beendigung des Buches kamen plötzlich Klienten auf mich zu, die mir von ihren Beschwerden mit diversen Giften berichteten. Nicht alle hatten Amalgam in den Zähnen, auch niemals zuvor gehabt, sondern waren aufgrund anderer Gifte erkrankt. Ich wusste, dass dies kein Zufall war, und dass diese Menschen in mein Leben kamen, damit ich von ihren

Geschichten berichte, um wiederum anderen Menschen zu helfen. Und ich staunte tatsächlich sehr über die Erzählungen meiner Klienten.

Wie bereits erwähnt, sind die Symptome einer Vergiftung sehr ähnlich, gleichgültig, um welches (Umwelt)-Gift es sich dabei handelt (siehe Seite 48, Kapitel „Das Krankheitsbild"). Und auch eine Heilpraktikerin erklärte mir, dass alle chronischen Vergiftungen schleichend beginnen – außer natürlich, man bekommt zum Beispiel durch eine geplatzte, quecksilberhaltige Energie-Sparlampe eine direkte akute Vergiftung. Hier könnten, so berichtete sie, die Symptome sehr schnell eintreten. Meine Familie und ich benutzen grundsätzlich keine dieser quecksilberhaltigen Lampen, um eben genau diese Situationen zu vermeiden. Wir haben viel zu viel Angst, dass eine solche Energie-Sparlampe kaputtgehen könnte und wir die giftigen quecksilberhaltigen Dämpfe, die dabei sofort entstehen, einatmen würden.

Eine der Klienten und Klientinnen, die sich während des Schreibens dieses Buches wegen einer anderen Sache an mich wandte, ist praktizierende Heilpraktikerin, mit der ich sofort einen regen Austausch über Gifte im menschlichen Körper hatte. Von ihr habe ich noch sehr viel mehr erfahren können, ebenso bestätigte sie mir viele meiner eigenen Erfahrungen und konnte meine damaligen Beschwerden gut nachvollziehen. Sie erzählte mir, dass sie in ihrer langjährigen Praxis vielen Patienten mit Hilfe einer Haaranalyse, die in einem Labor vorgenommen wird, die Gifte in deren Körpern bestimmen ließ. Was in den letzten Jahren immer mehr auffallen würde, erzählte sie mir, ist die recht hohe Konzentration von Barium in den Haaren – neben Aluminium und anderen Schwermetallen. Sie ist der festen Überzeugung, dass die versprühten Chemtrails für diese hohe Konzentration verantwortlich sind, zumal sie über die Jahre immer höhersteigende Labor-Werte verschiedener Patienten auf den Tisch bekam. Für sie ist es ein deutlicher Beweis, dass Chemtrails sehr gesundheitsgefährdend für die Menschen sind – mit noch nicht absehbaren Folgen.

Hierzu möchte ich ebenso über die Erfahrungen einer anderen Klientin berichten: Sie kontaktierte mich genau an dem Tag, an dem ich das Kapitel über Chemtrails beendet hatte. Zufall? Ich glaube nicht…

Sie klagte über zahlreiche Beschwerden, die sie selbst mit Umweltgiften in Verbindung brachte. Unter anderem erzählte sie mir, dass sie bei Regenwetter nicht aus dem Haus gehen würde, da es ihr anschließend sofort sehr viel schlechter ginge und ihre typischen Vergiftungssymptome verstärkt auftreten würden. Meist bekäme sie Kopfschmerzen und ihr wäre vermehrt schwindlig. Sie führte dies auf die verstärkte Konzentration der Gifte von Chemtrails zurück, welche durch den Regen auf die Erde gesprüht würden.

Eine andere Klientin, die ich schon etwas länger kenne, erzählte mir, dass sie eine Palladium-Vergiftung habe, welche ein Umweltmediziner durch verschiedene Tests festgestellt hatte. Ich dachte natürlich sofort an Goldkronen und Inlays, doch sie versicherte mir, kein Palladium im Mund zu haben, das sei ganz sicher ausgeschlossen. Der Umweltmediziner jedoch fand durch gezieltes Fragen den Grund der hohen Palladium-Konzentration in ihrem Körper heraus: Sie wohnte direkt an einer viel befahrenen Autobahn, welche nur durch eine Schallwand von ihrem Garten getrennt war. Durch die Abgase hatte sich eine hohe Menge dieses Giftes in ihrem Körper ablagern können, was sich nun als chronische Vergiftung zeigte.

Aufmerksam geworden, schaute ich mir diese Thematik im Internet an und fand viele Internetseiten, auf denen ich genau dies bestätigt fand. Unter anderem heißt es dazu:

> *„Autos sind überall. Und damit leider auch ihre Abgase. Das, was aus dem Auspuff eines Verbrennungsmotors kommt, ist äußerst ungesund. Zum Beispiel Kohlenstoffmonoxid, ein Gas, das für uns Menschen giftig ist und bei zu hoher Dosis zum Tod führen kann. Oder Stickoxide, die mit dem Wasser und dem Sauerstoff in der Luft reagieren und dabei Salpetersäure bilden. Das ist einer der Hauptbestandteile des sauren Regens, der Natur und Umwelt schädigt.*
>
> *Um die Schädigung durch die Abgase zu verringern, wurden in den 1980er-Jahren in vielen Ländern Europas sogenannte Katalysatoren in die Autos eingebaut (…). Diese Geräte sollen die Verbrennungsschadstoffe in ungiftige Stoffe verwandeln. (…) Der Katalysator benutzt bestimmte Edelmetalle, um die chemischen Reaktionen zu beschleunigen.*

*Die Abgase werden durch eine poröse Struktur aus Aluminiumoxid geleitet. Darin befinden sich Edelmetalle wie Platin, Rhodium oder* ***Palladium****. (...) Aber selbst dann gibt es noch Probleme. Denn die Beschichtung aus Edelmetallen löst sich im Laufe der Zeit. Ungefähr die Hälfte des Metalls verschwindet während des Lebenszyklus eines Katalysators und gelangt mit dem Feinstaub in die Luft. Dort können sie von Pflanzen aufgenommen werden und gelangen in die Nahrungskette. (...)*[26]

Ich half ihr mit energetischen Reinigungen und sie nahm zusätzlich noch von ihrem Umweltmediziner und Heilpraktiker empfohlene Mittel zur Ausleitung, doch dazu später mehr.

Nachdem dann auch noch ein weiterer Klient – ein netter älterer Herr – von seinen durch eine Kinesiologin festgestellte Vergiftung mit Pestiziden verwies, war mir klar, dass ich diese Gifte ebenso in mein Buch aufnehmen sollte, informierte mich weiter und recherchierte unter anderem auf sehr vielen Internetseiten. Ich fand ganze Tabellen und Listen mit Giftstoffen, die wir gewissermaßen als Giftdeponie in unseren Körpern lagern. Es sind keine abstrakten Gifte, von denen noch nie jemand gehört hat und die man selten findet. Nein, es sind Gifte, die sich geballt in unserem ganz normalen, modernen Leben befinden und mit denen wir tagtäglich – zumindest unbewusst – zu tun haben.

Diese vielen Informationen über gesundheitsgefährdende Stoffe und Gifte, mit denen wir tatsächlich täglich konfrontiert werden, möchte ich Ihnen natürlich nicht vorenthalten und werde sie nachfolgend für Sie zusammenfassen bzw. Hinweise auf die Seiten im Buch geben, an denen diese bereits erwähnt und beschrieben sind:

## Aluminium

Aluminium gelangt nicht nur durch Chemtrails (neuerdings in Nanoform) in unseren Körper, es ist auch zu einem nicht unerheblichen Anteil in Impfstoffen, Deos, Verpackungen, belastetem Trinkwasser und belasteten Nahrungsmitteln vorhanden. Außerdem kann es sich aus der Aluminiumfolie lösen, wenn man *säurehaltige* Lebensmittel damit einpackt. Am stärksten betrifft es natürlich die unzähligen Alu-Getränkedosen, deren Inhalt mit hohem Zuckergehalt durch *Säuren* geschmacklich harmonisiert wird. Unsere Bluthirnschranke ist zum Beispiel für sauere Citratverbindungen geöffnet, eben auch für solche aus der Aludose. Hierdurch gelangt das Aluminium gewissermaßen ungebremst direkt in das Gehirn.

Weiterhin sollte man auf die Nutzung von Kaffee-Kapseln, Grillschalen, Konservendosen sowie Salz mit Trennmitteln und Rieselhilfen aus Aluminiumoxiden verzichten und auch auf Zusatzstoffe aus Aluminium in der Nahrung achten. Des Weiteren setzen Wasserwerke Aluminium dem Trinkwasser als sog. „Flockungsmittel“ zu, was in Teilen von Frankreich längst verboten ist und dafür Eisen zugesetzt wird. In Deutschland gilt Aluminium im Trinkwasser noch immer als unbedenklich. Doch es reichert sich, wie bereits beschrieben, gerne im Gehirn an und wird mittlerweile mitverantwortlich für Erkrankungen wie Alzheimer, Autismus, Parkinson, Hyperaktivität usw. gemacht. Es lagert sich aber ebenso in Knochen und Nieren ab. Siehe hierzu auch die Seiten ab 190, Kapitel „Was ist jetzt schon wieder los?“

**Arsen**

Arsen ist ein Schwermetall und eines der gefährlichsten Gifte. Dieses Gift kann zu einer chronischen Vergiftung führen, wenn es über einen längeren Zeitraum zum Beispiel durch Nahrungsmittel in den Körper gelangt, außerdem gilt es als krebserregend. Dieses Gift kommt natürlicherweise in unseren Böden vor, sodass das Grundwasser sowie Pflanzen arsenbelastet sein können. Vor allem in China gibt es viele dieser belasteten Böden, auf denen Reis angebaut wird und somit Arsen in nicht unerheblichen Mengen in Reisprodukte gelangt. Doch auch bei uns in Europa sind vor allem Milchprodukte betroffen, wie auch in Getreide erhöhte Werte festgestellt wurden, was unter anderem Kleinkinder betrifft, denn auch in Getreidebreien wurde schon zu viel Arsen gefunden.[(27)]

**Azofarbstoffe**

Diese künstlich hergestellten Farbstoffe werden zur Färbung von Textilien, Fetten, Ölen, Stroh, Holz und Papier eingesetzt. Azofarbstoffe können giftige Amine freisetzen, die krebserzeugend sind. In Deutschland sind diese Farben für Gebrauchsgegenstände, für Kosmetikartikel, für Schmuck und zum Einfärben von Textilien verboten. In Billiglohnländern, aus denen ein Hauptteil unserer Bekleidung ohnehin herkommt, ist dies nicht der Fall. Dort werden die Textilien sehr wohl mit diesen Farbstoffen eingefärbt. Solche Kleidung ist nicht nur für den Konsumenten äußert gesundheitsgefährdend, sondern in hohem Maße auch für die Menschen, die direkt mit den Färbemitteln in Berührung kommen – unter fatalen Arbeitsbedingungen und ohne jeglichen Arbeitsschutz.

In Deutschland sind jedoch bestimmte Azofarben für die Nahrungsmittelindustrie geprüft und zugelassen. Nun gibt es aber so erschreckende Forschungsergebnisse, dass Hersteller von Süßwaren (denn diese sind am meisten betroffen) auf ihren Produkten einen Warnhinweis anbringen müssen, wenn bestimmte Azofarben verwendet wurden. Gerade bei Kindern stehen diese Farben im dringenden Verdacht, Schädigungen wie Hyperaktivität, Konzentrationsprobleme und Allergien zu verursachen. Alkoholische Getränke enthalten ebenso oft wie alkoholfreie Limonaden diesen Zusatzstoff, doch im Gegensatz zu Limonaden müssen die Hersteller hier keinen Hinweis in der Zutatenliste aufführen, da sie nicht von Kindern konsumiert werden. Weiterhin liegt der Verdacht nahe, dass diese künstlichen Farbstoffe Krebserkrankungen begünstigen – schon im Kindesalter. Man sollte bei allen Nahrungsmitteln genau hinschauen, welche Inhaltsstoffe enthalten sind, denn auch Käse, Fette wie Margarine und Konserven (z.B. Obst und Fisch) können diese Azofarbstoffe enthalten.

Folgende Zusatzstoffe sind vor allem für Kinder sehr bedenklich:

| | |
|---|---|
| E-102 (Tartrazin) | E 124 (Cochenillerot) |
| E 110 (Gelborange) | E 129 (Allurarot) |
| E 122 (Azorubin) | E 104 (Chinolingelb)[28] |

**Bisphenol A**

Bisphenol A ist hauptsächlich ein Grundbaustein des Kunststoffes „Polycarbonat“. Diese Chemikalie findet man unter anderem in Lebensmittelverpackungen, Kunststoffen, CDs, im Besteck und Geschirr aus Plastik sowie in vielen Spielzeugen. Früher war es ein Bestandteil von Babyflaschen, ist aber bei deren Herstellung seit 2011 in der EU verboten. Bisphenol A ist außerdem ein Bestandteil von Epoxid-Harzen für die Innenbeschichtung von Dosen und Deckeln in der Nahrungsmittelindustrie.

Diese Chemikalie soll negativen Einfluss auf die Fruchtbarkeit und die Entwicklung der Geschlechtsorgane haben, sowie krebserregend sein. Einige Studien weisen ebenfalls auf einen Zusammenhang zwischen Diabetes, Herz-Kreislaufproblemen sowie Fettleibigkeit und erhöhten Bisphenol A-Spiegeln im Blut hin. Bisphenol soll weiterhin ähnlich dem weiblichen Hormon Östrogen wirken und einen hormonellen Einfluss auf den Körper haben.[(29)]

**Candida Albicans**

Dies ist ein Hefepilz, der sich durch eine gestörte Darmflora ausbreiten kann. Meist sind auch hier Gifte wie Schwermetalle der Grund, weshalb zum einen die Darmflora gestört ist und zum anderen der Körper diese Pilze benötigt, um eben diese Schwermetalle auszuscheiden, wenn er keine anderen geeigneten Mittel zur Entgiftung bekommt. Dieser Pilz ernährt sich von Kohlenhydraten (wie Süßigkeiten, Brot), was man bei einer Belastung an dem Heißhunger auf eben diese bemerkt. Gibt man diesem Heißhunger nach, kann sich innerhalb von 20 Minuten der Pilz verdoppeln – die Folgen sind ein aufgeschwemmt aussehender Blähbauch, eine belegte Zunge, schlechter Geschmack im Mund bis hin zu depressiven Verstimmungen, Müdigkeit und Antriebslosigkeit.

**E-Nummern**

Das „E“ steht für Europa und die nachfolgende Nummer dient zur europaweiten Erkennung zahlreicher Zusatzstoffe in unserer Nahrung. Diese Zusatzstoffe werden in Gruppen unterteilt, wie **Farbstoffe** (lassen Lebensmittel frischer und farbenfroher aussehen), **Konservie-**

**rungsmittel** (sorgen für eine längere Haltbarkeit), **Antioxidationsmittel** (sorgen ebenso für eine längere Haltbarkeit z.B. durch Verhinderung des Ranzigwerdens von Fetten), **Emulgatoren** (verbinden Stoffe, die sich ansonsten nicht mischen lassen), **Verdickungsmittel** (führen zu einer guten Konsistenz), **Geschmacksverstärker** (werten den Geschmack auf) und **Zuckeraustauschstoffe** (dienen als Zuckerersatz).

Manche Zusatzstoffe sind tatsächlich natürlichen Ursprungs und harmlos, wie zum Beispiel Milchsäure. Viele stehen jedoch im Verdacht, gesundheitsschädigend zu sein und zu Krankheiten wie Allergien, Hauterkrankungen, Alzheimer, Kopfschmerzen, Schwindel und sogar Krebs zu führen. Weil inzwischen viele Verbraucher aufmerksamer geworden sind, stehen nun oft in Zutatenlisten keine E-Nummern mehr, sondern der Name hinter der Nummer, wie Citronensäure statt E330 – hört sich ja auch harmloser und natürlicher an, und der Verbraucher ist beruhigt, keine E-Nummern in dem Produkt zu finden. Dennoch lesen sich viele dieser Zutatenlisten auf so vielen modernen Produkten wie die Inhaltsangabe eines Chemiebaukastens.

Eine Liste mit den gesundheitlich bedenklichsten E-Nummern finden Sie am Ende dieses Kapitels.[(41)] *Wikipedia* führt die Gesamtliste von E100 bis E1521 (Stand 2014).

### Feinstaub

Einen Teil des Staubes, der permanent um uns herum schwebt bzw. herabrieselt, nennt man Feinstaub. Er entsteht zum einen durch natürliche Prozesse, doch hauptsächlich entsteht er durch Menschenhand. So sind unter dem Oberbegriff *Feinstaub* folgende Stäube zusammengefasst: Erosion von Gesteinen, Sahara-Sand, Pilzsporen, Pollen, Seesalz, Asche aus Vulkanausbrüchen und (Wald-, Busch-)bränden, Abgase durch Straßen-, Luft- und Schiffsverkehr sowie Industrieabgase, Abrieb von Katalysatoren, Bremsabriebe, Emissionen aus Kraft- und Fernheizwerken, aber auch durch Heizungen von Privatleuten sowie offene Kamine und Holzöfen, Ammoniakemissionen aus der Tierhaltung, Asbest, Zigarettenrauch, Partikel aus Laserdruckern und Kopierern und sicher noch vieles mehr – nicht zu vergessen sind die im Kapitel zuvor beschriebenen Partikel aus den Chemtrails. Sogar an Silvester steigen die Feinstaubwerte durch das Feuerwerk sprunghaft an, was man je nach Wetterlage sehr gut erkennen kann, denn dann legt sich der Staub wie ein Nebel über Städte und Ansiedlungen, der oftmals noch bis in den nächsten Tag sichtbar ist. Gesundheitliche Risiken von hohen Feinstaubbelastungen sind unter anderem Schleimhautreizungen, Allergien, Asthma, Atem- und Lungenbeschwerden (je kleiner die Partikel, desto tiefer können sie in die Lunge vordringen), Erkrankungen des Nervensystems sowie Herz-Kreislauf-Beschwerden. In Deutschland soll eine hohe Feinstaubbelastung laut Umweltbundesamt für etwa 47.000 vorzeitige Todesfälle verantwortlich sein.

Wenn Sie wissen möchten, wie stark Ihr Wohngebiet belastet ist, finden Sie zum Beispiel auf der Internetseite *www.wetteronline.de* Karten mit den entsprechenden Werten. Auch auf die bereits erwähnten Feinstaubbelastungen in modernen Wohnungen mit viel Synthetik oder in den Büros möchte ich noch einmal besonders hinweisen.[39]

**Fluorid**

Fluorid ist ein gefährliches industrielles Abfallprodukt – ein Nebenprodukt der Phosphatdünger-Herstellung, denn in der Natur kommt Fluorid nur in Verbindung mit Mineralstoffen vor, wie z.B. Kalzium- oder Natrium-Fluorid. Fluorid alleine ist ein sehr giftiges Gas aus der Gruppe der Halogene, ein ätzender chemischer Stoff, der im Körper schwerwiegende und teilweise irreversible Schäden anrichten kann. Der Körper ist nicht in der Lage, Fluorid abzubauen, was unter anderem zu Gallenproblemen, Vergiftungssymptomen, Zellschädigungen, Schilddrüsenproblemen, vorzeitiger Alterung und Schädigungen des ungeborenen Kindes führen kann.

Fluoride findet man im Trinkwasser, Mineralwasser, in Tabletten, Medikamenten, fast allen Zahnpasten(!), Mundwässern, Insektiziden und teilweise als Zusatz im Speisesalz. *„Fluoridation… ist der schlimmste Betrug, der jemals verübt wurde und es sind diesem Betrug mehr Menschen zum Opfer gefallen als jedem anderen.“* (Zitat von Professor Albert Schatz, Ph. D, Mikrobiologe und Nobelpreiskandidat)[30]

## Gentechnisch veränderte Lebensmittel

*„Als Gentechnik bezeichnet man Methoden und Verfahren der Biotechnologie, die Gentechnik auf den Kenntnissen der Molekularbiologie und Genetik aufbauen und gezielte Eingriffe in das Erbgut (Genom) und damit in die biochemischen Steuerungsvorgänge von Lebewesen bzw. viraler Genome ermöglichen.“* [(31)]

Gentechnik ist ein sehr umfangreiches Thema und betrifft in hohem Maße Umwelt, Mensch und Tier. Hier sollen nur die Risiken für die Gesundheit der Menschen kurz zusammengefasst aufgezeigt werden: Wenn man zum Beispiel eine Sojabohne gentechnisch verändert, indem man das Gen einer Nuss in sie einbaut, um der Sojabohne einen nussigen Geschmack zu verleihen, können Menschen mit einer Allergie auf eben diese Nuss nun auch auf die genmanipulierten Sojabohnen reagieren. Ein anderes Beispiel: Eine Kartoffelsorte wurde gegen Läuse durch das „Gift-Gen“ von Schneeglöckchen erfolgreich geschützt. Vor Markteinführung gab man die Kartoffeln Ratten zu fressen und fand heraus, dass bei ihnen Organe und das Immunsystem geschädigt wurden.

Man hört sehr oft von genmanipuliertem Mais. Doch was heißt eigentlich „genmanipuliert“? Mais wurde zum Beispiel ein Bakterien-Gen eingebaut, durch welches die Pflanze ein Gift bildet, das sie vor Fressfeinden schützt – es wirkt ähnlich wie ein Pestizid. Die Pflanzen werden dadurch so verändert, dass sie gegenüber Pestiziden resistent werden. Das wiederum bedeutet, dass Maisfelder mit eben diesen Pestiziden gespritzt werden können, um „Unkräuter“ und Schädlinge zu vernichten, der Mais jedoch weiter gut gedeiht. Und das hat wiederum zur Folge, dass Pestizide durch den Verzehr von Mais in die Körper von Tieren und Menschen gelangen. Es gibt mittlerweile einige Studien bzw. Versuche mit Ratten, die belegen, dass gentechnisch veränderte Lebensmittel für den Menschen gesundheitsgefährdend sind.[(32)]

## Glutamat

Siehe hierzu Seite 213, Kapitel „Man ist, was man isst“

**Pflanzenschutzmittel und Pestizide**

Die drei bekanntesten Pflanzenschutzmittelarten bzw. Pestizide sind **Herbizide** (gegen sog. Unkräuter), **Insektizide** (wie der Name schon sagt gegen Insekten) und **Fungizide** (gegen Pilze). Gemeinsam haben alle chemischen Pflanzenschutzmittel die Giftigkeit für Mensch, Tier und Umwelt.

Pestizide stehen im Verdacht, ursächlich an der Entstehung vieler Krankheiten wie Krebs, Fruchtbarkeitsstörungen, Neugeborenensterblichkeit, Immundefekte, Diabetes, Asthma, Alzheimer, Parkinson usw. beteiligt zu sein. Es gibt eine Datenbank von der amerikanischen Organisation *Beyond Pesticides*, die Erkrankungen durch Pestizide auflistet. Diese Liste finden Sie unter: *www.beyondpesticides.org*

Mittlerweile findet man in Studien und Laboruntersuchungen nicht nur ein einziges Pestizid auf Obst und Gemüse, sondern einen ganzen Giftcocktail verschiedenster Pflanzenschutzmittel. Tatsächlich kann man sich nur davor schützen, indem man ausschließlich Bio-Ware konsumiert oder selbst anbaut. Biologisch angebautes Obst und Gemüse ist laut einer Studie wirklich sicher: 87 Prozent der Proben enthielten *keine* Pestizide, der Rest nur Spuren davon. Anders beim konventionellen Anbau, denn dort fand man in 81 Prozent der Stichproben Pestizide. Bei Weintrauben lagen die Werte besonders hoch, teilweise über den gesetzlich zugelassenen Höchstmengen!

Auch das inzwischen berühmte Breitbandherbizid **Glyphosat** gehört zu diesen Pflanzenschutzmitteln und wird mittlerweile großflächig eingesetzt – trotz Warnungen von Umweltschützern wegen der Gefährlichkeit für die Natur, den Menschen und die Tiere. Glyphosat ist das meistverkaufte Pestizidmittel der Welt und tötet jede Pflanze, die nicht gentechnisch so verändert wurde, dass sie den Einsatz überlebt.

Frau Prof. Monika Krüger, eine Leipziger Mikrobiologin, suchte für eine Studie nach Menschen OHNE Glyphosat-Belastung. Sie untersuchte zahlreiche Urinproben und musste feststellen, dass sie tatsächlich niemanden fand, der nicht belastet war![33]

**Phthalate**

Phthalate sind Weichmacher und sollen spröde Plastikprodukte weicher, biegsamer und dehnbarer machen, um bestimmte Eigenschaften zu erreichen. Man findet sie unter anderem in Kunststoffen, Lacken, Kautschuk- und Gummiprodukten, Fußbodenbelägen (PVC), Duschvorhängen, medizinischen Produkten (z.B. Infusionsschläuche), aber auch in Textilien, um diese geschmeidiger zu machen. Weichmacher können aus den Materialien austreten, demzufolge in die Umwelt und Nahrung gelangen und somit auch in unsere Körper.

Die meisten unserer Lebensmittel (Wurst, Käse, Obst etc.) werden heutzutage in Plastik verpackt – in weiche, biegsame Plastik. Milliarden von PET-Billigplastikflaschen belasten daher unsere Getränke, wie dies auch bei allen billigen Plastikbeutel und -tüten geschieht, denn aus dieser Plastikqualität tritt stets etwas Weichmacher aus und geht in unsere Nahrung über, womit er auch in den Körper gelangen kann. (Für das Jahr 2018 erwartet das Marktforschungsunternehmen *Ceresana Research* eine Rekordnachfrage von 7,6 Millionen Tonnen an Weichmachern. – WELT, N24.)

Phthalate stehen zudem im Verdacht, zahlreiche Krankheiten auszulösen, wie Diabetes, Unfruchtbarkeit, eine gestörte Entwicklung der männlichen Geschlechtsorgane sowie der Hirnentwicklung männlicher Föten.[(34)]

**Künstliche Phosphate**

Phosphate werden zum Konservieren von Lebensmitteln wie Fleisch- und Wurstwaren, Fischkonserven sowie Backwaren genutzt. Weiterhin werden sie als Verdickungsmittel und Stabilisatoren bei Milchprodukten wie zum Beispiel Schmelzkäse eingesetzt und sollen die Farbe bei Softdrinks (vor allem die schwarze Farbe) erhalten. Man nimmt sie auch gerne als Trennmittel, um somit das Verklumpen bei Puddingpulver, Backmischungen, fertigem Cappuccino-Pulver, Babybreien usw. zu verhindern. Künstlich zugesetzte Phosphate (nicht die natürlich in Lebensmitteln vorkommenden) stehen im Verdacht, gesundheitsgefährdend zu sein. Man weiß schon lange, dass Phosphate für nierenkranke

Menschen eine erhebliche Gefährdung darstellen, doch auch für gesunde Menschen stellen Phosphate ein Gesundheitsrisiko dar, da sie zum einen in den Hormonhaushalt eingreifen können, schädlich für die Nieren sind und zum anderen die Kalzium-Aufnahme im Darm verhindern können, sodass der Körper auf das Kalzium aus den Knochen zurückgreifen muss, was wiederum das Risiko einer Osteoporose-Erkrankung erhöht. Denn als unnatürliches Säuerungsmittel senkt es den pH-Wert auch im Menschen. Außerdem stehen Phosphate im Verdacht, die Überaktivität bei Kindern zu steigern.[35]

**Quecksilber und andere Schwermetalle**

Siehe ab Seite 48, Kapitel „Das Krankheitsbild"

**Versteckte Radioaktivität**

Es gibt dabei Belastungen, über die man nicht spricht. Auf zwei kaum bekannte Arten möchte ich daher hinweisen: zurückgehaltene Messwerte und die ionisierende Bestrahlung von Lebensmitteln. In Deutschland dürfen nur Gewürze und Kräuter mit ionisierenden Strahlen behandelt werden, daher empfiehlt es sich, in diesem Bereich stets auf Bio-Qualität zu achten. Als weitere Lebensmittel, die weltweit zumeist aus vermarktungstechnischen Gründen (besseres Aussehen, längere Haltbarkeit, Keimfreiheit usw.) bestrahlt sind, wären zu nennen: Zwiebeln, Kartoffeln, Rohmilchcamembert, Papayas, Mangos, Trockenfrüchte, Erdbeeren, Getreideflocken, Frischfleisch und Geflügel – teilweise auch Trinkwasser. (Mein Tipp: Regionales vorziehen)

Bezüglich der Veröffentlichung von radioaktiven Messwerten (das deutsche Messnetz besteht aus rund 1.800 Messstationen) hat mir einer meiner Klienten berichtet, dass er es miterlebt habe, wie erhöhte Werte in manchen Regenfällen bewusst verschwiegen wurden. Die riesigen Wolkenbänke brachten in seinem Fall Aufladungen mit, die über französischen Kernkraftwerken entstanden sind und sich bei uns abregneten. Die zitierte Aussage eines Verantwortlichen lautete damals: *„Das dürfen wir nicht weitergeben, damit keine Panik ausgelöst wird."*

**Schimmelpilze**

Schimmelpilze sind gesundheitsgefährdend – das ist mittlerweile bekannt und wird ernst genommen. Wächst schwarzer, roter oder grüner Schimmel im Haus (z.B. in Bädern, hinter Schränken oder in unbelüfteten Kellerräumen, durch Wasserschäden etc.) sind häufige Reaktionen erkältungsähnliche Symptome wie Husten bis hin zu Asthma. Wird der Schimmel im Haus nicht erfolgreich bekämpft, können chronische Erkrankungen dazukommen, die man vielleicht erst einmal nicht mit dem Schimmel in Verbindung bringt (Kopfschmerzen, Schwindel, neurologische Probleme etc.) Aber auch Erkrankungen wie Parkinson oder Alzheimer werden mittlerweile mit Schimmelpilzen in Verbindung gebracht. Und nicht nur durch Schimmelpilze in Häusern, sondern auch durch die Aufnahme über Lebensmittel mit Zitronensäure (welche ein industrielles Abfallprodukt des schwarzen Schimmels ist). Siehe hierzu ab Seite 190, Kapitel „Was ist jetzt schon wieder los?“

**Süßstoffe**

Hierzu gehören alle künstlich hergestellten Süßstoffe wie **Aspartam** (siehe auch Seite 213), **Saccharin, Acesulfam** und **Cyclamat**. Mittlerweile wird Cyclamat als bedenklich für die Gesundheit eingestuft. Es gibt noch keine Langzeitstudien über diesen Stoff, dennoch warnen bereits viele vor den gesundheitlichen Risiken, weil in Tierversuchen festgestellt wurde, dass hohe Konzentrationen zu Blasenkrebs, verminderter Fruchtbarkeit und Zellveränderungen führen. Es ist auch wichtig zu wissen, dass künstliche Süßstoffe in der Landwirtschaft als Masthilfsmittel eingesetzt werden, da sie appetitanregend sein sollen. Studien konnten nämlich belegen, dass Süßstoffe durchaus Heißhunger-Attacken auslösen können und somit Übergewicht fördern. Außerdem können durch deren Verstoffwechselung gefährliche Nervengifte entstehen, die gesundheitsgefährdend auf Hör- und Sehvermögen wirken sowie zu Depressionen und Gedächtnisverlust führen können. Wenn man diese Stoffe meiden möchte, sollte man auch auf einige Fertignahrung verzichten, da diese oftmals künstliche Süßstoffe enthalten. Stevia und Xylit (und ähnliche Bezeichnungen) sind natürlichen Ursprungs und dürften somit davon nicht betroffen sein.[36]

**Viren/Bakterien**

Etwa 90 Prozent aller Erwachsenen tragen zum Beispiel den Herpes-Simplex-Virus in sich. Bei einem schwachen Immunsystem, Stress, übermäßiger UV-Strahlung oder Infekten (wie eine harmlose Erkältung) kann dieser Erreger immer wieder ausbrechen und für unangenehme Symptome wie Lippen-Herpes sorgen. Man hat sogar in einer Studie festgestellt, dass Herpes-Simplex-Viren Auslöser für Bandscheibenvorfälle sein können. Meist angesteckt in der Kindheit, können sich die Viren in den Bandscheiben festsetzen, da diese dann noch von Blutbahnen durchzogen werden. Später kann ein schwaches Immunsystem zur Degeneration von den betroffenen Bandscheiben durch die Herpes-Viren führen. Man kann außerdem zum Beispiel als Kind an Windpocken (herpes zoster) erkranken, was viel später zu einer Gürtelrose-Erkrankung führen kann, wobei die akute Ansteckung wie eine normale Grippe aussehen oder gänzlich versteckt verlaufen kann. Die Viren allerdings können sich ein ganzes Menschenleben lang im Körper festsetzen und entweder unentdeckt bleiben oder eben zu einem späteren Zeitpunkt zu einer Erkrankung führen – ohne die Ursache zu (er)kennen. Und so können auch Viren oder Bakterien verantwortlich sein für zahlreiche Beschwerdebilder.

Ein älterer Herr berichtete mir einmal, dass er jahrzehntelang stets einen Lippenpflegestift in der Hosentasche bei sich trug, um trockene und verspannte Lippen als Ankündigung von Herpesbläschen sofort zu verhindern. Durch eine altersbezogene Empfehlung, die irgendwann auf ihn zukam, er solle täglich 15 mg Zink als Tabletten zu sich nehmen, fiel ihm nach etwa einem halben Jahr plötzlich auf, dass er überhaupt keine verspannte Lippen mehr hatte und auch die Herpesbläschen nicht mehr zum Vorschein kamen. Weitere Ausführungen zu diesem Thema finden Sie auf den Seiten ab 190, Kapitel „Was ist jetzt schon wieder los?“ über Viren (Herpes/Eppstein-Bar-Virus).

Genauso verhält es sich zum Beispiel mit den Borrelien-Bakterien, die mit einem Zeckenbiss an den Menschen übertragen werden und unter anderem ebenso zu langfristigen Beschwerden wie Gelenkschmerzen, Arthritis oder Hautveränderungen führen können.

Diese Beispiele sollen jetzt hier nur stellvertretend für sicherlich noch viel mehr Viren und Bakterien stehen, die zahlreiche Beschwerden hervorrufen können – auch noch Jahre nach der Ansteckung. Oft bleiben die Ursachen unentdeckt, weil eine Ansteckung nicht immer mit den typischen akuten Symptomen einhergehen muss.(42) Außerdem gibt es weitere giftige Chemie in Möbeln, Farben, Lacken, Parfüm, Nikotin, Kleidung, Kosmetik, Bodenbelägen sowie in bestrahlter Nahrung, um sie haltbar zu machen und noch so viele mehr... Bei solch zahlreichen Giften schwirrt uns allen der Kopf und wir fragen uns zu Recht, wie wir uns denn schützen sollen und ob wir diesen Giften, Zusatzstoffen und gesundheitsgefährdenden Stoffen tatsächlich völlig machtlos gegenüberstehen? Nein, das tun wir zum Glück nicht, denn die Natur hält Mineralien, Pflanzen und Vitamine für uns bereit, die wir nutzen können, um wieder ein gesünderes Leben zu führen und uns zu schützen. Auch hierzu informierte ich mich auf den verschiedensten Internetseiten und sprach mit Heilpraktiker/innen sowie Naturheilkundlern und habe in den vergangenen Jahren auch meine eigenen Erfahrungen gemacht. Einige wichtige zusammengestellte Informationen werde ich Ihnen nachfolgend zur Verfügung stellen.

Neben eigenverantwortlichem Handeln, so viele Schadstoffe wie möglich zu meiden (aber dennoch nicht den Genuss und die Lebensfreude zu verlieren), gibt es zahlreiche Hilfen aus der Natur. Mittlerweile steht bei vielen Heilpraktikern und Naturheilkundlern sowie betroffenen Menschen **Zeolith** bzw. Klinoptilolith an erster Stelle. Hierbei handelt es sich um ein reines Vulkangestein, das keinerlei Nebenwirkungen haben soll, aber einen großen Effekt: Es saugt Gifte auf – vor allem Schwermetalle – und bindet sie an sich, wodurch sie über den Darm ausgeschieden werden können. Die einzige Empfehlung hierbei ist, dabei viel reines, stilles Wasser zu trinken, damit man keine Verstopfung bekommt – das ist alles. Ansonsten macht das Pulver, das man in Wasser einrühren und trinken kann oder in Form von Kapseln bekommt, nichts, außer fleißig Gifte aufzusaugen. Wer jedoch an einer so schlimmen Vergiftung leidet, wie ich sie hatte, könnte meinen, dass das ja das neueste Wundermittel sei. Doch so toll dieses Vulkangestein

Zeolith auch ist, es reicht alleine oftmals nicht aus, um aus einer chronischen Vergiftung mit ihren zahlreichen Symptomen und Folgeerscheinungen wie Vitamin- und Mineralienmangel komplett herauszukommen. Meine Heilpraktikerin sagte mir, dass es immer mehrere Bausteine sind, die man bräuchte, um wirklich die Folgen einer Vergiftung zu beheben. An erster Stelle steht hierbei natürlich das Vermeiden solcher Gifte (ungespritztes Obst und Gemüse essen, Amalgam entfernen).

Die wichtigsten Bausteine für ein gesünderes, ausgewogenes Leben möchte ich nun nachfolgend aufführen und zusammenfassen, jedoch soll dies nur ein kleiner, verständlicher Überblick für Sie werden und keine medizinische Abhandlung, wie genau jeder einzelne Baustein im Körper wirkt. Alles, was ich nachfolgend zusammenfasse, sind Informationen von Heilpraktiker/innen und Umweltmedizinern sowie Forschungsergebnisse, die man auch im Internet finden kann. Wenn Sie detailliertere Informationen hierzu wünschen, finden Sie die Internetseiten im Anhang dieses Buches.[(37)] Es gibt außerdem zahlreiche homöopathische Mittel zur Ausleitung mit Einzelwirkstoffen oder auch Komplexmittel sowie ineinandergreifende Ausleitungsprogramme, unter anderem mit Kräutertees, die Heilpraktiker oder naturheilkundlich arbeitende Ärzte empfehlen und – auch hier wieder mein Tipp – austesten sollten.

### *Zeolith*

Zeolith ist ein Vulkangestein und eine Mineralerde, die fein vermahlen in Pulverform oder als Pulver in Kapseln angeboten wird. Es handelt sich hierbei um ein Gestein mit winzigen Poren. Vereinfacht dargestellt sieht Zeolith wie ein Schwamm aus, der durch seine mineralische Zusammensetzung (u.a. Silicium) Gifte aufsaugt. Dieses Steinmehl ist laut einigen Forschungsberichten fähig, Schwermetalle, überschüssige Säuren, Bakteriengifte, freie Radikale, Stoffwechselabfallprodukte, Pilzgifte sowie absterbende Pilze und andere Umweltgifte effektiv aufzunehmen und auszuleiten. Weiterhin versorgt Zeolith den Organismus mit Silicium, wodurch das Bindegewebe gestärkt, Gefäßwände stabilisiert und somit die Herz-Kreislauffunktion verbessert werden kann.

2012 untersuchte Dr. Emmanouil Karampahtsis verschiedene Zeolithe und stellte fest, dass die Ausscheidung von Aluminium und Blei um jeweils 43 Prozent, von Cäsium um 41 Prozent, von Nickel um 23 Prozent und von Arsen sogar um 119 Prozent anstieg, was doch sehr beeindruckend wirkt. Gute Erfolge gab es bei der äußerlichen und innerlichen Anwendung von Zeolith auch bei Hauterkrankungen wie Schuppenflechte, Ekzemen oder allergischen Hautreaktionen. Sogar therapieresistente Akne konnte um ein Vielfaches verbessert werden. Und wer glaubt, Zeolith sei ein neu entdecktes Mittel aus der Natur, wird sich wundern, dass sogar schon die alten römischen Ärzte Wunden mit diesem Gestein behandelten, wodurch kein Wundbrand oder eine Infektion entstehen konnte.
Sehr interessant ist auch, dass bei einer Histaminintoleranz Zeolith fast Wunder wirken kann, weil es das überschüssige Histamin sehr schnell absorbiert. Dadurch werden die Symptome der Histaminose relativ schnell gelindert, weil eben Zeolith das überschüssige Histamin aufnimmt. Auch bei Heuschnupfen ist zuviel Histamin im Körper, das durch Zeolith gut aufgenommen werden kann und die typischen Heuschnupfen-Symptome lindert.
Zeolith ist vielseitig einsetzbar und kann eine wunderbare Hilfe bei sehr vielen Beschwerden sein. Vor allem vor dem Hintergrund, dass dieses Gestein keine Mineralien ausschwemmt wie manche andere Ausleitungsmittel. Wenn Sie nun auf die Suche nach einem Zeolith-Produkt gehen, sollten Sie wissen, dass dieses als Nahrungsergänzungsmittel noch nicht zugelassen ist, sondern daher als Futtermittelzusatzstoff deklariert werden muss. Dies beeinträchtigt natürlich nicht die Wirkung, denn es handelt sich auch dabei um das hier beschriebene Zeolith.

*Vitamin C*

Im Laufe der Evolution hat der Mensch, im Gegensatz zu fast allen Tieren, die Fähigkeit verloren, Vitamin C im Körper selbst zu bilden. Deshalb bleibt nur die Möglichkeit, dieses über die Nahrung aufzunehmen, was zunehmend schwieriger wird, da unsere Lebensmittel durch Überdüngung der Böden, nährstoffarme Böden, ver-

frühte Ernten, Bestrahlung zur Konservierung und eine zu lange Lagerung bzw. zu lange Transportwege immer substanzloser werden. Deshalb ist zu empfehlen, testen zu lassen, ob im Körper ein Mangel an Vitamin C vorliegt, um diesen dann durch ein natürliches Produkt zu ersetzen, wie zum Beispiel Vitamin C aus der Acerola-Kirsche. (Einige meiner Klienten haben auch sehr gute Erfahrungen mit Ascorbinsäure, dem künstlichem Vitamin C.)
Vitamin C steigert die Produktion von Antikörpern, unterstützt den Schutz vor Infekten und Infektionen, verbessert die Wundheilung, stabilisiert den festen Sitz der Zähne und vermindert Zahnfleischbluten, lindert Schwäche und Müdigkeit sowie Leistungsabfall, wirkt schuppiger und trockener Haut entgegen, verhindert Schäden der Immunzellen, neutralisiert freie Radikale, stabilisiert das Bindegewebe, ist ein Gefäßschutz, reguliert die Hormonausschüttung, verbessert die Kalzium- und Eisenaufnahme und ist sogar als Entgiftungsmittel anerkannt. Auf der Internetseite *www.selbstheilung-online.de* steht hierzu Folgendes: *„Nachdem in den 1970er-Jahren in Tierversuchen hohe Vitamin C-Gaben PCB-Vergiftungen verhindern konnten, wurde das Vitamin als Entgiftungsmittel anerkannt. Man hat bis jetzt 50 potenziell toxische Substanzen ermittelt, z.B. Schwermetalle, PCB, Nitrosamine und Bakteriengifte, die vom Vitamin C gebunden und ausgeschieden werden, bevor sie Schäden im Körper anrichten.“*

Weil wir heutzutage mit viel zu vielen Giften aus der Umwelt und der Nahrung konfrontiert sind, verbrauchen wir generell sehr viel Vitamin C. Vor allem Raucher sind davon stark betroffen. Eine Heilpraktikerin erzählte mir, dass sie bei Rauchern immer einen erhöhten Vitamin C-Mangel testen würde.

### *Vitamin D3*

Vitamin D3 fördert die Aufnahme von Kalzium und somit den Aufbau von Zähnen und Knochen, es stärkt das Immunsystem, sorgt für innere Ruhe und entspannten Schlaf und erhöht die Stressbewältigung. Es steigert Lebensfreude, Konzentration und aktiviert das Gehirn. Siehe hierzu auch Kapitel „Kinder, ADHS und Impfungen“

*B-Vitamine*

Alle B-Vitamine sind wichtig für den Stoffwechsel, vor allem den Kohlenhydrat-, Fett- und Eiweißstoffwechsel. Sie sind gute Radikalenfänger und wichtig für die Blutbildung.

**Vitamin B1** *Thiamin* – Bestandteil von Enzymen, ist wichtig für den Kohlehydratstoffwechsel und beteiligt an der Bildung eines wichtigen Signalstoffes im Nervensystem, sorgt für eine gute Verdauung, ein starkes Herz und Gedächtnis sowie bessere Wundheilung.

**Vitamin B2** *Riboflavin* – befindet sich in allen Körperzellen, ist wichtig für die Umwandlung von Fetten, Eiweißen und Kohlenhydraten. Es sorgt für schöne Haut, Haare und Fingernägel, gute Fruchtbarkeit, Sehkraft und eine bessere Schilddrüsenfunktion. Einen Mangel erkennt man an kleinen „Rissen“ um Nase, Augen, Lider, Mundwinkel und Nagelbett, bei starkem Mangel kann es zu Sehstörungen und Blutarmut kommen.

**Vitamin B3** *Niacin* – wird in der Leber gespeichert und ist wichtig für den Stoffwechsel, Haut und Schleimhäute, zur Herstellung von Sexualhormonen, für das Nervensystem, die Senkung des Cholesterins und eine bessere Stimmungslage.

**Vitamin B5** *Panthothensäure* – ist wichtig für das Bindegewebe, die Schleimhäute, Haare und Nägel, aber auch für die Immunabwehr und Konzentrationsfähigkeit. Trockene, rissige Haut sowie brüchige Haare sind Hinweise auf einen Mangel, genauso wie verfrühtes Ergrauen der Haare.

**Vitamin B6** *Pyridoxin* – ist wichtig für den Eiweißstoffwechsel, das Herz, den Gehirn-Stoffwechsel und die Leber sowie die Reizübertragung von Nervenzellen bzw. die Bewältigung von Stress. Es ist sehr wichtig für Frauen in der Schwangerschaft und in den Wechseljahren. Vitamin B6 hält vital und erhöht die Glücksgefühle.

**Vitamin B7** *Biotin*, Vitamin H – ist am Zellwachstum beteiligt und beeinflusst Wachstum und Erhaltung von Haut und Haaren. Verstärkter Haarausfall zum Beispiel kann eine Biotin-Mangelerscheinung sein, ebenso wie Depressionen und Störungen im Fettstoffwechsel.

**Vitamin B9** *Folsäure* – ist ebenfalls den B-Vitaminen zugeordnet und sehr wichtig für die Blutbildung sowie die Zellteilung. Folsäure ist außerdem ein Baustein der Erbinformation im Zellkern und fördert ebenso die Ausschüttung von Glückshormonen, kräftigt das Haar und stärkt die Magen- und Darmtätigkeit. Ein Mangel zeigt sich durch Blutarmut, häufiges Nasenbluten, geschwächte Immunabwehr und langsamere Wundheilung. Missbildungen des Babys während der Schwangerschaft können durch einen Mangel an Folsäure begünstigt werden.

**Vitamin B12** *Cobalamin* – Dieses Vitamin muss sich, um über den Darm aufgenommen zu werden, mit einer von der Magenschleimhaut gebildeten Substanz verbinden. So entsteht oft ein Mangel durch Erkrankungen der Magenschleimhaut, bei längerer Einnahme von Antibiotika, Darmerkrankungen, Alkohol- und Nikotinmissbrauch sowie nach Magen- und Darmoperationen und fleischloser Ernährung. Hinweise auf einen Mangel können Zungenbrennen, Gangunsicherheit, Lähmungen, Gefühlsstörungen und psychische Veränderungen sein. Vitamin B12 stärkt die Muskeln, ist wichtig für die Zellteilung und das Gehirn sowie Nervensystem. Es hilft Stress zu verarbeiten und fördert eine positive Grundhaltung. Vor allem Veganer und Vegetarier sollten auf eine ausreichende und hochdosierte Versorgung achten.

*Coenzym Q10*
Q10 ist bekannt als Anti-Aging-Mittel und man kennt es als Bestandteil vieler Hautcremes. Aber auch für die Zellen ist Q10 sehr wichtig, da es die Energieversorgung sicherstellt, das Immunsystem aktiviert, Herz und Nieren schützt, die Fettverbrennung anregt und tatsächlich als Anti-Aging-Mittel gilt. Q10 unterstützt außerdem als Antioxidans die Vitamine C und E beim Entschärfen von freien Radikalen.

*Zink*
Zink ist ein Spurenelement und kommt vermehrt im Körper vor, wird aber nicht selbst vom Körper hergestellt, sondern muss zugeführt werden. Es stärkt das Immunsystem, sorgt für eine schnelle Wundheilung und beugt Haarausfall vor. Es fördert den Muskelaufbau, stärkt die Gehirnfunktion, ist beteiligt an der Bildung von Schilddrüsen- und Sexualhormonen und reduziert Entzündungen. Eine zusätzliche Zinkaufnahme wird empfohlen im Alter, für Leistungssportler, Schwangere, bei einem geschwächten Immunsystem, akuten Infekten und Infektionen, Problemen mit der Haut, Müdigkeit, Antriebsschwäche, Konzentrationsmangel, schlechte Wundheilung, Haarausfall, brüchige Nägel sowie weißen Flecken auf Fingernägeln.

*Selen*
Selen ist ein wichtiger Bestandteil bei der Entgiftung des Körpers und wehrt unter anderem freie Radikale ab, die durch Umweltgifte und auch Nikotin in unseren Körper gelangen sowie durch zu viel Stress entstehen. Dieses Spurenelement stärkt das Immunsystem, kann das Wachstum von Tumorzellen hemmen und ist bei der Bildung des Schilddrüsenhormons beteiligt.

*Magnesium*
Dieses Mineral wirkt entzündungshemmend, ist wichtig für den Muskelaufbau, erhöht die Leistungsfähigkeit, hat eine sehr entspan-

nende sowie entkrampfende Wirkung, lindert Tinnitus und Migräne, wirkt beruhigend bei Stress und stärkt das Nervensystem. Ein Mangel kann laut Studien Herzinfarkte und Schlaganfälle begünstigen sowie zu Herzrhythmusstörungen führen. Sogar bei Diabetes sollte man auf eine ausreichende Versorgung mit Magnesium achten, da es die Insulinproduktion ankurbelt und die Insulinresistenz der Zellen verringert. Wassereinlagerungen sind ebenso ein Hinweis auf einen Magnesiummangel (ein häufiges Problem bei Frauen in den Wechseljahren und während Schwangerschaften). Auch häufiges und schnelles Frieren deutet – gerade bei Frauen – auf einen Mangel hin. Interessant ist dabei, dass der Körper Magnesium leichter über die Haut (transdermal) aufnehmen kann als oral in Form von Nahrungsergänzungen. Beispiele dafür sind warme Fußbäder oder Vollbäder mit Magnesiumchlorid, das auch oft Magnesiumöl genannt wird. Man kann es sich auch direkt auf die Haut sprühen (auf den ganzen Körper oder auf verspannte Muskelregionen), mit direkter entspannender Wirkung.

*Kalzium*

Kalzium kommt im Körper am häufigsten vor, vor allem in den Knochen und Zähnen. Wie Magnesium sorgt auch Kalzium für eine gute Muskelfunktion und ist wichtig für unsere Nerven. Bei einer Unter-, aber auch bei extremer Überversorgung, können neurologische Fehlfunktionen, wie Halluzinationen und Psychosen entstehen. Einen Mangel erkennt man unter anderem an trockener Haut, Ekzemen, Hautkribbeln, Herz-Kreislaufschwäche, brüchigen Fingernägeln und Haarausfall, Karies, grauer Star und Schlafstörungen. Eine Einnahme von Kalzium ohne ausreichende Versorgung mit Magnesium hat jedoch keinen Sinn, da Magnesium den Blut-Kalzium-Spiegel reguliert. Das Verhältnis Magnesium-Kalzium sollte 1:2 sein. Genauso sollte bei einer Einnahme von Kalzium für ausreichend Bewegung gesorgt werden, damit die Knochen beansprucht werden und demzufolge das Kalzium zum Knochenaufbau effektiv verwertet werden kann. Auch ohne eine gute Vitamin-D3-Versorgung kann das Kalzium vom Körper nicht gut aufgenommen werden.

*Algen*
Die Spirulina-Alge ist in der Lage, Gifte wie Quecksilber, aber auch andere Gifte sowie radioaktive Substanzen aus dem Körper zu lösen. Die Chlorella-Alge wiederum kann diese Giftstoffe an sich binden, sodass sie ausgeschieden werden können. Beide Algen zusammen bilden eine sehr gute Möglichkeit, viele Gifte, vor allem Schwermetalle, auszuscheiden und somit den Körper davon zu reinigen.

*Bärlauch*
Bärlauch wirkt entgiftend, blutdrucksenkend, soll vor Bakterien sowie Pilzen schützen und wie ein natürliches Antibiotikum wirken. Vor allem bei Ausleitungskuren von Giften (auch Schwermetallen) ist Bärlauch durch seinen hohen Vitamin-C-Gehalt, dem Chlorophyll und Schwefel ein sehr gutes Mittel.

*Bio-Koriander-Pulver*
Koriander fördert neben seiner entzündungshemmenden Eigenschaft auch bei hartnäckigen Krankheitserregern die Ausleitung von Giften. Es heißt sogar, dass man Koriander bei multiresistenten Keimen erfolgreich eingesetzt hat. Außerdem ist er in der Lage, Quecksilber in hoher Konzentration aus dem Gewebe zu lösen, jedoch sollte man gleichzeitig Algen, Bärlauch oder Zeolith nehmen, um die gelösten Gifte zu binden und ausscheiden zu können.

*Bio-Kurkuma-Pulver*
Ebenfalls stark entzündungshemmend wirkt das Curcumin, das dazu noch ein trefflicher Allrounder ist. Selbst Wikipedia schreibt: *„Curcumin ist Gegenstand einer Vielzahl von medizinischen Studien zu vielen verschiedenen Krankheitsbildern, u. a. Arthrose, Schmerzen, Entzündungen, Krebserkrankungen, Augenerkrankungen, neurologischen Erkrankungen und Fettleber.“* Wenn Sie bei der hochinteressanten Internetseite *www.zentrum-der-gesundheit.de* den Suchbegriff ‚curcuma-anwendung' eingeben, erhalten Sie einen überzeugenden Einblick. Wer zum Beispiel auf seiner morgendlichen Brotscheibe

reichlich Kurkumapulver streicht und es noch mit etwas schwarzem Pfeffer bestreut, erhöht dessen Bioverfügbarkeit. Ein Klient schrieb mir einmal, dass er seine Ischiasnervschmerzen mit Kurkumapulver völlig ausgeheilt hat. Er ging dabei davon aus, dass nach einem Sturz eine Nervenwurzel des Ischias am Rückgrad entzündet war.

- *Sehr wichtig ist auch bei jeder Vergiftung und anderen Erkrankungen, den Darm aufzubauen und für eine gesunde Darmflora zu sorgen, damit Schlacken effektiv ausgeschieden sowie Vitamine und Mineralien gut aufgenommen und verwertet werden können, denn durch eine gestörte Darmflora entstehen die meisten Allergien und Nahrungsmittelunverträglichkeiten.*
  *Hier kann man dem Körper helfen, indem man für eine gut funktionierende Leber sorgt, deren Hauptfunktion die Körperentgiftung ist. Neben (homöopathischen) Mitteln, die Heilpraktiker/innen empfehlen, um die Leber zu entgiften oder ihre reinigende Arbeit zu unterstützen, sollte man natürlich auch auf eine gesunde Lebensweise achten. Die Leber zeigt bei einer Überlastung keine Schmerzen, kein Ziehen oder Drücken – sie macht sich durch andere Beschwerden bemerkbar. Wenn das sprichwörtliche (Gift-)Fass voll ist und die Leber ihrer Arbeit nicht mehr nachkommen kann – natürlich auch im Falle von zu viel Alkoholkonsum – zeigt sie dies, indem man sich sehr müde fühlt, keinen Antrieb hat, die Haut Irritationen wie Ausschläge aufweist, man an Gewicht zunimmt, einen Blähbauch bekommt, Probleme im Oberbauch oder sich letztendlich die Haut oder Augen gelb färben. Das ist allerdings schon ein extremes Alarmsignal, bei dem man umgehend handeln und einen Arzt oder Heilpraktiker aufsuchen sollte.*
  *Meine Heilpraktikerin erklärte mir während der Colon-Hydro-Therapie, dass die Leber überschüssige Gifte an den Darm abgibt. Ist dieser jedoch auch überfordert oder aus seinem gesunden Gleichgewicht, gibt er Gifte wiederum an die Leber ab. Ein Vergiftungs-Kreislauf beginnt, aus dem sich der Körper kaum alleine hinaus helfen kann.*

*Ich selbst konnte ja am eigenen Leib erfahren, dass alles ineinander greift und ein entlasteter Darm auch eine entlastete Leber bedeutet und umgekehrt.*
*Wenn man seinen Körper von Giften befreien möchte, helfen Basenbäder ebenfalls sehr gut, das heißt, man badet in klarem Wasser mit einem basischen Zusatz. Basenbäder bekommt man sehr hochpreisig, oft sind hierbei noch Edelsteine fein vermahlen beigemischt oder auch für weniger Geld in Drogerie-Märkten. Die billigste, aber genauso effektive Variante ist, in einfachem Haushalts-Natron zu baden. Das basische Wasser entzieht dem Körper Gifte und Säuren, wenn man für etwa 20 Minuten in nicht zu heißem Wasser darin badet. Sehr ausführliche und nützliche Informationen bekommen Sie hierzu auf der Internetseite von www.zentrum-der-gesundheit.de.*

Des Weiteren sollte man möglichst auf zusätzlichen Zuckerkonsum verzichten, da in unserer Nahrung schon sehr viel Zucker enthalten ist. Ein Zuviel an chemisch reinem Kristallzucker kann der Körper nicht verarbeiten und räubert so im eigenen System nach Zusätzen, wobei außerdem die bekannten Fettpolster oder zum Beispiel auch Diabetes entstehen können. Zusätzlich schädigt Zucker die Darmflora, bildet einen Nährboden für Darmpilze und überlastet die Leber.

Wichtig für die Körperentgiftung bzw. -entschlackung ist, sehr viel *stilles Wasser* zu trinken. Kohlensäurehaltiges Wasser sollte vermieden werden, da es den Körper zusätzlich übersäuert (Übersäuerung ist laut vieler Naturheilkundler die Ursache aller Zivilisationskrankheiten). Um nun der Säure entgegenzuwirken, löst der Körper notgedrungen Mineralien aus dem Bindegewebe, aus den Knochen, Nägeln und Haarboden, was langfristig ohne Gegenmaßnahmen zu Cellulite, Osteoporose, brüchigen Fingernägeln und Haarausfall sowie weiteren Erkrankungen führen kann. Stilles Wasser ist die ‚natürliche' Versorgung, wie es der Körper seit seiner Entstehung kennt.

Sehr gut zur Entschlackung und Entgiftung des Körpers ist ‚Hexagon®-Wasser', welches auf den Erkenntnissen von Dr. A. Pischinger beruht. Für dieses Verfahren gibt es kostengünstige Geräte, die aus normalem, stillem Wasser hexagonales Wasser machen. Einfach erklärt bedeutet dies, dass durch rechtsdrehende Verwirbelung ein Trinkwasser entsteht, das zum einen sehr weich schmeckt und zum anderen ein hexagonales Gitter bildet und so zu einer Art flüssigem Kristall wird. Dieses Wasser soll Schadstoffe viel besser aus dem Körper spülen als herkömmliches stilles Wasser. Wer hierzu mehr erfahren möchte, dem empfehle ich die Seiten *www.selbstheilung-online.de*, *www.sein.de* und die Ausführungen zum Thema Trinkwasser von Johannes Holey unter *www.bewusstseins-erweiterungen.de* unter der Kategorie „*Wohlfühltipps – Wasser, das wir täglich trinken*".

Wer nun seinem Wasser auch noch Zitronensaft zusetzt – aus biologisch angebauten frischen Zitronen (*www.fetasoller.com*) oder Bio-Zitronensaft –, bekommt eine weitere sehr effektive, einfache und kostengünstige Entgiftungsmethode, da die Zitrone zum einen entwässernd und entsäuernd wirkt und zum anderen Giftstoffe und Schlacken aus dem Gewebe lösen kann. Eine Heilpraktikerin zeigte dies bei einem Vortrag über ätherische Öle, zu dem ich eingeladen war, indem sie ein hochwertiges und reines Zitronenöl auf Styropor tröpfelte. Man konnte direkt zusehen, wie sich das Öl durch das Styropor fraß und ein Loch hinterließ. Aus diesem Grund empfahl sie, keinen Zitronensaft aus Plastikflaschen zu trinken, da die Inhaltsstoffe der Zitrone schädliche Substanzen aus dem Kunststoff lösen würden.

Zitronensaft ist außerdem sehr basisch (auch wenn er sauer schmeckt), enthält Antioxidantien, Vitamin C und wirkt entzündungshemmend sowie verdauungsfördernd.[38]

Zum Abschluss dieses Kapitels fand ich eine Schautafel in einem Artikel von Niki Vogt über Umweltgifte und der Arbeit der *INAKARB* (*Internationale Akademie für Regulationsmedizin und Bewusstseinsforschung*) auf der Internetplattform *www.dieunbestechlichen.com*, die auf einen Blick alle meine Erfahrungen durch Umwelterkrankungen spiegelt und fast schon wie eine bildliche Zusammenfassung dieses Buches wirkt:

Bakterien/
Viren
Feinstaub/
Stickoxide
Elektro-Smog/
Mikrowellen
Toxine/
Pestizide
Pilze
Fehlernährung
Schwermetalle
Allergene
Geopathie/
Störfelder
Nebenwirkungen
von
Medikamenten
Regulations-
Blockaden durch
multikausale
Dauerbelastung

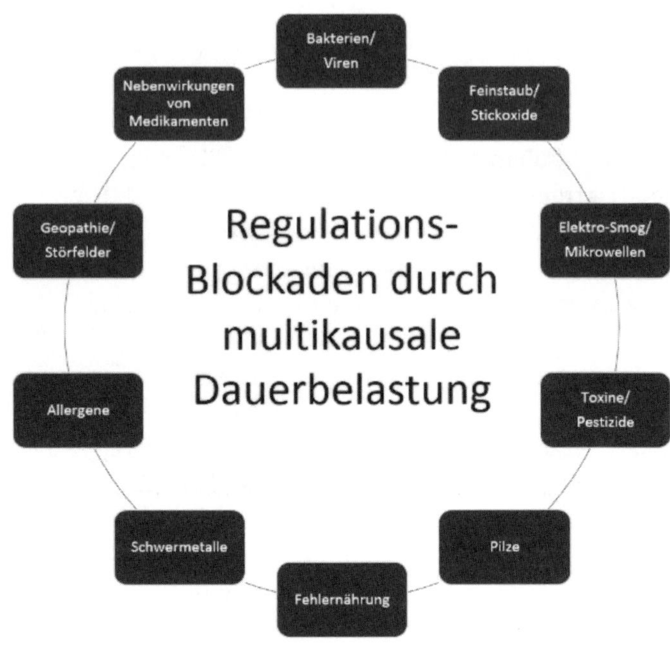

**Abb. 28:** INAKARB

| Nummer | Name | Funktion | Enthalten | Gefahren |
|---|---|---|---|---|
| E 102 | Tartrazin | Färbt gelb | Gebäck, Schmelzkäse, Diätprodukte, Fischprodukte, Lebensmittelfarbstoff | Atemschwierigkeiten, Hautausschläge, verschwommenes Sehen möglich, steht im Verdacht, ADHS auszulösen |
| E 104 | Chinolingelb | Färbt gelb | Arzneimittel, Kosmetik, Textilien, Lebensmittelfarbstoff | In den USA verboten, steht unter Verdacht, krebserregend zu sein und ADHS auszulösen |
| E 110 | Gelborange-S, Sunsetgelb FCF | Färbt gelb | Lebensmittelfarbe | Allergieauslösend, steht im Verdacht, ADHS auszulösen |
| E 122 | Azorubin | Färbt rot | Lebensmittelfarbstoff | Allergieauslösend, steht im Verdacht, ADHS auszulösen, Nebenwirkungen auf Blutbild, Lunge, Lymphe, Bauchspeicheldrüse |
| E 124 | Cochenillerot | Färbt rot | Lebensmittelfarbstoff | Allergieauslösend, steht im Verdacht, ADHS auszulösen |
| E 129 | Allurarot AC | Färbt rot | Kosmetikprodukte, Parfüms, Lebensmittelfarbstoff | Bedenklich bei Asthma oder Neurodermitis, steht im Verdacht, ADHS auszulösen |
| E 142 | Grün S, Brillantsäure-grün BS | Färbt grün | Lebensmittelfarbe | Steht im Verdacht, Alzheimer auszulösen |
| E 151 | Schwarz PN, Brillant-schwarz BN | Färbt schwarz | Lebensmittelfarbe | Allergieauslösend |
| E 160 a | Carotine,Beta-Carotin | Färbt gelb-organe | In vielen Lebensmitteln, auch in Butter und Margarine | Erhöhtes Risiko für Darm- und Prostata-Erkrankungen |
| E 173 | Aluminium | Färbt silbrig-grau | Für Überzüge auf Back- und Zuckerwaren | Siehe im Buch Seite 246 |
| E 210 | Benzoesäure | Konserviert | Überwiegend in Fisch- und Salatprodukten | Zusammen mit Ascorbinsäure (E300) kann krebserregendes Benzol entstehen |
| E 220 | Schwefel-dioxid | Konserviert | Konservierungsstoff und Antioxidationsmittel, auch in Bio-Lebensmittel zugelassen | Kann Kopfschmerzen, Asthma, Allergien, Übelkeit auslösen |
| E 221 – E 228 | Sulfite | Konserviert | Wirkt gegen Pilze, Bakterien, Hefen, in Stärken, Chips, getrockneten Tomaten, Trockenfrüchte usw. | Siehe E 220 |
| E 230 | Biphenyl, Diphenyl | Pilztötend | Schale von Zitrusfrüchten (kann beim Schälen auf Fruchtfleisch gelangen) | Bei Hautkontakt allergieauslösend, fördert Blasenkrebs, Organveränderungen, in Herstellerwerken verursachte es Todesfälle |

| Nummer | Name | Funktion | Enthalten | Gefahren |
|---|---|---|---|---|
| E 235 | Natamycin | Wirkt antibiotisch | Käserinde, Wursthäute, als Arzneimittel zugelassen | Bei häufigem Verzehr Resistenzwirkung gegen Antibiotika |
| E 250 | Natriumnitrit Nitritpökelsalz | Hemmt Bakterienentwicklung im Fleisch | Gepökeltes Fleisch, Wurst, Speck | Behindert Sauerstofftransport im Blut |
| E 280 | Propionsäure | Konserviert | Abgepacktes Schnittbrot, Kuchen, Käse | Führte bei Tierversuchen zu krebsähnlichen Magenveränderungen |
| E 319 | Butylhydrochinon | Wirkt antioxidierend | Schmalz, Fischöl, Lippenstifte, Haarfarben, Arzneimittel | Bei Hautkontakt allergieauslösend |
| E 320 | Butylhydroxyanisol | Stabilisiert Aromen | Bratfett, Kaugummi, Fertigsuppen | Kann Benommenheit und Allergien auslösen |
| E 330 | Citronensäure | Stabilisiert Aromen, konserviert | Siehe im Buch Seite 195 | Siehe im Buch Seite 195 |
| E 338 | Phosphorsäure | Säuerungs- und Antioxidationsmittel | Kartoffelprodukte, Cola, Sahne, Soßenpulver, Speiseeis, Achtung: Zugelassen in Säuglingsnahrung | Siehe im Buch Seite 254 |
| E 385 | Calcium-dinatrium-EDTA | Wirkt antioxidierend | Dosen und Glaskonserven, Halbfettmargarine | Einfluss auf Stoffwechsel, nicht für Kinder unter 2 Jahren geeignet, kann Aufnahme von Schwermetallen erhöhen |
| E 400 | Alginat | Verdickungsmittel, Überzugsmittel | In vielen Lebensmitteln | Kann zur Unterversorgung von Mineralien führen, wirkt abführend |
| E 407 | Carragen | Gelier- und Verdickungsmittel | In vielen Lebensmitteln | Könnte den Darm schädigen, noch nicht endgültig geklärt |
| E 412 | Guarkernmehl | Gelier- und Verdickungsmittel | In Bio-Lebensmitteln erlaubt, in Backwaren, Suppen und Soßen, Marmeladen, Konserven, Desserts | Häufig verunreinigt, Schädigung von Speiseröhre, Magen und Darm, verändert Darmflora |
| E 420 | Sorbit | Zuckerersatz und hält feucht | Süßspeisen, Marmeladen, Gebäck, Marzipan | Über 20g/Tag kann zu Durchfall und Krämpfen führen |
| E 425 | Konjak | Verdickungs- und Geliermittel, Süßstoff | Glasnudeln, fernöstliche Spezialitäten | Behindert Aufnahme wichtiger Nährstoffe |
| E 426 | Sojabohnen, Polyose | Antioxidierend | Soßen, Back- und Süßwaren, Milchgetränke | Bedenklich für Soja-Allergiker und bei Histamin-Intoleranz |
| E 432 | Polysorbat 20 | Emulgator | Backwaren, Speiseeis, Suppen, Diätprodukte | Kann allergische Reaktionen auslösen |

| Nummer | Name | Funktion | Enthalten | Gefahren |
|---|---|---|---|---|
| E 442 | Ammoniumsalz von Phosphat-säuren | Verhindert Fett-ranzigkeit bei Schokolade, Ku-vertüre | Schokolade und Kakao | Kann zu Störungen im Magen-Darm-Trakt führen |
| E 520 – E 523 | Aluminiumsulfate | Festigt & stabi-lisiert Lebens-mittel | Kandiertes und glasiertes Obst und Gemüse, Trink-wasseraufbereitung! | Siehe im Buch Seite 246 |
| E 554 – E 559 | Natriumalumi-niumsilicate | Verhindert Zu-sammenkleben von Lebens-mitteln | Salz, Süßwaren, geriebener Käse oder in Scheiben, Würzmittel, Nahrungser-gänzungsmittel | Siehe im Buch Seite 246 |
| E 620 – E 6265 | Glutaminsäure Glutamate | Geschmacks-verstärkend | In vielen Lebensmitteln enthalten | Siehe im Buch Seite 215 |
| E 627 | Guanylat | Geschmacks-verstärkend | In vielen Fertiggerichten, Würzmitteln | Kann akute Schübe bei Gicht auslösen |
| E 951 | Aspartam | Zuckerersatz | Kalorienreduzierte Lebens-mittel | Siehe im Buch Seite 213 |
| E 952 | Cyclamat | Zuckerersatz | Kalorienreduzierte Lebens-mittel | Siehe im Buch Seite 256 |
| E 960 | Neotam | Zuckerersatz | | Nachfolgeentwick-lung von Aspartam! |
| E 999 | Quillajaextrakt | Festigt Schaum | Aromatisierte, nicht alko-holische Getränke | Allergische Reaktionen mög-lich |
| E 1452 | Stärkealumini-umocentyl-succinat | Verhindert Ver-klumpen | Instantsuppen, Entwöh-nungsnahrung für Kinder | Siehe im Buch Seite 246 |
| E 1519 | Benzylalkohol | Trägerlösung für Aromen | Liköre, Cocktails, Backwa-ren | Allergische Reaktionen mög-lich |

Die oben stehende E-Nummernliste beinhaltet eine Auswahl der Nummern, die es wert sind, wegen ihrer festgestellten Giftigkeit besonders erwähnt zu werden.[43]

## *Irgendetwas fehlte noch*

Nun gebe ich schon seit vielen Jahren – wie ich es auch in diesem Buch mache – meine erlebten und gelebten Erfahrungen meinen Klienten weiter und freue mich sehr, dass meine leidvollen Zeiten nicht umsonst gewesen sind. Doch vor ungefähr zwei Jahren hatte ich das Gefühl, dass irgendetwas bei meiner Arbeit fehle oder neu hinzukommen würde. Ich konnte nicht genau benennen, was es war, doch irgendetwas fehlte mir. Während eines Seminars lernte ich eine Kartenlegerin kennen. Wir waren uns auf den ersten Blick sympathisch und trafen uns eine zeitlang regelmäßig. Sie arbeitete ebenfalls energetisch und so tauschten wir uns aus und behandelten uns auch gegenseitig. Einmal legte sie mir die Karten und sagte unter anderem, dass bald noch eine andere berufliche Aufgabe auf mich zukäme und bestätigte mir somit mein Gefühl. Doch konkretere Angaben konnte sie zu diesem Zeitpunkt nicht machen.

Mich ließ das Thema jedoch nicht in Ruhe, immer wieder war ich auf der Suche nach dieser neuen Aufgabe. Irgendwann aber gab meine ständig kreisenden Gedanken um dieses Thema an meinen Schutzengel ab: *„Bitte zeig mir meine Aufgabe. Ich habe das Gefühl, dass ich meine eigentliche Lebensaufgabe noch nicht erfülle."* Ein paar Tage später kam ich auf die Idee, Martina anzurufen und auch sie zu diesem Thema zu fragen. Wir kamen ins Gespräch, denn wir „kannten" uns ja bereits schon seit zehn Jahren. Sie fragte natürlich auch, wie es mir gehen würde und ich sagte ihr, dass alles soweit in Ordnung wäre. Ich hätte nur das Gefühl, dass mir irgendetwas fehle bei meiner Arbeit und ich fragte, ob sie mir etwas zu meiner Lebensaufgabe sagen könne. Sie antwortete: *„Du sollst schreiben. Fang erst einmal wieder damit an, Kindergeschichten zu schreiben. Schreiben ist ein großer Teil Deiner Lebensaufgabe, da kommt noch einiges an Arbeit auf Dich zu, denn Du bist ein Schreib-Medium."*

Da war es also wieder: Das Schreiben... Das hatte ich wirklich die letzten Jahre vernachlässigt. Mit Martina blieb ich von da an in Kontakt, auch wir unterstützten uns gegenseitig und tauschten uns über unsere Arbeit aus, sodass sich mit der Zeit eine wunderbare Freundschaft entwickelte, was uns auch sehr freut.

So fing ich an, wieder Geschichten für Kinder zu schreiben. Meine ersten „Übungsprojekte" waren die Kinder meiner Freundin Ella. Wie gewohnt, verband ich mich mit der geistigen Welt und ihren Engeln und so wurden mir zwei wunderschöne Geschichten für beide Kinder durchgegeben, welche sie sehr gut beschrieben und jeweils eine persönliche Botschaft und eine Übung bereithielten. Für den Jungen, ein Indigo-Kind, bekam ich eine Geschichte, die ihn und die Aufgabe einiger Indigo-Kinder wunderbar beschreibt. Mit Genehmigung meiner Freundin und ihrem Sohn finden Sie diese Geschichte im Anhang dieses Buches, wofür ich beiden herzlich danke.

► *Hellsichtige Medien sahen und sehen immer wieder Kinder, die mit einer blau scheinenden Aura zur Welt kommen. Nach dieser Farbe wurden diese Kinder benannt: Indigo-Kinder. Indigo-Kinder haben oft mediale Fähigkeiten, sind sehr einfühlsam, können Lüge und Wahrheit unterscheiden, entwickeln sich oft schneller, reagieren verstärkt auf chemische Zusätze oder chemisch veränderte Lebensmittel, haben oft scheinbar ihre eigenen Gesetze und lassen sich nicht in eine Schublade drängen, wollen unsere alten Muster, Programme und Auffassungen von richtig und falsch durchbrechen, haben Schwierigkeiten mit Autoritäten und festgelegten Grenzen (brauchen diese jedoch), haben oftmals ein erweitertes Verständnis für Technik und sind sehr intelligent, was man oft erst auf den zweiten Blick bemerkt, weil sie zum Beispiel in der Schule durch unaufmerksames und rebellisches Verhalten auffallen oder auch im Gegensatz dazu sehr still und leise sind.*
*Es gibt mittlerweile sehr viele gute Bücher zu diesem Thema, wenn Sie darüber detailliertere Informationen wünschen. Mein erstes Buch hierzu war von Jan Holey »Die Kinder des neuen Jahrtausends«*[24] *worüber Sie im Anhang mehr erfahren können.*

Das Schreiben lief also wieder gut und ich gewann an Sicherheit, dass die Botschaften, die mir dabei vermittelt wurden, auch tatsächlich aus der geistigen Welt kamen.

Ich erhielt von nun an öfter Aufträge, für Kinder solche individuellen Geschichten zu schreiben, was mir sehr viel Freude bereitete. Die Kinder hatten nicht immer schwerwiegende Blockaden oder Probleme, aber dennoch wurden alle bisherigen Geschichten immer auf die Energien und das Alter der Kinder abgestimmt und deren Eigenarten aufgeführt. Auch wenn die Kinder besondere Fähigkeiten haben, werden diese in die Geschichte mit eingebaut und sie somit spielerisch im Umgang damit „geschult".

Durch eine Bekannte, die ebenfalls energetisch arbeitet, bekam ich den Auftrag einer Mutter, deren Sohn stotterte, eine individuelle Geschichte zu schreiben. Der Junge hatte bereits einige Therapien hinter sich und auch meine Bekannte hatte schon energetisch mit ihm gearbeitet und viele Blockaden lösen können. Das alles konnte seinen vormals schlimmen Zustand schon sehr verbessern, doch ganz weg war das Stottern noch nicht. Ich gab und gebe keine (Heil-)versprechen bei meiner Arbeit ab, aber dennoch hoffte ich, ihm seinen Weg zu erleichtern. Ich weiß nie, bevor ich in Verbindung mit der geistigen Welt gehe, was nun genau durchkommen wird und so dachte ich, es wäre zumindest sehr schön, wenn er eine aufbauende Geschichte bekäme, die ihm helfe, mit dem Stottern besser umzugehen.

Die Geschichte, die ich für ihn bekam, war etwas länger als alle zuvor und verursachte selbst bei mir eine Gänsehaut. Beim Lesen dieser Erzählung wurden viele Energien aktiviert, was sehr beeindruckend war und ich war gespannt, wie der Junge darauf reagieren würde, denn für ihn war eine Übung mit Engeln eingebaut.

Beide – Mutter und Sohn – fuhren kurze Zeit später zu einer Kur. Während dieser Zeit wollte die Frau die Ruhe nutzen und ihm die Geschichte vorlesen, was sie dann auch tat. Erst nach ihrer Kur informierte sie meine Bekannte über das Ergebnis und die Ereignisse: Nachdem sie ihm die Geschichte vorgelesen hatte, hörte er – so unglaublich das jetzt auch klingen mag – schon am nächsten Tag mit dem Stottern auf. In die Geschichte war so etwas wie eine „Atemtechnik" eingebaut, die er von da an automatisch nutzte und somit ohne Stottern alles flüssig aussprechen konnte. Es ging hierbei allerdings nicht um die typische Atemtechnik, die oft beim Stottern angewandt wird, dieser Prozess war ein anderer.

An einem damaligen Wochenende besuchte auch der Vater seine Familie in der Kureinrichtung und bemerkte, dass sein Sohn anders sprach und nicht mehr stotterte. Er machte eine Bemerkung darüber, warum er etwas anders atmen würde, bevor er sprach und unterbrach mit diesen Worten den positiven Verlauf. Der Junge fiel zurück in alte Verhaltensweisen und das gewohnte Stottern, weil er jetzt verunsichert war und dachte, es würde sich nicht gut anhören. Dem Vater wurde dabei klar, was er damit unbewusst angerichtet hatte und ärgerte sich, dass er dieses noch neu zu erlernende Sprechen damit zerstört hatte. Als Frau und Sohn dann wieder zu Hause waren, entschuldigte er sich bei ihm und las ihm ganz in Ruhe noch einmal die Geschichte vor. Wieder konnte der Junge, nachdem er die Übung durchgeführt hatte, ohne Stottern sprechen, worüber alle sehr glücklich waren. Er macht noch immer regelmäßig Therapien, damit ihm das fließende Sprechen zur Gewohnheit wird, fällt aber manchmal noch in alte Verhaltensweisen zurück, was wohl unter Stress oder Anspannung normal ist. Insgesamt aber hat sich sein Sprechen dank der Therapien und Energien in der Geschichte wunderbar verbessert.

Das war auch für mich wie ein Wunder, denn ich hätte niemals erwartet, dass er wirklich sein Stottern auf so wunderbare Weise verlieren bzw. sein Sprechen stark verbessern würde. Doch auch die Fingernagel-Geschichte für meine Tochter hatte damals gezeigt, dass so viel mehr zwischen Himmel und Erde möglich ist, was wir uns einfach nicht vorstellen können.

Und dann rief mich einmal Martina an und fragte mich, ob ich für sie ihr Buch schreiben wolle. Sie hat eine spannende Lebensgeschichte, die mir durch ihr erstes Buch ja bereits bekannt war und hat auch sonst viele Erfahrungen durch ihre „Engelarbeit", weshalb ich begeistert zusagte. Der Amadeus-Verlag, der mir durch die Bücher von Jan van Helsing bestens bekannt war, hatte Interesse an Martinas Geschichte und

Erfahrungen gezeigt. Doch ein ganzes Buch schreiben? Das war eine neue Herausforderung, die ich aber gerne annahm. Während des Schreibens verband ich mich vorher mit der geistigen Welt, wodurch das Buch die richtigen Formulierungen fand, um von allen Lesern und Leserinnen gut verstanden zu werden. Zwischendurch musste ich beim Schreiben oft innehalten und war dankbar, diese Aufgabe für Martina erfüllen zu dürfen. Nachdem ich damals ihre interessante Lebensgeschichte gelesen und einen Einblick in ihre medialen Fähigkeiten hatte, dachte ich immer, es wäre schön, sie näher kennenzulernen, damit man sich austauschen oder ich noch etwas von ihr lernen könnte, was nun geschah. Und schon vor zehn Jahren hatte ich das starke Gefühl, dass wir irgendwann irgendetwas gemeinsam machen würden. Ich wusste tief in mir, dass ich sie nicht nur als Medium kennenlernen würde, sondern auch als den Menschen Martina. Heute freue ich mich über unsere tolle, weitere Zusammenarbeit und Freundschaft und danke ihr ganz herzlich für die Chance, die sie mir mit dem Schreiben ihres Buches »Schutzengel & Co.«[(25)] gegeben hat. (mehr Informationen siehe Anhang)

Genauso oder ähnlich war es vor etwa 15 Jahren, als Robert und ich die ersten Bücher von Jan van Helsing lasen. Wir waren begeistert und uns einig, dass es interessant wäre, den Menschen Jan kennenzulernen, da er sicher viel Interessantes zu berichten hätte. Dies war natürlich leicht dahingesagt, denn es geht bestimmt sehr vielen Menschen so, die seine Bücher kennen und schätzen. Nun, nach vielen Jahren sollte auch das wahr werden. Durch das Schreiben des Buches für Martina lernte ich Jan kennen, der mich auf seinem Weg durch Deutschland besuchte, um Details rund um das Buch zu besprechen.

So saß er mir nun, live und in Farbe, gegenüber – ein übrigens ganz bodenständiger und sehr sympathischer Mensch –, und ich schrieb, zumindest indirekt, für Martina das Buch. Irgendwann fragte er mich nach meiner Lebensgeschichte und ich begann zu erzählen, was allerdings in kurzer Zeit kaum möglich ist. Doch er hörte interessiert zu und sagte: „*Schreib das alles bitte auf und schicke es mir. Dann gucken wir mal, was daraus wird. Das ist total interessant und könnte so vielen*

*Menschen helfen.*“ Ich hatte zwar schon oft so nebenbei gesagt, dass ich Erlebnisse für ein ganzes Buch hätte, aber auf die Idee, diese auch wirklich in ein Buch zu packen, wäre ich nie gekommen. Zwar wusste ich durch Katharina, dass ich wahrscheinlich irgendwann einmal ein Buch schreiben werde, aber dass es meine eigene Geschichte sein würde, und dass ich darin mein Wissen weitergeben könnte, hätte ich nicht gedacht.

► *Ein Medium bekommt oft Informationen über den Lebensweg ihrer Klienten, ihre Fähigkeiten und Lebensaufgaben, doch wann sich diese einstellen und umsetzen, kann man nicht immer genau sagen. Es kommt vor, dass die Umsetzung gleich geschieht, es ist aber auch nicht ungewöhnlich, wenn es länger dauert. Wenn man als Medium zum Beispiel bei einer Klientin oder einem Klienten sieht oder weiß, dass dieser Mensch einmal als Heilpraktiker/in arbeiten wird, dann kann es sein, dass eben diese Person sagt, darüber hätte sie schon nachgedacht und das Gespräch gibt nun die letzte Sicherheit, es auch zu tun. Diese Person wird sich sicher sofort an einer Heilpraktiker-Schule anmelden und loslegen.*
*Ein anderer Mensch wird vielleicht erst noch das Geld dafür zusammensparen müssen oder die Lebensumstände erlauben keine sofortige Umsetzung. Doch irgendwann, wenn der Zeitpunkt richtig ist, geht alles wie von alleine und man bekommt Gelegenheiten und Chancen, die man dann auch nutzen sollte.*

Und dann können eben doch Wünsche wahr werden. Manchmal auf so fantastische und leichte Weise, dass man es kaum glauben kann und sich plötzlich wieder in einem himmelhohen Moment befindet…

Ich wünsche mir für Sie, dass auch Sie viele solcher himmelhohen Erlebnisse, Momente und Fügungen erleben und sie diese dann auch erkennen werden. Und sollten auch Sie einmal vor einer abgrundtiefen Schlucht stehen und nicht wissen, wie es weitergehen soll, können Sie sicher sein, dass es auch für Sie wieder himmelhohe und lichtvolle Phasen geben wird, wie Sie an meiner Geschichte sehen können…

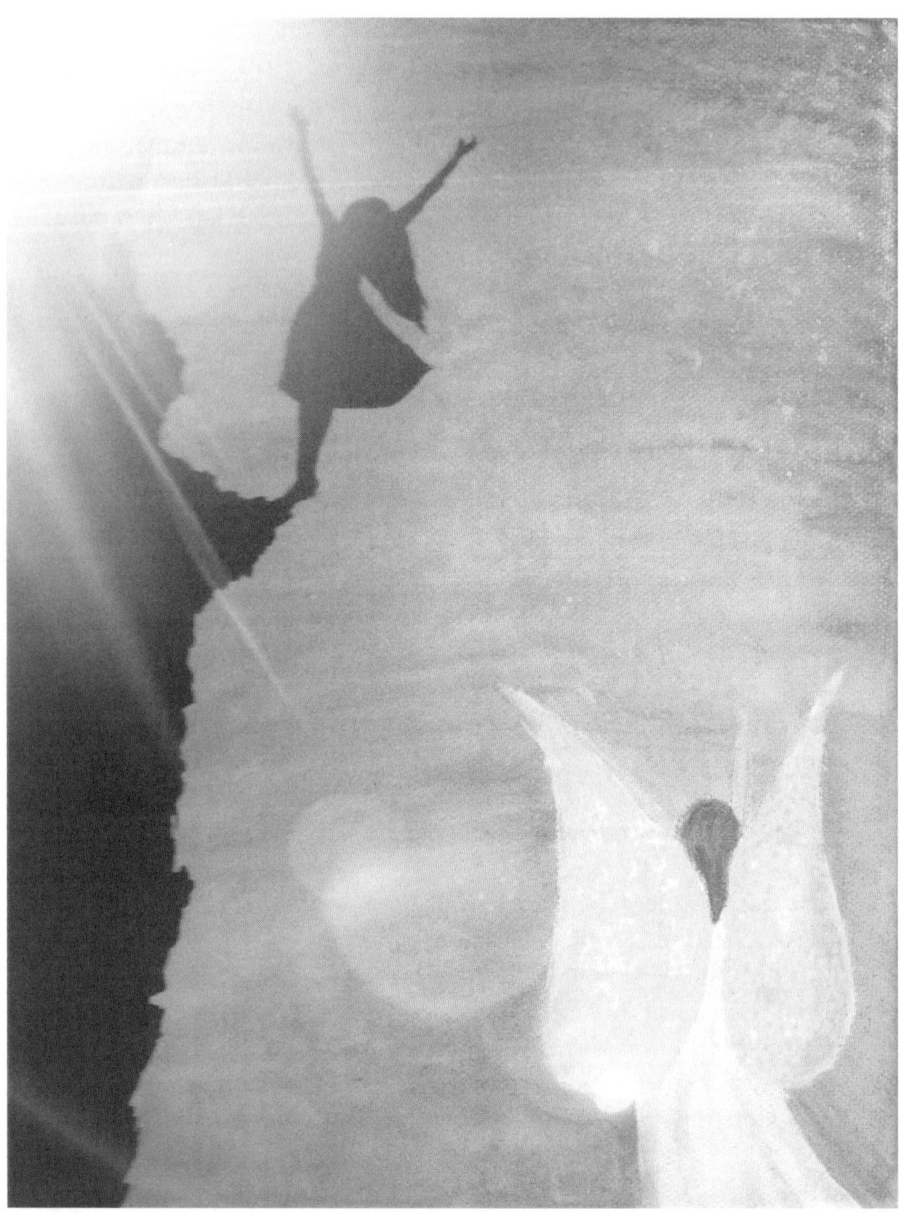

**Abb. 29:** Auch wenn man mal am Abgrund stehen sollte, nicht auf geben, unsere geistigen Begleiter lassen uns nie alleine!

## *Noch ein Wort zum Schluss...*

Nun habe ich eine Bitte an Sie, liebe Leserinnen und Leser: Vermeiden Sie, Beschwerdebilder, Symptome oder Krankheiten, über die Sie etwas gelesen haben, zwangsläufig zu Ihren eigenen zu machen. Doch wenn es Sie bereits zwickt oder gar schmerzt, ein Depressiönchen am Horizont aufzieht oder bereits massive, eventuell sogar austherapierte Beschwerden bestehen, dann können Sie nun anhand meiner geschilderten Erfahrungen ähnliche Maßnahmen ergreifen, um auch Ihr Leben wieder lebenswert und beschwerdefrei(er) genießen zu können – körperlich, seelisch und geistig.

Alles, was Sie über mich und mein Leben, meine Prozesse, meine Krankheit(en) und die Hilfestellungen, die ich bekam, erfahren haben, habe ich wirklich so erlebt. In dem Kapitel „Giftdeponie Mensch & Hausapotheke Natur“ habe ich Ihnen die meiner Meinung nach wichtigsten Gifte und gesundheitsgefährdeten Stoffe sowie die effektivsten Hilfsmittel aus der Natur vorgestellt. Mit den meisten dort beschriebenen Giften kommen wir mehr oder weniger bewusst und unbewusst in Kontakt. Und mit all den dort vorgestellten Vitaminen, Ausleitungshilfen und wichtigen Mineralien und Spurenelementen, die der Körper braucht, um sich sowohl von Giften zu befreien als auch unser Wohlbefinden zu steigern, habe ich im Laufe der Jahre sehr gute Erfahrungen gemacht. Ich wollte jedoch in diesem Buch hauptsächlich bei meiner Geschichte und meinen Erfahrungen bleiben, hinter denen ich hundertprozentig stehen kann, weil ich sie alle am eigenen Leib, Seele, Geist oder im direkten Umfeld erfahren habe. Es gibt natürlich auch andere Erkrankungen, die auf Umweltvergiftungen oder Ähnlichem beruhen und sicher noch mehr Erkenntnisse, wie man diesen schulmedizinisch, alternativ und geistig entgegen wirken kann.

Als ich selbst vor zwanzig Jahren krank wurde, waren die Öffentlichkeit und viele Ärzte über Umwelterkrankungen und Zusammenhänge zwischen Ernährung und Gesundheit nur wenig aufgeklärt. Das hat sich mit den Jahren zum Glück geändert und wir bekommen alleine über das Internet zahlreiche Informationen. Als ich erkrankte, gab es noch kein Internet und auch keine Social-Media-Plattformen. Es gab auch nur wenig aufklärende Berichte über Umwelterkrankungen oder Ernährung in den Zeitungen oder im Fernsehen. Rückblickend hätte ich mir damit einige Fragen viel schneller beantworten können.

Doch es hat nicht nur Vorteile, dass wir zu jeder Tages- und Nachtzeit Aufklärungen über krankheitserregende Stoffe, hilfreiche Mittel usw. über unsere Smartphones oder Computer lesen können. Gerade in Social-Media-Plattformen kann man viel über gefährliche Krankheiten, Gifte in der Nahrung usw. erfahren. Auch im Fernsehen werden wir über krank- oder dickmachende Stoffe aufgeklärt, sodass man sich schon bald nur noch mit schlechtem Gewissen „normal" ernähren kann. Und wir werden zusätzlich über gewisse Samen, Kräuter, Pflanzen und Mittel informiert, die uns aus dem Dilemma wieder heraushelfen sollen. Das ist alles toll und gut gemeint, oft wird jedoch nur auf den fahrenden Zug der Nahrungsergänzungsmittel-Produkte aufgesprungen, mit denen sich in der heutigen Zeit leicht Geld verdienen lässt. Natürlich gibt es darunter viele sehr gute Mittel, deren Preis gerechtfertigt ist, aber auch Produkte, die zum Beispiel eine Mischung aus vielen Nahrungsergänzungen bzw. Vitaminen beinhalten, die man eventuell überhaupt nicht benötigt oder die im schlimmsten Fall sogar das Gegenteil bewirken können. Wie oft wurden mir wirklich gutgemeinte Ratschläge zuteil, welche Mittel meine Beschwerden komplett heilen könnten. Anfangs probierte ich auch vieles aus, doch ein Wundermittel habe ich bis heute nicht gefunden. Wir sind alle so verschieden, dass man ganz individuell schauen und testen sollte, was hinter den Symptomen steckt – körperlich *und* seelisch. Dennoch gehe ich weiter offen durch diese Welt, denn wer weiß, vielleicht gibt ja doch noch irgendwo dieses eine Wundermittel, das uns alle gesund machen kann…

Natürlich brauchen wir bei der heutigen Ernährung und den zahlreichen Giften in unserer Umwelt zusätzliche Stoffe, um weiterhin gesund durch unser Leben zu gehen. Aber es gibt mittlerweile so viele verschiedene Substanzen mit den unterschiedlichsten Zusammensetzungen, dass ich nach wie vor nur raten kann, von einem kompetenten Therapeuten austesten zu lassen, was nun wirklich für jeden Einzelnen ganz individuell notwendig ist. In den letzten Jahren konnte ich immer mehr beobachten, dass viele Menschen sich mit den verschiedensten Nahrungsergänzungsmitteln versorgen – einfach nur deshalb, weil sie von Freunden, Nachbarn oder auf Empfehlung gehört hatten, dass es gut wäre, diese Mittel zu nehmen, ohne jemals wirklich getestet zu haben, ob ihr Körper diese braucht oder gar verwerten kann. Es ist schon lustig, dass auf mancher Feier nach dem Essen statt wie früher Zigaretten und (meist alkoholischen) Getränke nun Tablettendöschen und Lesebrillen auf den Tisch kommen. ☺

Nehmen wir nochmals Vitamin D3 als Beispiel. Allerorts liest und hört man jetzt, wie wichtig dieses Vitamin für uns ist. Selbst an sich gesunden Menschen wird empfohlen, dieses Vitamin regelmäßig, vor allem in den Wintermonaten, einzunehmen. Durch meinen Sohn habe auch ich erfahren, wie wichtig ein normaler Vitamin-D-Spiegel im Blut ist und dass das Sonnenlicht alleine oft nicht ausreicht, um diesen Spiegel zu halten. Nach der Winterzeit sind bei vielen Menschen die Speicher im Körper einfach leer und sie klagen zum Beispiel über schlechte Laune, Antriebslosigkeit, Müdigkeit und Schmerzen ohne körperliche Ursache. Und ab dem etwa 45. Lebensjahr kann die Haut Vitamin D3 nicht mehr so wie in jüngeren Jahren aufnehmen. Deshalb sollte man ab diesem Alter auf jeden Fall testen lassen, ob ein Bedarf an Vitamin D3 besteht. Natürlich ist es wichtig, bei einem Mangel das Vitamin D3 einzunehmen. Doch jeder Mensch braucht seine individuelle Dosierung. Man kann nicht pauschal sagen oder empfehlen, wie viel Vitamin D3 nun notwendig ist. Mittlerweile werden sogar Stimmen laut, dass ein Zuviel dieses Vitamins ebenso das Gegenteil bewirken kann, nämlich körperliche Schmerzen, weshalb eine individuelle Testung oder Empfehlung eines Heilpraktikers oder Arztes wichtig ist. Wer ganz sicher gehen möchte, kann den Vitamin-D-Status über eine Blutuntersuchung bestimmen lassen.

Auch wenn man mittlerweile in Drogerien und Supermärkten oder viel günstiger im Internet Vitamin- und Mineralien-Präparate kaufen kann, heißt das nicht, dass diese auch für alle und jeden wirklich gut sind und man sie dauerhaft ohne Nebenwirkungen einnehmen kann. Wenn man ein Defizit an Vitaminen hat, sollte man in den meisten Fällen zu natürlichen Vitaminen greifen, die zwar etwas teurer als synthetisch hergestellte sind, aber meistens verträglicher und effektiver sein können. Ebenso bekomme ich bei einigen Klienten durch meinen oder deren Engel die Information, dass deren Körper zum Beispiel die Vitamine oder Mineralien, die sie nehmen, überhaupt nicht verwerten können. In diesem Fall löse ich die Verwertungsstörung energetisch auf, sodass die Einnahme dieser Präparate dann wieder einen Sinn hat. Oder ein Darmaufbau ist angezeigt, damit die Nahrungsergänzungsmittel überhaupt komplett aufgenommen werden können.

Abschließend kann ich wirklich jedem, der körperliche Beschwerden oder das Gefühl hat, mehr für sich und seine Gesundheit tun zu wollen, empfehlen, bei einem Arzt oder Heilpraktiker grundlegende Erkrankungen auszuschließen und sich testen zu lassen, welche Nahrungsergänzungsmittel wirklich gebraucht werden – und ob eine Ausleitung von Giften oder Viren notwendig ist sowie eine Darmsanierung oder andere Therapien.

Eine weitere Möglichkeit ist die, Ihre Sorgen um Ihre Beschwerden oder Lebensumstände vertrauensvoll an Ihren Engel abzugeben und um Führung zu bitten, damit Sie zu den für Sie hilfreichen und wichtigen Therapeuten und Therapien geführt werden können. Es funktioniert wunderbar, wie Sie an meiner Lebensgeschichte sehen können. Öffnet man sich erst einmal wirklich für die Möglichkeit, aus der geistigen Welt Hilfe zu bekommen und weiß dabei, dass man nicht unbedingt gleich gesund oder von allen Problemen erlöst aufwacht (was natürlich im optimalen Fall schon passieren kann, wie die Geschichte mit meinen Rückenschmerzen belegt), sondern die Hilfe auch in Form von Führung zu hilfreichen Personen, Umständen, Situationen oder Informationen zu uns kommt, kann man diese erkennen und die Unterstützung auch ernsthaft annehmen.

Dann bleibt uns nur noch eines: Die nötigen Schritte einzuleiten, die Chancen zu nutzen und von Herzen „Danke“ zu sagen…

So wünsche ich Ihnen ganz liebevoll: *„Bleiben Sie gesund!“*

Ihre und Eure *Katja*

# Anhang

## *Engelbotschaft*

*„Glaubt nicht, dass Eure Körper zu schwach sind – dies ist nur eine Illusion. Ihr seid ausgestattet mit einem wunderbaren Körpersystem, welches bis ins hohe Alter hervorragende Dienste leisten kann. Euch steht zusätzlich alles zur Verfügung, was Ihr braucht. Mit steigenden chemischen Belastungen erhöhen sich auch die Entdeckungen passender Heilmittel und deren Vielfalt aus der Natur.*
*Die Umwelt ist es unter anderem, die Euch krankmacht. Auch der fragwürdige Umgang mit Giften und das Herummanipulieren an Lebensmitteln. Nahrungsmitteln werden für Euch wichtige Stoffe entzogen, damit die Produkte länger haltbar sind. Andere Stoffe werden hineingezüchtet, die in diesen Ausmaßen Euren Körpern Schaden zufügen. Es wird genmanipuliert, eingefärbt, künstlich haltbar gemacht, ‚Unkraut' mit Chemie vernichtet, genauso wie sogenanntes ‚Ungeziefer'.*
*In die Menschen werden Gifte gespritzt* (unter anderem bei Impfungen, Anm. d. A.), *es werden Medikamente mit fürchterlichen Nebenwirkungen verabreicht, die zwar im Notfall lebensrettend sein können, mit deren Verschreibung von Seiten vieler Ärzte aber verantwortungslos und oft sinnlos umgegangen wird* (Antibiotika, Kortison u.a.m. Anm. d. A.)
*Mittlerweile gibt es unzählige Umwelterkrankungen, deren Symptome mit weiteren chemischen Mitteln behandelt werden, statt die Ursachen zu erkennen. Und leider werden mit Eurer Gesundheit und Euren Erkrankungen viel Geld verdient... Viele wirkungsvolle Medikamente wurden tatsächlich entwickelt, um Euch zu helfen – im Notfall. Doch seht Euch um, wie viele dieser Notfall-Medikamente chronisch Kranke tagtäglich einnehmen müssen, anstatt die Ursachen zu beheben. Oft werden diese medizinischen Errungenschaften ebenso genutzt, um harmlose Krankheiten möglichst schnell zu bekämpfen, weil niemand mehr – vor allem in den Industrieländern – Zeit hat, seine Krankheit auszukurieren. Dieser Zeitdruck macht sich ebenso beim Essen bemerkbar. Manche haben stressige Fulltime-Jobs, manche brauchen gar meh-*

*rere Arbeitsplätze, um sich einen gewissen Lebensstandard aufrechterhalten zu können oder um überhaupt zu überleben. Fast-Food gewann somit immer mehr an Bedeutung, denn wer hat schon die Zeit und Lust, abends nach einem anstrengenden Tag lange am Herd zu stehen und frisch zu kochen?*

*Erkundigt Euch, sucht Euch einfache Gerichte, versucht auf diese Weise Eure Ernährung so gesund wie möglich zu gestalten, werdet kreativ und haltet Euer Seelen-Gefäß, Euren Körper, so rein wie möglich. Sollte dies einmal nicht möglich sein, dann energetisiert Eure Nahrung (das könnt Ihr natürlich auch sonst immer tun) mit dem folgenden Gebet, wobei auch gerne die Hände über das Essen oder Lebensmittel gehalten werden können:*

*„Ich bitte, diese Speise von allen Verunreinigungen
und Belastungen zu befreien sowie mit positiven
Energien aufzuladen. Danke."*

*Dieses Gebet bzw. diese Bitte kann natürlich gerne vor jeder Mahlzeit ein festes Ritual werden, damit alle Eure Speisen eine gute Energie bekommen. Jedoch ist es nicht dazu gedacht, alle „Ess-Sünden" zu rechtfertigen. Es wird nicht funktionieren, ein reineres Essen zu bekommen, wenn man bewusst jeden Tag Tierteile aus der Massentierhaltung verspeist oder meint, mit dem Gebet das ständige, tägliche Fast-Food gesünder machen zu können. Ein allgemeines Umdenken mit einer Hinführung zu gesünderem Essen sollte dabei auf jeden Fall stattfinden.*

*Ihr habt so viele Schätze auf der Erde – Ihr habt die Schulmedizin mit ihren zahlreichen Möglichkeiten, in die Körper hineinzuschauen und zu operieren. Ihr habt die Naturmedizin und ihre wunderbaren Möglichkeiten, sanft zu heilen. Euch steht alles zur Verfügung, was ihr braucht. Und ihr habt mittlerweile sehr viele Menschen unter Euch, die auf energetischer/geistiger Ebene die Ursachen Eurer Blockaden und Krankheiten erkennen und beheben können, denn Ihr sollt dabei auch nicht Eure Seelen vergessen. Seid kreativ und nutzt alle Möglichkeiten, beendet den Konkurrenzkampf und schöpft alle Möglichkeiten aus – so wie es schon an mancher Stelle automatisch geschieht* (ganzheitlich arbeitende Therapeuten, Anm. d. A.).

*Verurteilt nicht das eine oder andere Verfahren, alles hat seine Berechtigung und kann miteinander wirken.*
*Und verzweifelt nicht, wenn manche (Lern)-Prozesse länger dauern und Geduld erfordern – auch dies hat einen Sinn, den Ihr nicht immer gleich verstehen müsst, was genauso auf Schicksalsschläge zutrifft. Dies ist das Leben und Eure Seelen haben sich einen bestimmten Lebensweg ausgesucht und sich vorgenommen, diesen zu gehen, um zu lernen, um Karma auszugleichen oder anderen Menschen mit ihrem Schicksal zu helfen.*
*Ihr alle seid Teil eines großen Ganzen und bekommt auch darüber Unterstützung und Hilfe. So trefft Ihr auf Menschen, die Euch helfen oder ‚nur' eine Botschaft für Euch haben, die für die Erfüllung Eures Lebensplanes durchaus wichtig ist. Doch es liegt an Euch, diese Hilfen und Chancen zu nutzen und umzusetzen. Wir Engel leiten, führen und stützen Euch gerne, doch laufen müsst Ihr alleine.*
*Ihr lebt in einer technisch hochentwickelten Zeit und auch Technik zur Erleichterung Eures Lebens wurde Euch gegeben. Doch auch dies birgt Gefahren, denn Ihr habt ein hohes Suchtpotenzial und lasst Euch von der Technik die Zeit rauben. Könnt Ihr erkennen, dass die technischen Errungenschaften mittlerweile mit Euch spielen und euch teilweise abhalten, Euer Leben zu leben?*
*Was wir Engel jedoch sehen, was Euch am meisten fehlt, ist die Selbstliebe und damit auch die Akzeptanz des Anderen. Ihr habt Vorstellungen, wie etwas zu sein hat, was richtig und was falsch ist. Ihr glaubt, nur durch viel Leistung akzeptiert zu werden und eine gesellschaftliche Berechtigung zu erhalten. Alles ist genormt und wird in feste Formen gepresst. Natürlich lebt Ihr in der Dualität und stellt Vergleiche an, das liegt im Wesen des Menschen. Doch alles Vergleichen führt zu unnötigem Stress. Der eine hat mehr Geld, ist sportlicher, fährt öfter in Urlaub, hat mehr Freizeit, ist cooler, gesünder, hat den gepflegteren Rasen, das größere Haus, das schnellere Auto…*
*Vergleiche mit anderen sind gut, solange Ihr Euch dadurch selbst entwickelt und niemanden verurteilt. Ihr erkennt im Vergleich mit anderen oft besser, was Ihr selbst noch erreichen möchtet. Das ist Dualität und*

*vollkommen in Ordnung. Sowie Neid, Wut, Missgunst und Selbstmitleid jedoch hinzukommen, ist es purer Stress und richtet sich vernichtend gegen Euch. Leistungsdruck entsteht, wenn man sich selbst nicht genügt, so wie man ist, und wenn die Selbstliebe, das Selbstvertrauen und der Selbstwert fehlen. Dann setzt man sich unter Druck, bessere Noten zu haben, ein größeres Auto, die schlankere Figur, mehr Geld…*

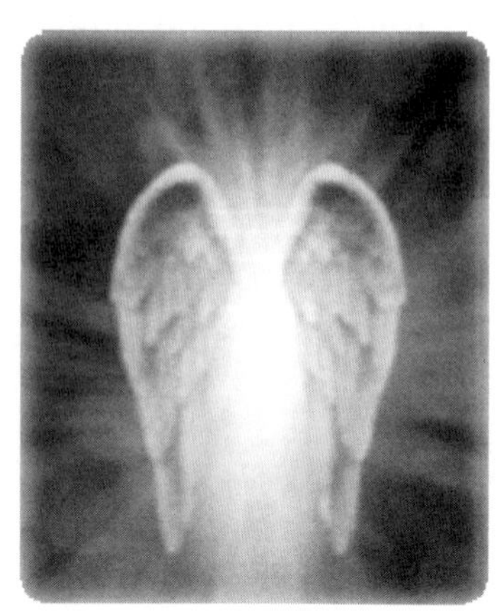

*Und auch dieser Stress wirkt schädigend auf Euer Immunsystem und macht Euch anfälliger für Krankheiten. Umwelt, Stress, Leistungsdruck, Elektrosmog und Strahlung, manipulierte Lebensmittel usw. führen zu den neuen ‚Volkskrankheiten' wie Burn-out, Multiple Sklerose, Parkinson, Alzheimer, Krebs usw.*

***Es ist einfach, sich aus diesem Strudel zu lösen:***
*Überlegt, was Euch* ***wirklich*** *glücklich macht und setzt Euch Ziele, die es Glück zu erreichen. Viele von Euch werden erkennen, dass das größere Auto, die schlanke Figur oder das neue Haus zwar Freude und Befriedigung bringen, aber reicht das alleine schon, um glücklich zu sein? Oder sind es ganz andere Dinge, die glücklich machen? Gesundheit, Familie, Zeit für die Kinder zu haben, usw… Vielleicht erkennt Ihr sogar, dass Ihr bereits alles habt, was Euch* ***wirklich*** *glücklich macht und nur einem Phantom des „Glücklichseins" hinterherhetzt?*
*Seht Euch um, was Ihr alles habt und wirklich noch erreichen möchtet und legt Eure Zukunftsängste, die durch die aktuelle Lage auf der Erde – Kriege, Flüchtlinge, Terroranschläge, Naturkatastrophen, Krankheiten – geschürt werden, vertrauensvoll in unsere Hände:*

*Bittet Euren Schutzengel, dass er Euch eine riesengroße goldene Kiste zur Verfügung stellt und versucht, diese Kiste zu visualisieren.*
*Sie steht nun geöffnet vor Euch. Legt alle Ängste und Befürchtungen, alle Probleme und kreisenden Gedanken – ganz gleich welchen Ursprungs – in diese goldene Kiste. Sollte diese Kiste schnell gefüllt sein, bittet um eine neue. Sind die eine oder alle Kisten gefüllt und Ihr habt das Gefühl, all Euren Ballast in diese Kiste gelegt zu haben, bittet Euren Schutzengel, diese Kiste zu schließen.*
*Seht nun, wie andere Engel diese Kiste(n) mitnehmen und entsorgen.*
*Bittet jetzt den Engel für Urvertrauen, Euch mit seiner gelb-goldenen Energie zu versorgen. Diese Energie fließt durch Euren Scheitel in Euren Kopf, in Eure Arme, Rücken, Bauch und Beine.*
*In Eurem Bauch bildet sich aus dieser Energie eine große, gelb-goldene Kugel, die wie eine Sonne nach vorne und durch Euren Rücken strahlt. Es ist die Energie des Urvertrauens, die Euch nun erfüllt. Lasst diese Sonne größer werden, so dass Ihr von dieser Sonne umhüllt seid und ihre Strahlkraft über Eure Aura hinausgeht.*
*Fühlt jetzt noch einen Moment die Ruhe in Euch und das Urvertrauen, das stetig wächst und Euren Geist beruhigt.*
*Wenn Ihr fertig seid, bedankt Euch bei dem Engel für Urvertrauen und vertraut, dass Ihr nun gut geführt und geschützt seid auf Eurem Weg und zu jeder Zeit alles haben werdet, was Ihr braucht.*

*In Liebe, Eure Engel.“*

Während ich diese Botschaft bekam und direkt mitschrieb, sah ich eine Gruppe von Engeln vor mir stehen, die in ein hellstrahlendes, wunderbares goldenes Licht gehüllt waren und mit unendlich großer Lieber auf uns Menschen blickten…

## *Kindergeschichte*

### Wer bin ich wirklich?

Es waren einmal viele besondere Seelen, die neugierig auf das Leben auf der Erde blickten. Seelen, die sahen, was auf der Erde alles passierte und welche Naturgesetze herrschten. Diese Seelen sahen die Schönheit der Erde, dieses wunderbare Zusammenspiel von allem in der Natur.

Diese Seelen sahen auch die Menschen und wie einzigartig jeder einzelne ist. Sie konnten sehen, welche Schönheit jeder Mensch in sich trägt. Sie sahen, was Gott geschaffen hatte: eine wunderbare Erde mit wunderschönen, einzigartigen Menschen.

Und sie konnten erkennen, was die Menschen daraus machten: Sie hörten auf, die Erde zu achten. Sie fingen an, die Erde zu verschmutzen, sie stritten sich, führten Kriege. Die Menschen waren auf dem Weg, ihren wunderschönen Planeten kaputtzumachen. Viele glaubten nicht an Gott und an ihre himmlischen Helfer. An manchen Orten der Erde sah es schon längst sehr dunkel aus und die Erde weinte bittere Tränen.

Diese Seelen erkannten alle, zu was der Mensch fähig ist - im Guten wie im Schlechten. Sie erkannten aber auch die einzelnen Lichtpunkte auf der Erde. Es waren Gebete der Menschen für eine gesunde Erde, für friedliches Leben und für mehr Liebe. Viele andere Seelen waren bereits auf der Erde, um zu helfen. Alle wollten aus diesem Planeten wieder einen friedlichen, harmonischen Ort machen, an dem alle Menschen miteinander und nebeneinander existieren. Einen Ort, an dem alle Erdbewohner glücklich und zufrieden leben konnten - im Einklang mit der Natur.

Gott erhörte die Gebete der Menschen und wollte helfen. Er versammelte die besonderen Seelen und fragte sie, ob sie bereit wären, der Erde und ihren Menschen zu helfen. Es müssten ganz wichtige Veränderungen stattfinden und dabei bräuchten die Menschen Hilfe.

Er wollte nun diese besonderen Helfer-Seelen zur Erde senden, um diese Aufgabe zu erfüllen. Allerdings würden die Seelen auf der Erde erstmal vergessen, dass sie eben große Helfer-Seelen sind. Es würde auch nicht immer leicht werden, erklärte ihnen Gott. Manche Menschen würden sie nicht verstehen. Und für viele der großen Seelen würde es eine zeitlang dauern, bis sie ihren Auftrag komplett erfüllen könnten. Aber jede einzelne dieser besonderen Seele wäre für die Erde ganz, ganz wichtig.

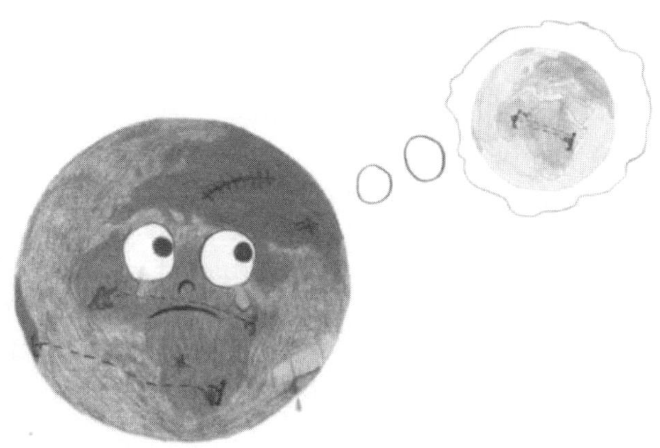

Einige Seelen würden in ihrem Menschleben keine großen Heldentaten vollbringen, erklärte Gott weiter. Sie verändern die Welt einfach zum Guten, indem sie da sind. Ihre einfache Anwesenheit, die Liebe, die sie verströmen, würde andere Menschen berühren und zum Guten verändern.

*„Und?"*, fragte Gott die Seelen, *„wollt ihr diesen Auftrag annehmen und der Erde dienen?"* Da stellte sich eine der Seelen sofort vor Gott und sprach: *„Ja klar, bitte nimm mich zuerst. Schick mich zur Erde. Ich werde helfen und meinen Auftrag erfüllen!"*

Gott freute sich sehr und sagte der Seele, dass ihr Mut sicher belohnt würde. Er stellte ihr Engel zur Seite und sagte, dass sie immer beschützt sei, dass auch auf der Erde in ihrem Leben als Mensch ihr andere Menschen zur Seite gestellt würden, die sie verstehen, unterstützen und ihr helfen würden.

*„Denke daran, du bist nie alleine. Bete zu mir und ich werde dich hören und dir helfen"*, sprach Gott. Dann übergab er der Seele einen Rucksack und erklärte, dass der Rucksack ihr eine große Hilfe sein würde. In dem Rucksack befände sich nämlich...

Aber da hörte die Seele schon gar nicht mehr richtig zu. Viel zu gespannt war sie auf ihr Leben auf der Erde.

Und so wurde diese Seele als Mensch geboren und vergaß, woher sie kam und was genau ihre Aufgabe auf der Erde sein sollte. Sie erlebte das Erdenleben als Baby, als Kleinkind und war nun schon ein großes Schulkind geworden. Aber Schule war sooo anstrengend. Die Regeln, die Pflichten, die Hausaufgaben... Furchtbar streng alles. Und so ganz ohne Spaß. Langweilig! Und dann die vielen anderen Menschen. Manche waren ja toll und gut und lieb. Aber viele stritten sich ständig, waren zu laut - viel zu laut, manche viel zu leise, zu krank, zu unglücklich, zu unzufrieden, zu nervig, zu neidisch...

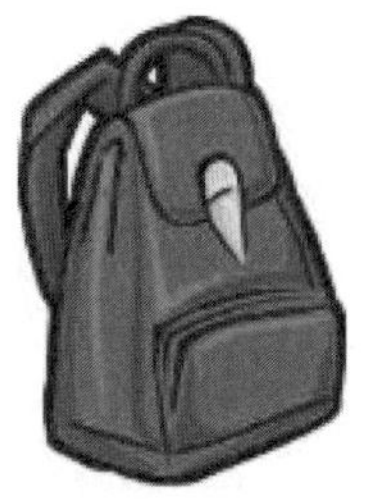

Jetzt erinnerte sich die besondere Seele an ihre Aufgabe, den Menschen zu helfen, friedlicher, gesünder und mit mehr Liebe zu leben. Sie erinnerte sich, dass ihr Rucksack dabei eine große Hilfe sein sollte. Und da kam ihr eine Idee: Sie packte einfach ab sofort alle Probleme ihrer Mitmenschen in diesen Rucksack. Streit? Schwupps - rein damit. Bauchweh? Schwäche? Unglück? - alles hinein. So ging es immer weiter.

Alle Sorgen und Probleme der anderen Menschen steckte die Seele in den Rucksack. Den Menschen um sie herum ging es dann immer gleich besser. Wunderbar!

Nach einer Weile aber wurde der Rucksack immer schwerer und die Seele merkte, dass die Menschen um sie herum nichts aus ihren Problemen gelernt hatten. Sie änderten einfach nichts. Wieder fingen sie an zu streiten, wurden krank und immer wiederholte sich alles. Und der Rucksack wurde immer voller. Die Seele konnte ihn nicht länger tragen, er war so fruchtbar schwer, aber sie wusste nicht, wohin mit den vielen Problemen im Rucksack und es wurden immer mehr. Weil die Seele alleine so viel tragen musste, wurde auch sie bald krank, fing selbst an zu streiten und wurde immer geschimpft. Es ging ihr gar nicht gut. Sie war ganz traurig, hatte ihr Gott doch den Rucksack gegeben, um zu helfen. Und jetzt? Was nutzte das alles schon?

In ihrer Not betete die Seele zu Gott, er möge ihr bitte helfen, sie könne ihre Aufgabe auf der Erde nicht länger erfüllen. Und so sprachen eines Nachts, als die Seele im Körper des Menschenkindes ausruhte, ihre Engel zu ihr. Sie sagten, sie solle den Rucksack ausräumen und den Engeln übergeben. Sie würden sich dann schon darum kümmern. Und dann solle die Seele genau schauen, warum ihr der Rucksack von Gott wirklich gegeben worden war...

Genau das tat nun die Seele. Alles räumte sie aus dem Rucksack und übergab es den Engeln. Wie wunderbar leicht der Rucksack jetzt war! Aber Moment, da war doch etwas? In dem Rucksack ganz unten fand die Seele ein wunderschönes Kästchen. Darin war ein Brief von Gott:

**Liebe Seele, liebes Menschenkind!**

Du bist auf der Erde, um den Menschen zu helfen. Aber zuerst musst auch Du Dir selbst helfen können. Dabei unterstützt Dich dieses Kästchen. Lege alle Deine Sorgen, Probleme, Deine Ängste, alles was Dich bedrückt, hier hinein. Sei Dir gewiss, ich kümmere mich mit meinen Engeln darum und helfe Dir bei allem, was Du in das Kästchen hinein gibst.
Wenn andere Menschen, die Du kennst, Probleme haben, bete für sie. Damit hilfst Du Ihnen am meisten.

Das kannst Du zum Beispiel so machen (laut oder in Gedanken):

***Lieber Gott,***
***heute übergeb' ich Dir,***
***alle Sorgen, Nöte hier.***
***Kannst Du bitte Deinen Segen,***
***über (Name der Person) geben?***
***Amen.***

Statt der Person kannst Du auch eine Situation einsetzen. Zum Beispiel die Mathearbeit, den Streit mit meinem Freund, das Fußballtraining, die Natur usw. Alles ist möglich.
Natürlich kannst Du Dir auch ein eigenes Gebet in Deinen eigenen Worten ausdenken oder mir ausführlich erzählen, was Dir auf dem Herzen liegt. Alles ist möglich.
Wichtig ist nur, dass Du mich um Hilfe bittest und mir sagst, wer Hilfe benötigt. Nur dann kann ich helfen. Sei sicher, es geschieht und sorge Dich nicht länger.
Bist Du in einer Situation, in der Streit oder Uneinigkeit herrscht, oder fühlst Du Dich in einer Situation unwohl (zum Beispiel in der Schule, Familie, Verein), dann öffne IN GEDANKEN den Rucksack. Darin sind die Energien Liebe, Frieden, und Harmonie. Stell Dir vor, wie diese Energien aus dem Rucksack fließen und alles bereinigen, es friedlicher und liebevoller machen.
Du wirst sehen, mit der Zeit fallen Dir diese Übungen leichter und gehen ganz schnell. Und so, mein liebes Menschenkind, meine geliebte Seele, kannst Du den Menschen auf der Erde helfen, mehr Liebe, Frieden und Freude zu haben.

Ich danke Dir!

## *Interview mit Jan van Helsing*

**Liebe Katja, Du hast ja durch Deine Geschichte sehr viel an Erfahrungen und Wissen gewonnen, aber auch einiges durchgemacht. Deshalb zuerst die Frage: Wie geht es Dir heute?**

Es gab eine Zeit, in der ich froh war, wenn mir niemand genau diese Frage stellte, weil ich nie positiv antworten konnte. Heute beantworte ich sie gerne, denn mir geht es wieder gut. Ich habe natürlich, wie andere Menschen auch, ab und zu meine Zipperlein, das bleibt nicht aus. Das ein oder andere „Wehwehchen" könnte auch eine Folge der doch enormen Vergiftung sein, die ich hatte. Im Vergleich zu meiner schlimmsten Zeit geht es mir jedoch wirklich wieder gut, zumal ich jetzt weiß, was ich mir zumuten kann und was ich besser meide (ich habe Familie, bin selbstständig, halte meinen Körper fit, achte jedoch strikt auf die Ernährung).

**Das freut mich sehr für Dich. Aber Langzeitschäden durch Schwermetall-Vergiftungen sind sicher nicht selten, oder?**

Das stimmt. Vor allem sollte man immer wieder überprüfen, ob der Körper eine erneute Ausleitung benötigt. Es dauert mitunter Jahre, bis alle Gifte ausgeschwemmt sind. Dazu kommen die Belastungen aus der Umwelt, wie z.B. Aluminium, die ebenfalls regelmäßig entgiftet werden sollten. In einigen Fällen, wenn die Schwermetalle das Gehirn oder ein anderes Organ irreversibel geschädigt haben, bevor Ausleitungsmaßnahmen greifen konnten, können natürlich auch chronische Erkrankungen die Folge sein. Dennoch habe ich auf meinem Weg gelernt, dass eine gezielte Ausleitung und Stärkung der betroffenen Organe eine Verbesserung mit sich bringt. Dies erfordert jedoch manchmal auch eine Veränderung der Lebensweise, wie z.B. eine Umstellung des Ernährungsplanes. Ich selbst denke, man sollte nie die Hoffnung aufgeben und alle Möglichkeiten der Heilwerdung nutzen.

**Es gibt ja noch die Möglichkeiten der energetischen Ausleitung, die Du anbietest. Wie kann ich mir das vorstellen?**

Wenn man bedenkt, dass alles Energie ist und Materie nichts anderes als verdichtete Energie, kann man sich vorstellen, dass man jede Energie auch umwandeln kann. Hierbei mache ich mir bei meiner Energie-Arbeit die Erkenntnisse aus der Quantenheilung zunutze. So ist im Laufe der Zeit eine Mischung aus Energie-Arbeit und Quantenheilung entstanden, die ich meinen Klienten individuell anpasse, denn es sind ja nicht nur die körperlichen Beschwerden, sondern auch die seelischen Ursachen dahinter, die aufgelöst werden sollten.

**Das klingt interessant. Kann ich mir so auch die Impfentstörungen bzw. -ausleitungen vorstellen?**

Ja genau, so ähnlich funktioniert das auch bei den Impfungen.

**Du bietest ebenso Ausleitungen von Viren an. Es hat mich etwas nachdenklich gestimmt, dass sowohl Martina als auch Du einigen Klienten helfen konntet, die unter dem Epstein-Barr-Virus litten. Was würdest Du sagen, sollten sich jetzt alle Menschen auf dieses Virus testen lassen?**

Nein, da muss man keine Angst haben, wenn man keine Beschwerden hat. Aber ich kann nur jedem nahelegen, sich testen zu lassen (über das Blutbild durch einem Arzt), wenn ein unklares, oft austherapiertes Beschwerdebild mit den erwähnten Symptomen vorliegt, um dann die nötigen Maßnahmen, wie beschrieben, ergreifen zu können.

**Gibst Du Deine Erfahrungen auch in Seminaren weiter?**

Ja, ich biete zum Beispiel ein Seminar an, in dem ich das Entstören von Nahrung usw. anbiete. Außerdem erscheint es mir sehr wichtig, dass sich die Menschen selbst helfen können. Deshalb biete ich an, verschiedene Methoden zum Austesten z.B. von Lebensmitteln zu erlernen und gebe auch eine Einführung in die Quantenheilung.

**Lebensmittel – das ist ein gutes Stichwort. Was glaubst Du, wie wir in Zukunft mit unserer Ernährung umgehen sollten? Was kommt da noch auf uns zu?**

Zum einen finde ich es wichtig zu wissen, wie man Nahrung energetisch entstören bzw. von Verunreinigung auf geistiger Ebene reinigen kann, denn wirklich „reine“ Nahrung zu finden, wird immer schwerer werden. Viele Böden sind längst überdüngt und Obst und Gemüse sind mit Pestiziden verseucht, ganz zu schweigen von der Umweltverschmutzung und den Chemtrails, denen sich auch kein Biogemüse entziehen kann.

Die Engel weisen mich jetzt wieder darauf hin, dass schon ein kurzes, gesprochenes Gebet vor dem Essen hilfreich ist und tatsächlich sehr viel bewirkt. Es sind nur wenige Worte bzw. ein kurzes Ritual, doch sie sagen, es sind nun mal eben die einfachen Dinge, die viel bewirken können. Energie-Arbeit muss nicht kompliziert sein. Wir sollten hier der geistigen Welt wirklich vertrauen. Sie meint es durchweg gut mit uns… Außerdem geht zum Glück die Tendenz wieder hin zum biologischen Anbau. Es gibt in großen Supermärkten immer öfter integrierte Landmärkte mit Waren aus der Region und es gibt Hofläden, die Biowaren aus eigener Herstellung anbieten usw. Diese Menschen sollten unterstützt werden, um ein vermehrtes Umdenken zu bewirken. Ich höre zum Beispiel auch immer öfter Fragen zu den wertvollen Bäckereien, die noch selbst backen und ihre Mehle eigenständig mischen, statt fertig gemischte Mehle zu verwenden, denen oft unerwünschte Zusatzstoffe beigemengt sind. Auch Großbäckereien mit hunderten von Filialen können die traditionelle und handwerkliche Qualität eines Bäckermeisters kaum noch ersetzen.
Ich habe das Gefühl, dass immer mehr Menschen sehr auf eine gesunde und ausgewogene Ernährung achten (müssen) und hoffe, dass dies irgendwann einmal zu einem allgemeinen großen Umdenken führen wird.

**Das hoffe ich auch. Aber selbst wenn ich sehr auf gesunde und weitestgehend biologische Ernährung achte, heißt das ja nicht, dass ich diese auch immer gut vertrage, oder?**

Nein, Bioprodukte schützen nicht vor Unverträglichkeiten. Selbst Milch von der glücklichsten Kuh kann oft nicht vertragen werden. Bei einer Histamin-Intoleranz zum Beispiel verträgt man auch keine Bio-Erdbeeren, bei Gluten-Unverträglichkeit keinen Bio-Weizen usw. Lebt man aber so biologisch und giftfrei wie möglich, kann man seine Gesundheit und sein Immunsystem gut unterstützen und fördern, infolgedessen viele Unverträglichkeiten wieder verschwinden können bzw. erst gar nicht auftreten.

**Kannst Du in diesem Zusammenhang noch etwas über negativ besetzte Menschen sagen? Hierbei scheint es ja auch einen Zusammenhang zwischen Besetzung und Ernährung zu geben…**

Genau. Ein negativ besetzter Mensch ändert oftmals seine Essgewohnheiten. Das muss man sich so vorstellen: Hat eine verstorbene Seele, die zu Lebzeiten zum Beispiel eine Vorliebe für sehr ungesundes Essen hatte und noch dazu stark übergewichtig war, einen Menschen besetzt – ist also energetisch bei diesem Menschen mit im „System" – kann er oder sie ihn derartig beeinflussen, dass dieser Mensch nun ebenso anfängt, sich ungesund zu ernähren oder viel zu viel zu essen und genauso übergewichtig zu werden. Hierbei helfen dann auch keine guten Worte, sondern nur eine Ablösung der Besetzung. Ebenso kann dies nach einer größeren Bluttransfusion geschehen und der Betroffene entwickelt anschließend Heißhunger auf Speisen, die er zuvor noch nicht einmal mochte. Auch in diesem Fall sollten die energetischen Informationen und Muster, die durch dieses Fremdblut übertragen wurden, durch Energie-Arbeit transformiert oder gelöscht werden.

**Ich finde es sehr interessant, dass Du Essenzen herstellst, die bei Benutzung energetisch die Aura reinigen bzw. einen Schutz aufbauen. Wie kann ich mir das vorstellen und sind diese Essenzen auch für hochsensible Menschen geeignet?**

Die Essenzen werden durch die geistige Welt energetisiert und anschließend so versiegelt, dass diese Energie nicht manipuliert werden oder nachlassen kann. Ich selbst stehe dabei nur als Kanal zur Verfügung. Man sprüht die Essenzen über dem Kopf in die Aura und lässt sie einfach wirken. Und ja, die Essenz für die Aura-Reinigung ist tatsächlich gut für hochsensible Menschen geeignet, weil ihr „energetischer Mülleimer" sehr schnell gefüllt ist und gereinigt werden sollte. Ich habe die Essenz erst sehr lange Zeit selbst angewandt, bevor ich überhaupt auf die Idee kam, diese für andere Menschen herzustellen. Dadurch kenne ich die positive Wirkung gut. Weiterhin biete ich persönliche Essenzen an, die durch mich bzw. die geistige Welt ganz individuell für Klienten energetisiert werden, um sie bei ihren Auflösungs-Prozessen gut unterstützen zu können.

**Was siehst Du heute als Deine Hauptaufgabe an? Das mediale Schreiben oder die Energie-Arbeit?**

Beides, Jan. Das eine ergänzt ja auch oft das andere, zum Beispiel bekomme ich bei den individuellen Essenzen auch immer ein Thema genannt, meist auch eine Botschaft an den Klienten oder ich kann während einer energetischen Anwendung eine persönliche Botschaft aufschreiben.

Ja, ich mache beides gerne und möchte nichts davon missen. Neben dem Schreiben mache ich auch immer gerne Energie-Arbeit und neben dieser brauche ich genauso meine Zeiten, in denen ich schreibe.

**Immer mehr Menschen bieten das Lernen von Reiki oder sonstiger Einweihungen in energetische Heilsysteme aus der Ferne an. Machst Du das auch?**

Aus der Ferne kann man sehr gut Energien übertragen und energetische Anwendungen ausüben, das mache ich auch gerne, weil ich durch die körperliche Distanz zum Klienten schneller zu den Ursachen hinter den Problemen komme. Sicherlich geht das ebenso gut mit Fern-Einweihungen, wenn man geübt ist. Allerdings bekommt man mittlerweile Reiki-Einweihungen an jeder Ecke – vor allem im Internet. Dort werden ernsthaft für teilweise nur 10 bis 20 Euro Reiki-Einweihungen über die Ferne angeboten, weil hier wohl mancher das schnelle Geld machen möchte. Ein seriöses Reiki-Seminar dauert jedoch in der Regel 1 bis 2 Tage. Vor allem für die Einweihungen in den ersten Grad benötigt man zwei Seminartage, weil viele Informationen vermittelt werden und Zeit zum Üben bleiben sollte. Es gibt auch immer wieder überraschende Reaktionen von den Seminar-Teilnehmern, auf die man individuell eingehen sollte. Ich habe schon oft erlebt, dass ein Teilnehmer zwischendurch selbst eine Anwendung benötigt oder zum Beispiel ein Thema aufgelöst werden musste und Gefühle hochkommen, die eine persönliche Betreuung notwendig machen. Deshalb lehne ich Ferneinweihungen generell ab.

**Stichwort *Quantenheilung* – Vermehrt höre ich, dass die „alte" Reiki-Energie nicht mehr so wirkungsvoll und längst überholt sei. Viele schwören jetzt auf die Quantenheilung. Was ist Dein Eindruck?**

Auch an mich wird dieses Thema herangetragen. Als ich mit der Quantenheilung begonnen habe, dachte ich genauso – nämlich, dass die alten energetischen Heilsysteme nun ausgedient haben. Die Schwingungen haben sich auf der Erde enorm erhöht und immer schneller können alte Muster, Verhaftungen, Blockaden usw. gelöst werden. Man muss zum Beispiel längst nicht mehr wissen, was auch immer in früheren Leben schief gelaufen ist, um Karma aufzulösen. Es sind keine langen Rückführungen mehr nötig, wenn auch manchmal interessant, um sich zum Bei-

spiel aus alten Verstrickungen zu lösen. Nachdem ich einige Quantenheilungs-Sitzungen bei Klienten machen durfte, fragten viele, ob ich denn keine Reiki-Anwendungen mehr anbieten würde. Sie fanden es schade, nicht mehr diese Energie in aller Ruhe auf der Liege zu spüren und dabei tief entspannen zu können. Das machte mich nachdenklich und so bot ich von da an eine Mischung aus beidem an: Quantenheilung und Reiki.
Mein Empfinden und meine Erfahrungen sind dabei folgende: Es gibt ja nicht nur die Reiki-Anwendungen als sog. energetisches Heilsystem, sondern auch viele andere Ausbildungen, die sich zwar anders nennen, doch prinzipiell das Gleiche bewirken. Ganz egal, welchen Namen diese Systeme haben, sie arbeiten letztendlich mit der gleichen Energie. Sicher gibt es feine Abstufungen – je nach Ausbildung und Praktizierenden –, alle jedoch stellen sich als Kanal für eine heilsame, ausgleichende Energie zur Verfügung.
Allerdings kommt es auch darauf an, wer hinter der Energie-Arbeit steht und welche Interessen er oder sie verfolgt. Manche machen diese Arbeit nur des Geldes wegen oder sind als Person selbst sehr negativ eingestellt. Solche Energie überträgt sich dann natürlich auch bei einer Anwendung und schmälert die Wirkung.
Diese Energie (egal ob Reiki, universell, göttlich, Christus-Energie oder ähnliche) erhöht sich gleichwertig mit den Schwingungserhöhungen auf der Erde. So fließt wie selbstverständlich auch eine höhere Energie durch den Anwender. Und diese Energie wird ja nochmals an den Klienten angepasst, denn nicht jeder hat das gleiche Schwingungsfeld. Bei jedem einzelnen meiner Klienten kann die Energie während einer Anwendung anders fließen – so, wie es für ihn oder sie optimal ist und benötigt wird. Deshalb bin ich im absoluten Vertrauen, dass „alte“ energetische Heilsysteme wie zum Beispiel Reiki und neue, wie die Quantenheilung, sehr gut nebeneinander existieren können.

**Liebe Katja, ich danke Dir für dieses vertrauensvolle Gespräch. Du hast das seltene Glück, dass Du Deine Berufung anstelle eines üblichen Berufs leben kannst, bei der auch das Dienen die höhere Energie hat als das Verdienen. Ich freue mich, dass ich Dein Buch verlegen kann und wünsche mir, dass Deine wertvollen Erfahrungen und Erkenntnisse zum Mutmachen für unzählige andere gereichen.**

*Jan van Helsing im Interview mit Dr. med. Michael Schedler, Arzt für Hals-Nasen-Ohren-Heilkunde (HNO) und Leiter der Klinik für HNO-Chirurgie, Plastisch-ästhetische Chirurgie, Onkologie und Allergologie in Ramstein*

**Sehr geehrter Herr Dr. Schedler, herzlichen Dank, dass Sie sich die Zeit für dieses Interview nehmen. Wir kennen uns ja schon etwas länger, sodass ich durch Ihre Erzählungen über Ihre zahlreichen Erfahrungen mit der Quecksilberproblematik in Amalgamplomben weiß. Bevor wir jedoch zu diesem Thema kommen, möchte ich Sie bitten, sich kurz vorzustellen.**

Das mache ich gerne. Ich bin Arzt für HNO-Heilkunde und habe nach meinem Studium an der Universitätsklinik Homburg gearbeitet. Dort kam ich zum ersten Mal in Kontakt mit durch Amalgam bzw. Quecksilber vergifteten Patienten. Hier arbeitete ich unter anderem mit Dr. S. zusammen, der ein Ass auf seinem Gebiet ist. Doch dazu später mehr... Ich selbst bin seit etwa 35 Jahren Arzt und habe nach meinem Studium fünfzehn Jahre als Oberarzt an der Universität Homburg gearbeitet sowie als erster als Onkologe zugelassener Arzt für HNO und war dort zuletzt Leiter der Kopf-Hals-Onkologie. 1996 eröffnete ich meine eigene Praxis und Klinik in Ramstein. Hier führe ich in meinem Fachbereich plastische Operationen durch, bin onkologisch verantwortlicher Arzt und behandele zudem stimm- und kindliche Sprachstörungen. Seit jeher interessiere ich mich für die sog. schwer lösbaren Probleme, z.B. welche Rolle Herpes-Viren bei Tinnitus, Hörstürzen und anderen Erkrankungen im Hals- und Kopfbereich spielen, wie Gesichtsnerv-Lähmungen, chronische Kopfschmerzen oder Trigeminusneuralgie.

**Sie haben ja auch zahlreiche Berichte und Abhandlungen – hauptsächlich über die Tinnitus-Problematik – veröffentlicht, die man ganz leicht im Internet findet, wenn man Ihren Namen zusammen mit dem Wort „Tinnitus“ in eine Suchmaschine eingibt. Kommen wir aber nun zu unserem Hauptthema „Amalgam“.**

Ich hatte ja bereits erwähnt, dass ich während meiner Zeit an der Universität viel über Amalgam und seine Giftigkeit im menschlichen Organismus gelernt und auch die verschiedensten Symptome der Patienten miterleben und mitbehandeln durfte. Wenn ich bei einem Patienten den Verdacht auf eine Amalgamvergiftung hatte, riet ich immer zu einer voll-

ständigen Entfernung dieser Füllungen mit anschließender Ausleitung der Gifte. Dies übernahm dann Dr. S., der seit dieser Zeit in der Klinik in Homburg arbeitet und darüber hinaus ein Ass in Sachen Homöopathie ist, aber damals auch oft mittels DMPS (Dimercaptopropansulfonsäure) ausleitete, was ich gleich noch näher erklären werde.
Ich kann mich noch gut an manche Patienten erinnern, die wirklich sehr krank waren und mit einem vielfältigen Beschwerdebild Hilfe suchten. Hierunter waren viele mit Veränderungen der Mund- und Rachenschleimhäute. Dies waren teilweise recht harmlose weißliche Verdickungen, die sog. lichenoiden Veränderungen, die tatsächlich nachweislich durch die Amalgamfüllungen entstehen, aber oftmals waren es eben die schweren entzündlichen Prozesse bis hinunter in den Rachen, die die Patienten quälten und nach einer Zahnsanierung sowie Ausleitung verschwanden. Bei Verdacht auf eine Schwermetallvergiftung und entsprechender Amalgamfüllungen wurde bei ihnen meist die Höhe der Quecksilberausscheidung nach einer DMPS-Gabe ermittelt – mit oftmals erschreckend hohen Werten. Nach einer anschließend erfolgten Ausleitung mit DMPS oder auch durch eine homöopathische Entgiftung, die Dr. S. mit sehr guten Erfolgen durchführte, ging es den Patienten schnell wieder besser, was ja schon alleine die Giftigkeit des Amalgams bewies.
Dr. S. jedenfalls war damals schon überzeugt, dass sehr viele Menschen eine Quecksilber-Belastung haben. Er arbeitet u.a. mit der Aurikulotherapie (Ohrakupunktur, Anm.d.V.) zur besseren Diagnostik und Behandlung von Erkrankungen, wendet homöopathische Mittel an und setzt ebenso Klomplexbildner (DMPS) zur Schwermetallausleitung ein – mit den erwähnten erstaunlichen Ergebnissen. Hierzu möchte ich aber noch erwähnen, dass die Ausleitung mit DMPS schon mal sehr heftige Reaktionen hervorrufen kann und nicht für alle Vergifteten optimal geeignet ist. Hier können die Nebenwirkungen bis zu einem anaphylaktischen Schock, also einer lebensbedrohlichen allergischen Reaktion, reichen. Indiziert ist eine DMPS-Ausleitung auch nur, wenn tatsächlich eine gesicherte Quecksilberbelastung vorliegt, ansonsten werden mit unabsehbaren Folgen andere Schwermetalle im Körper mobilisiert. Außerdem muss bei jeder Ausleitung darauf geachtet werden, Mineralien zuzuführen, die der Körper ebenfalls dabei ausschwemmt. Für viele Betroffene, meist die empfindlicheren, ist eine alternative homöopathische Ausleitung sicher besser, auch wenn sie etwas länger dauert. Aber es funktioniert auf jeden

Fall sehr gut, wie Dr. S. es immer wieder beweist. Er leitet mittlerweile fast ausschließlich mit dieser sanfteren Methode bei seinen Patienten die Gifte aus.

Ganz wichtig ist, dass vor jeder Ausleitungstherapie das Entfernen sämtlicher Amalgamfüllungen sowie der ebenfalls gesundheitsgefährdenden Palladiumversorgungen steht, erst dann kann man den Organismus von den abgelagerten Giften reinigen. Es ist nun einmal so, dass alle Schwermetalle giftig für den Organismus sind, beispielsweise sind alle organischen Quecksilberverbindungen hochgiftig für den Menschen, auch wenn der Körper Schwermetalle bis zu einer gewissen Grenze tolerieren kann. Leider gibt es hier immer noch viele Fehlinformationen, weil Amalgam eine starke Lobby hat. Es ist eben ein sehr einfach zu verarbeitendes und lange haltbares Füllmaterial in der Zahnheilkunde, birgt aber eben auch Gefahren, die lange Zeit unter den Tisch gekehrt wurden und immer noch werden. Aber es gibt auch etliche Amalgamgegner. Vorreiter war hier der Internist, Umweltmediziner und Autor Max Daunderer aus München, der ein sehr guter Toxikologe war, es jedoch mit seiner Angst vor Quecksilber übertrieb, da er schlussendlich nur noch mit einer Art Weltraumanzug Amalgam entfernte. Hierdurch zog er sich bei Kollegen selbst ins Lächerliche und bekam immer weniger Anerkennung seiner doch eigentlich ursprünglich guten Arbeit und Forschung, die ihn umso beliebter bei Amalgamgegnern machte.

**Sie erwähnten das Entfernen sämtlicher Amalgamfüllungen vor der Ausleitung. Nun halten es viele Zahnärzte, vor allem ganzheitlich arbeitende, für wichtig, einen Kofferdamm – also einen Schutz beim Ausbohren der Füllungen – zu verwenden, weil ansonsten viele Amalgamstückchen verschluckt werden könnten…**

Das Gute an dieser Methode ist, dass keine kleinen Amalgamsplitter in das Zahnfleisch gelangen können. Aber die Angst, beim Ausbohren Amalgamstücke zu verschlucken, sehe ich persönlich als übertrieben. Ich denke, es ist weitaus harmloser, Amalgamstücke zu verschlucken, als die Dämpfe einzuatmen, die ebenfalls beim Ausbohren als auch beim Trinken von heißen Getränken entstehen. Quecksilberdampf hat die Eigenschaft, relativ schnell mit Säuren organische Komplexe zu bilden, wodurch Methylquecksilber entsteht, das hochgiftig ist und vom Nervengewebe aufgenommen werden kann. Wenn allerdings der Kofferdamm so

angelegt wird, dass er vor dem Einatmen der giftigen Dämpfe beim Ausbohren schützt, ist das natürlich sinnvoll.
Ich kann mit Überzeugung sagen – obwohl ich in den letzten Jahren nicht mehr die Zeit hatte, mich intensiv mit diesem Thema zu beschäftigen –, dass diese giftigen Dämpfe sehr wohl von Nervenbahnen aufgenommen werden und sich im Gehirn ablagern. Und alleine das ist ja eine sehr, sehr wichtige Information. Ebenso ist das permanente Abgehen von Quecksilberdämpfen der Plomben beim Kauen sehr hoch – besonders bei heißen Speisen und beim Kaugummi-Kauen. Hierdurch können meiner Meinung nach viel mehr Gifte in den Körper gelangen, als durch verschluckte Amalgampartikel, die ja wieder ausgeschieden werden. Max Daunderer hatte damals sogar den bis heute umstrittenen sog. Kaugummi-Test eingeführt. Hierbei ging er davon aus, dass beim Kauen durch den Abrieb Quecksilber frei wird, welches in den Körper gelangt, aber auch in erhöhter Form in dem Kaugummi nachgewiesen werden konnte – der Beweis, dass sich Quecksilber sehr wohl aus den Füllungen löst!

**In der Zeit, in der Sie an der Uniklinik gearbeitet haben, wurde ja in Schweden und später auch in den anderen skandinavischen Ländern Amalgam gänzlich verboten. Das war damals sehr fortschrittlich.**

Das war es, ja. Aber ich glaube, dass hier auch ein hoher wirtschaftlicher Faktor der Grund für das Verbot war. Auch wenn es apodiktisch klingen mag, so sind es dennoch Tatsachen. Damals dachten viele, dass es die Skandinavier mit dem kompletten Verbot des Amalgams übertrieben hätten. Meines Erachtens jedoch war dies eine sehr kluge Entscheidung, weil in diesen Ländern die Menschen noch zusätzlich durch den hohen Verzehr von Meeresfischen mit Quecksilber belastet waren und sicher auch noch sind. Es ist ja bewiesen, dass gerade Meeresfische eine erhöhte Konzentration von Quecksilber beinhalten. Ich glaube, dass es sehr sinnvoll war, ein komplettes Verbot auszusprechen, einfach um die vermehrte körperliche Aufnahme des Quecksilbers durch Amalgam zu unterbinden, die gemeinsam mit dem Fischkonsum zu erheblichen Gesundheitsstörungen hätte führen können. Wenn man sich nämlich die riesigen Fangflotten bspw. der Norweger betrachtet, so ist es klar, dass diese Länder kein Interesse daran haben konnten, dass die Quecksilberbelastung von Meeresfisch noch mal thematisiert würde. Eine solche Diskussion hätte einen erheblichen wirtschaftlichen Verlust bewirken können.

## Die Belastung durch Quecksilber ist doch sicher ganz individuell?

Ja, das kommt unter anderem auf die Menge der Amalgam-Füllungen an. Entscheidend hierbei ist aber auch, ob zusätzlich noch Inlays oder Kronen aus Gold vorhanden sind. Dies sind meist sowieso Metall-Legierungen und kein reines Gold, oftmals sogar aus dem ebenso sehr gesundheitsschädlichen Palladium. Aus diesen verschiedenen Metallen im Mund entsteht nun eine elektrolytische Aktivität – der sog. „Batterie-Effekt" –, welcher noch mehr Quecksilber aus den Füllungen löst und hierdurch den Vergiftungsprozess beschleunigt.

Aber es ist wie bei allen Erkrankungen, der eine lebt ungesund und erfreut sich bester Gesundheit bis ins hohe Alter, ein anderer lebt vollkommen gesund, bekommt Krebs und stirbt viel zu früh. So gibt es auch Menschen, die alle Backenzähne mit Amalgam gefüllt haben und rein gar keine – zumindest offensichtlichen – Beschwerden haben und andere haben bereits schlimmste körperliche Reaktionen bei wenigen Füllungen.

Es gibt ja auch Arsenik-Esser in den Alpen, die durch das Essen von Arsen schönere Haut und Haare bekommen wollen, genauso wie es Bevölkerungsgruppen am Ural gibt, die Fliegenpilze essen. In Maßen, sicherlich, aber das gibt es nun einmal, weil das Toxin Amanit anscheinend auch positive Eigenschaften hat. Vielleicht kommt es hier auf die Dosierung an, vielleicht hat es aber auch mit dem Immunsystem dieser Menschen zu tun. Wir wissen es nicht. Aber das sind Ausnahmen, die Regel ist, dass die meisten Menschen keine Schwermetalle vertragen.

## Die Tatsache, dass man bereits auf wenig Amalgam heftig reagieren kann, erinnert mich an die Geschichte Ihrer Frau, die auch unglaublich und deshalb sehr interessant ist.

Allerdings. Auch ich war durch diese Begebenheit nochmals mehr als überzeugt von den Fähigkeiten des Dr. S. und der Giftigkeit der Amalgamfüllungen. Aufgrund unseres Wissens ließ sich meine Frau vor etwa dreißig Jahren ihre Amalgamplomben entfernen und durch Inlays und Kronen ersetzen. Sie litt unter starkem Heuschnupfen und anderen Allergien und erhoffte sich durch Entfernen der Füllungen und der anschließenden Ausleitung Heilung. Ihr ging es auch besser, aber der Heuschnupfen kam schon bald wieder und nicht alle Allergien konnten behoben werden. Dr. S. testete bei ihr in der folgenden Zeit immer wieder ein Störfeld an einem bestimmten Zahn, der überkront war. Der Zahnarzt war mein Bruder – ich stamme aus einer Zahnarztfamilie –, er konnte dies nicht glauben und weigerte sich lange, diese Krone zu entfernen. Dr. S. behauptete jedoch vehement, dass er bei diesem Zahn noch Amalgam testen würde, selbst wenn es nur Reste wären. Irgendwann gab mein Bruder seine Widerstände auf und entfernte schweren Herzens die Krone, und das Unglaubliche wurde sichtbar: Amalgamreste am einst beschliffenen Zahn – so wahr ich hier sitze! Daraufhin hat er das restliche Amalgam entfernt und eine neue Krone eingesetzt – nun völlig überzeugt von den Fähigkeiten des Dr. S. Dieser Mann ist ein wirklich genialer Diagnostiker. Ich hätte die Sendung „Wetten, dass...?" gerockt, wenn er mitgemacht hätte. Er macht wirklich jedes Störfeld ausfindig!

**Verschwanden danach die Allergien Ihrer Frau?**

Nicht sofort. Sie machte nochmals eine kurze Ausleitung mit DMPS und stellte erst nach einer Weile fest, dass sie keine Allergie-Medikamente mehr brauchte. Die Allergien sind bis heute alle verschwunden, und das grenzte für uns schon irgendwie an ein Wunder...

**Nun beschreibt Katja Kutza in diesem Buch ihre zahlreichen schlimmen Beschwerden, wie chronische Schmerzen, Schwindel usw. Es war zeitweise ja auch so schlimm, dass sie sich nicht selbst versorgen konnte. Trotz Ärzte-Odyssee konnte bei ihr keine Erkrankung festgestellt werden, erst eine Heilpraktikerin fand die Ursache ihrer Beschwerden. Sind Ihnen solche Fälle bekannt?**

Ja, klar, solche schweren Fälle habe ich auch gesehen. Ich kann ich nur nochmals betonen, dass es ein großes Glück war, Dr. S. an dieser Universität zu haben, der schon Anfang der 1990iger-Jahre diese Problematik kannte. Aber das scheint in dieser Zeit wohl eher die Ausnahme gewesen zu sein. Diese schlimmen Reaktionen, wie chronische Schmerzen, Schwindel, Rheuma, Schlafstörungen usw. entstehen, wenn das Immunsystem völlig entgleist – und das tut es bei einer hohen Schwermetallbelastung. Alle Autoimmunerkrankungen, wie z.B. Rheuma, Allergien, chronische Schmerzen, aber auch Depressionen, Angstzustände und Konzentrationsprobleme, können sehr wohl durch Schwermetalle ausgelöst werden. Lassen Sie mich das bitte einmal näher erklären, denn wir wissen ja heute so viel mehr: Unser Immunsystem hat ja Regulationsmechanismen wie Lymphozyten, die natürlichen Killerzellen, Helferzellen und regulatorische T-Lymphozyten. Wenn nun z.B. eine Schwermetallbelastung vorliegt, laufen diese regulatorischen T-Lymphozyten aus dem Ruder und es können wirklich grauenhafte Dinge passieren. Wir haben z.B. Antikörper, die Tumorzellen bekämpfen, aber nur unter bestimmten Bedingungen. Denn wenn jetzt die regulatorischen T-Lymphozyten sozusagen ausrasten und Überhand nehmen, passiert das Folgende: Der automatische Mechanismus der körpereigenen Abwehr wird einfach ausgeschaltet, was zu einer sog. Hyperprogession (beschleunigtes Tumorwachstum, Anm.d.V.) führen kann. Dies führen wir heute tatsächlich auf eine massive Störung bzw. Überschuss der regulativen T-Lymphozyten zurück – und dies kann wiederum durch eine Schwermetallbelastung ausgelöst werden. Und übertragen auf Autoimmunerkrankungen heißt das, dass es zu eben diesen überschießenden Immunreaktionen, wie z.B. Rheuma, kommen kann. In diesem Bereich müsste mal ordentlich geforscht werden…

Ich selbst hatte solche Patienten, die sich wie erschlagen fühlten, auch in den Knochen, die massive Schlafstörungen und andere schwerwiegende Symptome hatten. Andere Ärzte hatten ihnen zuvor gesagt, dass das alles nicht sein könne, weil sie selbst keine Erklärung oder Ursache der Beschwerden fanden. Und natürlich waren diese Patienten depressiv, zum einen wegen des Aktivitätsverlustes, dem körperlichen Zerfall sowie der ständigen Schmerzen, und zum anderen wegen ihrer Schlaflosigkeit. Und hier kommen ja noch die vielen chemischen Schmerz- und Rheumamittel, manchmal auch Anti-Depressiva und Schlafmittel usw. hinzu, die aus purem Unwissen zur Bekämpfung der Symptome verschrieben und genommen werden, den Körper letztlich jedoch mit weiteren Giften belasten. Es ist auch deshalb gar nicht so schlecht – so wie im Fall der Autorin –, dass sich Heilpraktiker und Alternativmediziner mit dieser Problematik beschäftigen und somit diese Thematik an die Oberfläche holen und vor allem diesen schlimm erkrankten Menschen helfen.

**Werden die Ausleitungstherapien mittlerweile von den Krankenkassen übernommen? Und wie sieht es mit den Kosten für die Zahnsanierungen aus?**

Nein, nur bei einer Quecksilber-Allergie, die die wenigsten haben, weil hier einige Kriterien zutreffen bzw. durch einen Arzt bescheinigt werden müssen. Eine Quecksilbervergiftung ist etwas anderes als eine Allergie, auch wenn sie andere Allergien auslösen kann. Diese werden schulmedizinisch immer noch nicht offiziell mit einer Schwermetallbelastung in Verbindung gebracht, da hat sich in den letzten Jahrzehnten nichts geändert. Die Kosten sind also immer noch in Eigenleistung zu erbringen, auch die für die Zahnsanierung. Lediglich einige private Krankenkassen zahlen, wenn auch nicht immer vollständig, die Ausleitungen, auch die homöopathischen sowie die Entfernung der Füllungen und den darauffolgenden Zahnersatz.

**Warum gehen so viele Ärzte immer noch nicht auf die Ursache „Schwermetall-Vergiftung" ein und behandeln nur Symptome? Haben Sie hier Erfahrungen mit anderen Ärzten gemacht?**

Bei Allgemeinmedizinern nicht, nein, aber bei Zahnärzten mittlerweile eher positive. Amalgam verschwand mit der Zeit ja mehr und mehr, oft still und leise, aus Zahnarztpraxen. Heutzutage jedoch werben Zahnärzte sogar damit, diesen Füllstoff nicht mehr zu verwenden. Dies geschieht nicht nur zum Wohle der Patienten, sondern auch zum Eigenschutz, denn auch hier hat sich herumgesprochen, wie gefährlich die Verarbeitung dieses Materials ist. Zahnärzte waren ja lange, lange Zeit den Giften schutzlos ausgesetzt, vor allem durch die Unwissenheit und dem festen Vertrauen in die Harmlosigkeit dieses Materials. Mittlerweile wissen die meisten Zahnärzte sehr wohl um die Gefährlichkeit, denn die Zahnärzte, die in früheren Jahren ständig diesen Werkstoff verarbeitet hatten, wurden tatsächlich nicht alt. So waren bewiesenermaßen die damaligen Zahnärzte von allen Fachärzten die mit der kürzesten Lebenszeit. Mein Vater z.B. war auch Zahnarzt und ist mit bereits einundsechzig Jahren gestorben. Zu seiner Zeit war es sogar so, dass man das eigene Amalgam in der Praxis selbst zusammenmischte, das muss man sich mal vorstellen…
Auch ein mir gut bekannter Zahnarzt, der vierzig Jahre mit Amalgam gearbeitet hat, erkrankte an einer chronisch lymphatischen Leukämie. Durch alternative Therapien konnte ich ihm immerhin 12 Jahre geben, bevor er die erste Chemotherapie erhalten musste. Gottseidank ist er mit Hilfe alternativer Therapieverfahren und Dr. S. nach 14 Jahren immer noch in einer Vollremission, was bei dieser, als unheilbar geltenden Krankheit, sehr ungewöhnlich ist. Dennoch wundert es mich, dass es trotzdem immer noch genügend Zahnarztpraxen gibt, die weiterhin Amalgam als optimalen Füllstoff anbieten. Dies sind oft die Ärzte, die ih-

ren Job als reinen Zahnerhaltungsauftrag sehen und bei denen die gute Verarbeitung und vor allem die Langlebigkeit dieser Füllungen im Vordergrund steht. Doch was nutzt die beste Zahnerhaltung, wenn man dafür sehr viel früher stirbt oder durch zahlreiche Beschwerden seine Lebensqualität verliert?

## Welchen Zahnersatz empfehlen Sie? Was kann man anstelle von Amalgamfüllungen verwenden?

Bei kleineren Löchern gibt es mittlerweile sehr gute Kunststofffüllungen, die man ja auch individuell auf Verträglichkeit testen lassen kann. Für Inlays oder Kronen empfehle ich persönlich nach wie vor Gold bzw. gute Goldlegierungen, weil sie einen natürlichen Abrieb haben und sich dem Kauverhalten anpassen, also ganz natürlich mit der Zeit einschleifen, sodass man einen optimalen Biss hat. Nun gibt es die Problematik bei Metallempfindlichen, dass sie diese Materialien ablehnen oder tatsächlich nicht mehr vertragen. Hier ist natürlich Keramik das Mittel der Wahl. Allerdings sollte man wissen, dass Keramik keinen natürlichen Abrieb hat und sich auch nicht auf natürliche Weise, nämlich durch das Kauen, anpasst. Hier muss schon sehr genau gearbeitet werden, damit hinterher alles gut zusammenpasst. Ein weiteres Problem hierbei ist, dass wir heutzutage alle viel stressempfindlicher und reizüberfluteter sind. Schauen Sie mal, welche Informationsflut man heute an einem einzigen Tag über die Handys, Tablets, Computer und andere Medien bekommt. Dazu kommt noch der Stress durch Elektrosmog und die vielen „unsichtbaren" Informationen, die dank kabelloser Technik durch uns hindurchfließen. Das hat zur Folge, dass es immer mehr der sog. „Knirscher" oder „Beißer" gibt, die nachts diesen Stress durch Zähneknirschen und -pressen abbauen. Aber der Kiefer beißt auch so nachts automatisch Zähne zusammen, damit sich ein optimaler Biss einstellt, was bei Keramikkronen ja nicht geht. Dadurch entstehen vermehrt Belastungen der Kiefergelenke, sog. CMD und Costensyndrom, die schwere Kopfschmerzen, vor allem atypische Gesichtsschmerzen verursachen und die oft fälschlicherweise als Migräne oder Trigeminusneuralgie klassifiziert werden. Auch Ohrgeräusche (Tinnitus), Ohrenschmerzen, Halsschmerzen, Nackenschmerzen aber auch Schwindel können dadurch ausgelöst werden. Ich sehe mittlerweile täglich Patienten mit dieser Problematik, die teilweise schon eine richtige Odyssee hinter sich haben. Durch eine schmerzlose Injektion eines „Tröpfchens“ Lidocain (ca 0,1 ml) in das Kiefergelenk der betreffenden Seite, kann man die Diagnose sichern, da die betreffende Symptomatik innerhalb 3-5 Sekunden völlig verschwindet. Das sind leider keine Einzelfälle, denn damit bin ich tagtäglich 10 bis 15 Mal konfrontiert. Eine fachübergreifende Diagnostik und Therapie ist hier von allergrößter Bedeutung. Die Leute wurden vorher buchstäblich auf den Kopf gestellt, es wurde mittels CT und MRT nach Erkrankungen gesucht und nichts gefunden, weil die Ursache einfach in einer Fehlstellung bzw. Überlastung des Kiefergelenks liegt. *(Es gibt mittlerweile – meist ganzheitliche – Zahnärzte, die vorher einen ganz genauen Status der Zahnsituation machen, diese mit speziellen Kameras aufnehmen und so eine perfekte 3D-Grafik mit allen nötigen Daten erhalten, um dann per Hightech-Computer die Keramik-Kronen herzustellen und zu brennen. Dies alles findet direkt in der Praxis statt und braucht kein Fremdlabor, d. h. der Patient geht mit der fertigen Krone nach Hause. Anm.d.V.)* Hier kann ich nur empfehlen, dass man sich einen sehr erfahrenen Zahnarzt sucht, der sich mit Kieferfehlstellungen auskennt und einen optimalen Biss einschleifen kann. Die Materialien für Kronen oder Inlays würde ich testen lassen, und wenn es in Ordnung ist, Gold bevorzugen. Aber das ist wirklich eine ganz individuelle Geschichte.

**Wie und wodurch wurden Sie persönlich auf die Amalgam-Problematik aufmerksam?**

Aufmerksam wurde ich bereits Ende der 1980iger bzw. Anfang der 1990iger-Jahre, weil ich aus einer Zahnarzt-Familie komme und mein Vater eine eigene Praxis hatte. Deshalb war mir damals schon der Bezug von Amalgam zu körperlichen Krankheiten bekannt. Überzeugt hat mich allerdings die Arbeit an der Universitätsklinik, vor allem die Zusammenarbeit mit Dr. S. Meist waren es die Patienten, die zu mir kamen und über Allergien, körperliche Schwächen, Schmerzen im Gesichtsbereich, fibromyalgieartige Symptome und Depressionen klagten, die auch verhältnismäßig viel Amalgam im Mund hatten. Man kann natürlich nicht alle Erkrankungen dem Amalgam anlasten, wie z.B. Schizophrenie oder bipolare Störungen, aber gerade die unspezifischen Beschwerdebilder mit meist mehreren Symptomen gleichzeitig, kann man auf eine Vergiftung zurückführen. Diese Patienten schickte ich dann erst einmal los, sich einen guten Zahnarzt zu suchen, der diese Füllungen nach und nach entfernen sollte, um anschließend – meist bei Dr. S. – eine Ausleitung der Schwermetalle durchzuführen. Die meisten Patienten befolgten dankbar meinen Rat und teilten mir einige Zeit später mit, dass es ihnen weitaus besser ginge. Auch heute gebe ich noch Empfehlungen, alles Amalgam entfernen zu lassen, wenn die beschriebenen gesundheitlichen Probleme bestehen, oder wenn vor Jahren das Amalgam zwar entfernt wurde, aber keinerlei Ausleitung erfolgte, diese unbedingt nachzuholen.

**Abschließend noch eine Frage zur Zahngesundheit, die ja vor allen Füllungen kommen sollte. Hier hat sich in den letzten Jahrzehnten ja sehr viel getan. Es gibt viel bessere Prophylaxe, wie professionelle Zahnreinigungen und Aufklärung über bessere Mundhygiene. Es werden aber auch Stimmen laut, die auf Xylit schwören und mit diesem *natürlichen* Zuckerersatz einer neuen kariesfreien Zukunft entgegen sehen. Was sagen Sie dazu?**

Xylit oder Xylitol ist ein sog. Zuckeralkohol und ein wirklich guter natürlicher Zuckerersatz aus der Birkenrinde, der für den menschlichen Organismus sehr gut verträglich ist, da er es sogar durch den körpereigenen Zuckerstoffwechsel selbst bilden kann. Hunde dürfen Xylit allerdings nicht erhalten, da der dadurch bewirkte Blutzuckerabfall unter Umständen lebensbedrohlich für den Hund werden kann. Xylit hat keinerlei diabetogene (blutzuckersteigernde) Wirkung und kann auch beim Menschen eine leichte Blutzuckersenkzng auslösen.
Im Gegensatz zu herkömmlichem Industrie-Zucker, der von der Mundflora in Säure umgewandelt wird, welche die Zähne angreift und zu Karies führen kann, wirkt Xylit sogar basisch. Das heißt, dass man Xylit in Kaugummis oder Presslingen zum Lutschen sogar als Zahnpflegemittel nach dem Essen einsetzen kann, weil es ein basisches Milieu schafft, in dem Kariesbakterien gehemmt werden. Also ist Xylit sicherlich ein gutes alternatives Produkt zur Zahnerhaltung. Man sollte es auf jeden Fall probieren und die Entwicklung im Auge behalten.

**Ich danke Ihnen ganz herzlich für dieses wirklich sehr informative und aufschlussreiche Interview, Herr Dr. Schedler.**

Kontakt Dr. Michael Schedler: *dr.schedler@t-online.de*
Kontakt Dr. S.: *über den Amadeus Verlag (amadeus@amadeus-verlag.com)*

## Was tut man beim Verdacht auf eine Schwermetallvergiftung?

Zunächst würde ich von einem Arzt oder Heilpraktiker abklären lassen, ob eine bestimmte Erkrankung vorliegt und diese auch behandeln lassen. Wenn es allerdings ein unklares Krankheitsbild ist oder man längst bemerkt hat, dass alle Therapien scheitern, würde ich immer das Folgende in Betracht ziehen:

- Mit einem guten alternativen Therapeuten oder Arzt die körperlichen Beschwerden besprechen und behandeln. Dazu gehört auch, zu testen, ob bestimmte Viren, Bakterien (z.B. Epstein-Barr-Virus, Herpes, Borrelien, Yersinien, etc.) oder eine Störung durch eine Impfung vorliegt, welche die Heilung blockieren können.
- Liegt der Verdacht einer Quecksilbervergiftung nah, d.h. man hat noch Amalgamplomben und/oder Metallkronen im Mund oder hat diese zwar entfernen lassen, aber niemals die abgelagerten Gifte aus dem Körper ausgeleitet, sollte man sich einen erfahrenen und sich mit der Thematik gut auskennenden Zahnarzt suchen und dort die Füllungen entfernen lassen – mit dem entsprechenden Schutz, also dem Kofferdamm – und mit den nötigen Mitteln, die diese Gifte bereits in diesem Stadium binden und ausscheiden können. Dies können chemische Komplexbildner wie DMPS und MMSA, aber auch homöopathische Mittel sowie Nahrungsergänzungsmittel, Vitamine, Mineralien und Spurenelemente sein. Hier bekommt man ganz sicher Hilfe bei ganzheitlich arbeitenden Zahnärzten oder man macht die Ausleitung bei Heilpraktikern oder Ärzten, die darauf spezialisiert sind. Ich kann wirklich nur empfehlen, sich die Therapeuten gut auszuwählen, weil man hier mit Halbwissen nicht sehr weit kommt. Gerade bei der Ausleitung mit DMPS können unerwartete und schwere Nebenwirkungen auftreten, die eine gute Betreuung voraussetzen.
- Zu einer erfolgreichen Ausleitung gehört auch das Wissen, dass die Entgiftungsorgane gut funktionieren müssen, um die nun gelösten Schwermetalle auch ausscheiden zu können. Von absoluter Wichtigkeit ist hier ein gut funktionierender Darm, der uns dabei hilft, Gifte und Pilze loszuwerden, aber auch so gut saniert werden sollte, damit evtl. vorhandene Allergien und Nahrungsmittelunverträglichkeiten wieder verschwinden können.

- Nahrungsmittelunverträglichkeiten sind ein weiterer Punkt, der beachtet werden sollte, und das nicht nur bei Vergiftungen. Manchmal muss man, um vollständig zu gesunden, die Ernährung umstellen, wozu man nicht verträgliche Lebensmittel herausfinden und vom Speiseplan streichen sollte. Das entlastet den Körper sehr und ist in vielen Fällen oft nur vorübergehend, weil man nach einer Ausleitung und vollständigen Darmsanierung wieder weitaus mehr vertragen kann. Voraussetzung hierbei ist natürlich auch das Weglassen von Fertigprodukten mit Zusatzstoffen, wie Glutamat, Aspartam usw. und auf eine biologische Ernährung zu achten, damit das menschliche Giftfass nicht immer wieder gefüllt wird.
- Wenn das erfolgt ist, sollte man auf energetisch-geistiger Ebene schauen bzw. schauen lassen, ob ursächliche Blockaden vorliegen, wie z.B. Fremdenergien, Besetzungen, Schocks, Traumata, negative Glaubenssätze, negative Zellinformationen, karmische Blockaden usw.
- Energetische Anwendungen, wie z.B. Reiki in Anspruch nehmen, um die Selbstheilungskräfte des Körpers anzuregen und somit auch die Entgiftung bzw. Genesung voranzutreiben.
- Außerdem ist es sehr wichtig, zu schauen, ob die Energien im Haus oder in der Wohnung in Ordnung sind, damit man eine positive Basis zum Gesunden, Entspannen und Energie-Auftanken hat. Das sollte man nicht unterschätzen.
- Ganz wichtig ist auch, schauen zu lassen, ob man auf einem geopathischen Störfeld, also z.B. auf einer Wasserader, Verwerfung oder einer Gitternetzlinie liegt. Je besser diese Störfaktoren ausgeschaltet sind – und dazu gehört auch der Elektrosmog –, umso schneller wird es denjenigen besser gehen.

Auch hier wieder meine Empfehlung, sich Therapeuten auszusuchen, die Testmethoden anbieten, wie Kinesiologie, Elektro-Akupunktur nach Voll, Pulsmethode etc., um einen optimalen und individuellen „Heilplan“ zusammenzustellen. Nochmals zusammengefasst kann man sagen, dass es nicht nur wichtig ist, den Körper zu entgiften und zu reinigen, auch die seelische Ebene und der Geist sollten aufgeräumt und von Blockaden und z.B. negativem Denken oder einer negativen Lebenseinstellung befreit werden – genauso wie man sein Umfeld entrümpeln und auf negative Energien und geopathische Störfelder testen lassen sollte.

# Danksagung

Ich möchte die Gelegenheit nutzen und mich ganz herzlich bei meinen Eltern und meiner lieben Schwester bedanken, die in meiner allerschwersten Zeit für mich da waren und mich immer unterstützten. Vor allem möchte ich mich bei meiner Mutter für ihre Geduld und ihre stetige Hilfe bedanken. Noch immer unterstützt Du mich und hilfst mir, wenn ich viel zu tun habe – so wie beim Schreiben dieses Buches. Danke für die vielen leckeren Mittagessen, die Du für uns alle gekocht hast. ☺

Ich möchte mich von Herzen bei meinem lieben Mann Robert bedanken, der mich mit meinen Krankheiten und meiner Hochsensibilität von Beginn an akzeptiert und meinen spirituellen Weg begleitet hat, der mir zur Seite stand und weiter steht. Danke (nicht nur) dafür... Bei meinen Kindern bedanke ich mich für die Geduld, die sie in früheren Jahren haben mussten, wenn es mir nicht gut ging. Danke, dass es Euch gibt. Ihr seid wunderbar!

Ganz, ganz lieben Dank an alle Menschen in diesem Buch, die mich auf meinem Weg begleitet haben, die mich unterstützten, mich weiterbrachten, mich immer verstanden und mir eine große Hilfe waren.

Danke liebe Jenny, dass Du in den letzten Monaten so geduldig unsere Freundschaft gepflegt hast, auch wenn ich wenig Zeit hatte.

Vielen lieben Dank an Martina Heise für Ihre Unterstützung und Hilfe – unsere Freundschaft bedeutet mir sehr viel.

Und natürlich danke ich Dir, Jan, dass ich meiner Lebensaufgabe auf so wunderbare Weise nachgehen darf – dem Schreiben. Genauso wie Deinem Vater, Johannes Holey, der mein Buchprojekt kompetent und einfallsreich unterstützt hat. Vielen Dank, lieber Joh!

Ich möchte mich ebenso bei meinem Hausarzt bedanken, den ich im Buch noch nicht erwähnte. Er ist Schulmediziner, Naturheilkundler und ausgebildet im Bereich der Energie-Arbeit. Auch er war und ist ein wichtiger Wegbegleiter und ich wünsche mir, dass es in Zukunft mehr Ärzte wie ihn geben wird, die ihre Patienten ganzheitlich betrachten und behandeln.

Und zum Schluss ein riesengroßes Dankeschön und einen dicken Kuss an meine Tochter Melina, die mit ihren Zeichnungen dieses Buch bereichert hat. Herzlichen Dank dafür! Du hast ein großartiges Talent, Bilder lebendig zu machen...

Ich *DANKE* Euch allen!

## Über die Autorin

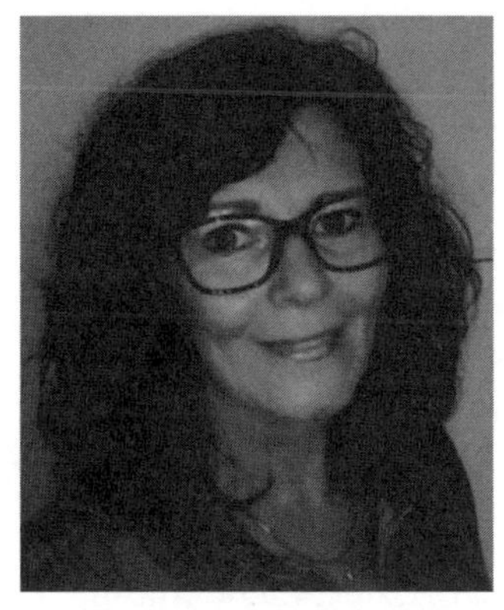

Geboren 1971 im Sternzeichen des Wassermanns war und ist **Katja Kutza** schon immer offen für die Dinge zwischen Himmel und Erde. Sie konnte Energien, Schwingungen und Stimmungen von Personen, Orten und Situationen bereits als Kind erspüren, und sah manchmal Ereignisse voraus, hat diese Gaben als Kind jedoch weiter nicht beachtet. Ihr Interesse an Sprache und am Schreiben machte sie später zu ihrem Beruf und wurde Fremdsprachensekretärin und Übersetzerin – ganz weltlich und „normal". Durch eine langfristige Erkrankung änderte sich jedoch ihr Leben komplett, denn sie fand fast ausschließlich Hilfe in alternativer Medizin und bei Geistheilern. Sie bildete sich daraufhin selbst spirituell weiter, lernte verschiedene Techniken der Energie-Arbeit und konnte durch ihre gemachten Erfahrungen sowie ihren sensitiven und medialen Fähigkeiten von nun an anderen Menschen bei ihren körperlichen, geistigen und seelischen Problemen helfen und sie unterstützen.

Ihre Passion ist allerdings das Schreiben und so ließ sie sich vertrauensvoll von ihrem Schutzengel und ihren anderen himmlischen Begleitern zu einem Schreibmedium ausbilden und begann wieder zu übersetzen – diesmal allerdings für die geistige Welt. In der Folge entstanden viele entzückende Geschichten für Kinder, die ihr individuell zu jedem einzelnen Kind von deren Engeln durchgegeben wurden und Blockaden bei ihnen auflösen konnten. Heute ist Katja verheiratet, hat selbst drei Kinder und nutzt ihre mediale Gabe bei ihrer Arbeit als Ghostwriterin und Autorin. Weiterhin liegt ihr ihre energetische Arbeit, ganz besonders die mit Kindern, am Herzen. Sie unterstützt andere Menschen, (wieder) in ihre Kraft zu kommen und ihre Lebensaufgabe zu leben.

**Katja Kutza**
www.katja-kutza.de
email: info@katja-kutza.de
Fon 0176/84201724

## Quellen- und Fußnotenverzeichnis


(1) www.zentrum-der-gesundheit.de/amalgam-verbot-europa-ia.html
(2) www.akademie.de/wissen/amalgam/aerztlich-begleitete-therapien-mit-dmps
(3) www.oldenburk.de/index.php?article_id=143
www.bnz.de/images/pdf/zahn-organ.pdf
(4) www.gesundheitsinformation.de/was-passiert-bei-einer-pet-untersuchung.110.de.html
(5) www.zell-aktiv.de/hartmann-benker-gitter.htm
(6) »Erfahrungen einer Rutengängerin« von Käthe Bachler, Veritas-Verlag
(7) https://geovital.com/symptome-elektrosmog/
(8) „Gespräche mit Gott“ von Neale Donald Walsh, Goldmann-Verlag
(9) www.chiropraktiker-duesseldorf.de/chiropraktik-wirbelsaeule.html
(10) www.dgak.de/eip/pages/kinesiologie.php
(11) www.heilpraktiker.org/colon-hydro-therapie
(12) www.gesundheit.de/krankheiten/magen-darm/der-magen-darm-trakt/darm-und-immunsystem
(13) www.praxis-dr-keil.at/Kuhmilchunvertraeglichkeit.pdf
(14) Swain C, Chainy GB: Effects of aluminum sul-phate and citric acid ingestion on lipid peroxidation and on activities of superoxide dismutase and catalase in cerebral hemisphere and liver of developing chicks. *Mol Cell Biochem*, 1998; 187 (1-2): 163-72. (Auswirkungen der Einnahme von Aluminiumsulphat und Zitronensäure auf Lipidperoxidation und auf Aktivitäten der Superoxiddismutase und Katalase in Bezug auf das Gehirn und die Leber bei Küken) (Studie als PDF)
Slanina P, French W, Ekstrom LG, Loof L, Slorach S, Cedergren A: Dietary citric acid enhances absorption of aluminum in antacids. *Clin Chem*, 1986; 32: 539. (Zitronensäure in Lebensmitteln verstärkt die Resorption von Aluminium aus Antazida) (Studie als PDF)
www.zentrum-der-gesundheit.de/zitronensaeure.html
(15) »Die Ernährungslüge – Wie uns die Lebensmittelindustrie um den Verstand bringt« von Hans-Ulrich Grimm, Knaur-Verlag
(16) www.ck-wissen.de/ckwiki/index.php/Zitronens%C3%A4ure
(17) http://epstein-barr-virus24.de/
(18) www.zentrum-der-gesundheit.de/ia-aspartam-suessstoff.html
(19) www.kern.bayern.de/presse/117367/index.php
(20) »Ist das Ihr Kind?« von Prof. Doris Rapp, Promedico-Verlag
(21) www.hochsensibel-test.de

(22) http://secret-wiki.de/wiki/Quantenheilung
(23) www.sauberer-himmel.de/hintergrunde-2/
(24) »Die Kinder des neuen Jahrtausends« von Jan Udo Holey, Amadeus-Verlag
(25) »Schutzengel & Co.« von Martina Heise, Amadeus-Verlag
(26) www.forschungs-blog.de/katalysatoren-im-auto-konnen-auch-schadlich-sein/
(27) www.scinexx.de/wissen-aktuell-19790-2016-01-29.html
(28) www.100-gesundheitstipps.de/farbstoffe-in-lebensmitteln-azofarben-e-nummern.html;
https://de.wikipedia.org/wiki/Azofarbstoff
und https://uni.de/redaktion/farbstoffe-in-der-kleidung
(29) www.zentrum-der-gesundheit.de/bisphenol-a-ia.html
http://plastikmeer.plasticontrol.de/krankheiten-durch-plastik/studien-zu-krankheiten-bisphenol/
www.umweltbundesamt.de/themen/neue-grenzwerte-fuer-massenchemikalie-bisphenol-a
(30) www.wasserklinik.com/fluoride-sind-toxisch-erst-recht-fuer-kinder/
(31) https://de.wikipedia.org/wiki/Gentechnik
(32) http://www.genzukunft.de/Gentechnik/Gefahren-der-Gentechnik/Gefahren-der-Gentechnik.html und
www.zentrum-der-gesundheit.de
(33) www.ugb.de/lebensmittel-im-test/glyphosat/
www.zentrum-der-gesundheit.de; www. www.forum-gesundheit.at
(34) www.3sat.de/page/?source=/nano/glossar/phthalate.html
www.umweltbundesamt.de
(35) www.ndr.de/ratgeber/gesundheit/Gefaehrliche-Phosphate-in-Lebensmitteln,phosphat101.html
www.forum-naturheilkunde.de
(36) www.ovb-online.de
www.nebenwirkungen.biz/2015/02/08/welche-nebenwirkungen-haben-suessstoffe-wirklich/
(37) www.zentrum-der-gesundheit.de/search/?search_subject%5B0%5D=all&q=zeolith
www.selbstheilung-online.com/
(38) www.regenbogenkreis.de und www.zentrum-der-gesundheit.de
(39) www.wikipedia.org/wiki/Feinstaub
www.umweltbundesamt.de >themen>luft
(40) www.bewußt-vegan-froh.de und www.dasein.at

(41) www.utopia.de und www.das-ist-drin.de
(42) www.praxisvita.de, www.welt.de und www.netdokter.at
(43) www.dasein.at/unnatuerliches/e-nummern-liste und www.wikipedia.de

# Bildquellenverzeichnis

(1) Masaru Emoto, https://newearth.media/tag/dr-masaru-emoto/
(2) Masaru Emoto, https://newearth.media/tag/dr-masaru-emoto/
(3) Melina Kutza
(4) Melina Kutza
(5) www.dr-jochum.de/zahnarzt-essen/anatomie/zahnschema/
(6) www.naturheilmagazin.de/natuerlich-heilen/zahnmedizin/amalgam.html
(7) www.exodontia.info/AmalgamTattoo.html
(8) www.studyblue.com/notes/note/n/slides-3-5-exam-2/deck/11400758
(9) www.naturheilmagazin.de/natuerlich-heilen/zahnmedizin/palladium-krank-durch-kronen.html
(10) http://kann-nicht-schlafen.org/
(11) Melina Kutza
(12) Melina Kutza
(13) http://geowave-welle-des-lebens.de/stoerzonen.html
(14) www.memon.eu/umwelteinfluesse/geopathische-stoerzonen/
(15) Melina Kutza
(16) www.geobiologischer-beratungsdienst.de/elektrosmog0.html
(17) www.ebay.de/bhp/glasr%C3%B6hrchen
(18) Melina Kutza
(19) Melina Kutza
(20) www.spektrum.de/lexikon/biologie/wirbelsaeule/70874
(21) »Ist das Ihr Kind?« von Prof. Dr. Doris Rapp, Promedico-Verlag
(22) Fotolia, Bild 117813371, Nikki Zalewski, Lizenz erworben
(23) http://alpenschau.com/2015/11/25/wettermanipulation-in-austria-chemtrails-keine-verschwoerungtheorie-video/
(24) http://alpenschau.com/2015/11/25/wettermanipulation-in-austria-chemtrails-keine-verschwoerungtheorie-video/
(25) bis (27) http://der-zweite-blickwinkel.npage.de/hintergrundwissen/was-sind-chemtrails.html
(28) www.inakarb.de
(29) Melina Kutza
(30) Seite 288, Fotolia, Bild 102881036, Nikki Zalewski, Lizenz erworben

# SCHUTZENGEL & CO.

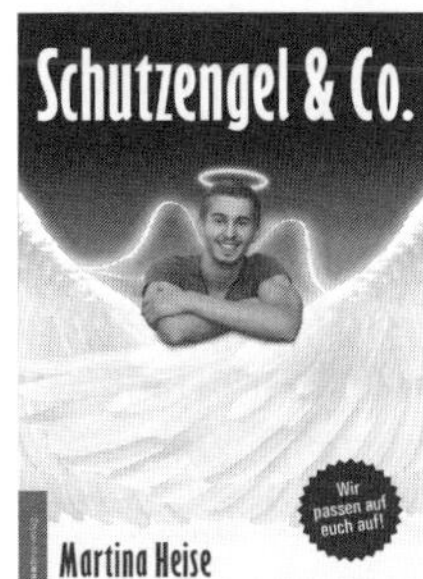


## Martine Heise

Wir werden von Engeln und anderen geistigen Wesen begleitet – jeden Tag. Doch nur wenige können diese bewusst wahrnehmen und mit ihnen kommunizieren. Martina Heise (ehem. Krämer) wurde mit dieser Gabe geboren und konnte von klein auf nicht nur ihren Schutzengel sehen, sondern auch die Seelen Verstorbener. Von ihrem Schutzengel wurde sie zum einen über den Sinn des Erdendaseins unterrichtet und zum anderen über die Mechanismen des Lebens, vor allem aber darüber, was im Jenseits auf uns wartet und wie wir uns das vorstellen können. In diesem Buch schildert Martina, wie sie lernte, mit den geistigen Wesen zu kommunizieren, welche Unterschiede es bei den feinstofflichen Wesen gibt, wie sie mit uns in Kontakt treten, uns Botschaften übermitteln und wie wir diese verstehen können. Sie erklärt auch die Gefahr, die von Besetzungen, Dämonen und anderen dunklen Wesen ausgeht und wie man diese beseitigen und unsere Häuser von solchen dunklen Energien befreien kann. Außerdem stellt sie Übungen zur Verfügung, wie man sich vor Negativem schützen und die eigene Intuition stärken kann.

ISBN 978-3-938656-38-9 • 21,00 Euro

# DIE KINDER DES NEUEN JAHRTAUSENDS

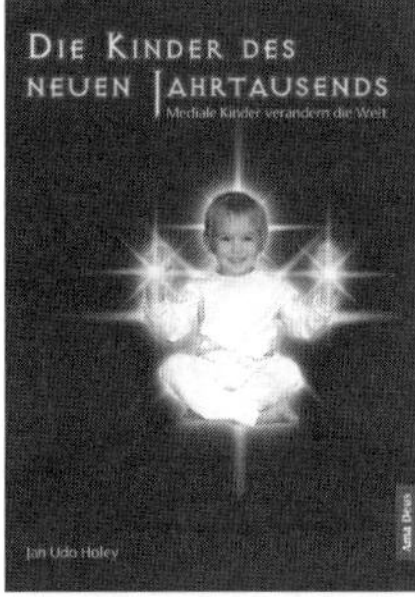


## Jan van Helsing

Der dreizehnjährige Lorenz sieht seinen verstorbenen Großvater, spricht mit ihm und gibt dessen Hinweise aus dem Jenseits an andere weiter. Kevin kommt ins Bett der Eltern gekrochen und erzählt, dass *„der große Engel wieder am Bett stand"*. Peter ist neun und kann nicht nur die Aura um Lebewesen sehen, sondern auch die Gedanken anderer Menschen lesen. Vladimir liest aus verschlossenen Büchern und sein Bruder Sergej verbiegt Löffel durch Gedankenkraft.

Ausnahmen, meinen Sie, ein Kind unter tausend, das solche Begabungen hat? Nein, keinesfalls! Wie der Autor in diesem, durch viele Fallbeispiele belebten Buch aufzeigt, schlummern in allen Kindern solche und viele andere Talente, die jedoch überwiegend durch falsche Religions- und Erziehungssysteme, aber auch durch Unachtsamkeit oder fehlende Kenntnis der Eltern übersehen oder gar verdrängt werden. Und das spannendste an dieser Tatsache ist, dass nicht nur die Anzahl der medial geborenen Kinder enorm steigt, sondern sich auch ihre Fähigkeiten verstärken. Was hat es damit auf sich?
Lauschen wir den spannenden und faszinierenden Berichten medialer Kinder aus aller Welt.

ISBN 978-3-9807106-4-0 • 23,30 Euro

## MEGAWANDEL

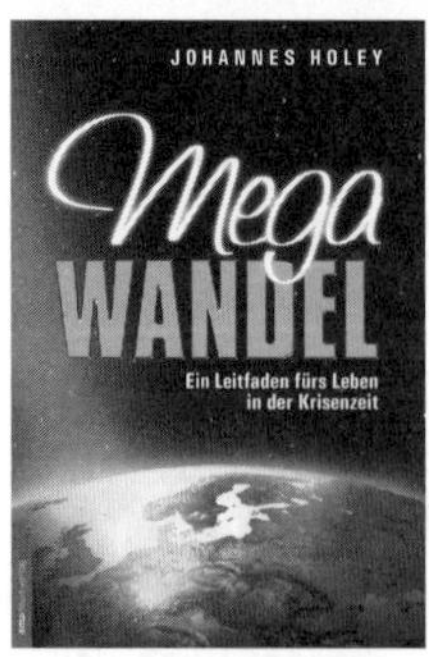


### Johannes Holey

Dieses Buch ist ein Seelenöffner für die Zeit des inneren und äußeren Wandels. Neues Wissen! Ermutigende Sichtweisen! Wegweisende Impulse! Spannende Erkenntnisse! Zunehmender Bewusstseinswandel! Wollen Sie wissen, warum es genügend Gründe gibt, voller Hoffnung zu sein? Wollen Sie sich eine neue Lebensqualität aufbauen? Wollen Sie geistig-seelische und spirituelle Hintergründe erkennen und dieses Wissen nutzen? Wollen Sie erfahren, warum Gefühle und nicht irgendwelche schlauen Überlegungen die Welt verändern werden? Wir alle leben in den mächtigen Einflüssen neuer kosmischer und *positiver* Energien und zugleich in den mächtigen Einflüssen zunehmender *schädlicher* Energien der dunklen Macht-Elite. Beides ist der Zeitgeist, doch wie kommen wir damit klar? Johannes Holey erklärt den *Megawandel*, der uns alle auf der Erde betrifft, und beschreibt, wie wir diesen als große Chance nutzen können.

ISBN 978-3-938656-92-1 • 23,30 Euro

## MEIN SEELENKOMPASS

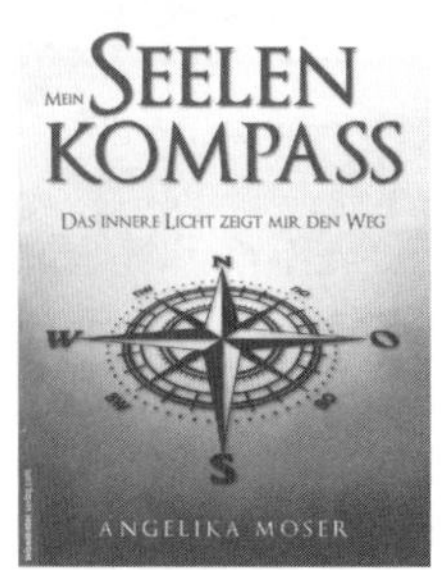


### Angelika Moser

Als Heilpraktikerin für Psychotherapie und Psychologische Beraterin geht es der Autorin vor allem darum, die vielen kleinen Irrtümer aufzuzeigen, die unser Leben behindern. Eine Vielzahl körperlicher Leiden entsteht durch die Unwissenheit, dass der seelische Hintergrund und die oft unzähligen Blockaden dafür mitverantwortlich sind. Wenn wir aber unseren Fokus, unser Licht, dorthin ausrichten und uns darauf einlassen, dass unter der Oberfläche schwieriger Lebensumstände eine alles umfassende Liebe zu unserem höchsten Wohle arbeitet, kann uns das von krankmachenden Beeinträchtigungen befreien.

Die Autorin weist auf die verschiedenen Möglichkeiten und Kraftquellen hin, die uns den Weg aus unseren Behinderungen zeigen. Sie legt in ihre Zeilen mit ihrem Einfühlungsvermögen tiefe Weisheiten, die durch besinnliches Lesen wirken und verinnerlicht werden können. Damit das Licht, die Liebe und der Frieden am Übergang zum Goldenen Zeitalter wirklich die Oberhand gewinnen können, wird es unumgänglich sein, die eigenen Blockaden, Muster und Überzeugungen sowie die unliebsamen Machenschaften in vielen Lebensbereichen zu transformieren.

Das Buch eröffnet Chancen zu innerem Wachstum und zur Heilung von uns Menschen und dadurch von Mutter Erde.

ISBN 978-3-938656-91-4 • 14,80 Euro